Advanced oral and Maxillofacial Implantology

高级口腔颌面种植学

原著 Mohammad Hosein Kalantar Motamedi

主译 王佐林

中国科学技术出版社

·北 京·

图书在版编目（CIP）数据

高级口腔颌面种植学 / (伊朗) 穆罕默德·侯赛因·卡兰塔·莫塔梅迪原著；王佐林主译 . — 北京：中国科学技术出版社 , 2024.5

书名原文：Advanced Oral and Maxillofacial Implantology

ISBN 978-7-5236-0500-4

Ⅰ . ①高… Ⅱ . ①穆… ②王… Ⅲ . ①口腔种植学 Ⅳ . ① R783.6

中国国家版本馆 CIP 数据核字 (2024) 第 042527 号

著作权合同登记号：01-2023-0380

策划编辑	延　锦　孙　超		
责任编辑	延　锦		
文字编辑	张　龙		
装帧设计	佳木水轩		
责任印制	徐　飞		

出　　版	中国科学技术出版社
发　　行	中国科学技术出版社有限公司发行部
地　　址	北京市海淀区中关村南大街 16 号
邮　　编	100081
发行电话	010-62173865
传　　真	010-62179148
网　　址	http://www.cspbooks.com.cn

开　　本	889mm×1194mm　1/16
字　　数	279 千字
印　　张	13.5
版　　次	2024 年 5 月第 1 版
印　　次	2024 年 5 月第 1 次印刷
印　　刷	北京盛通印刷股份有限公司
书　　号	ISBN 978-7-5236-0500-4/R·3198
定　　价	238.00 元

（凡购买本社图书，如有缺页、倒页、脱页者，本社发行部负责调换）

译者名单

主译　王佐林

译者　（以姓氏笔画为序）

　　　王　方　王佐林　厉超元　叶　颖　冯妍慧芝

　　　祁星颖　许舒宇　孙　竞　孙　瑶　张　敏

　　　范　震　翁雨藤　游　浪

内容提要

--✂

　　本书引进自 NOVA 出版社，是一部全面介绍口腔种植学的经典著作。全书共八篇 22 章，不仅介绍了口腔种植技术的发展史，更详细阐述了牙槽嵴增量技术，上颌窦底提升术、重建和修复技术，以及种植治疗中的其他先进技术及其并发症。本书通过展示真实病例，系统讲解了从患者评估到术后恢复的全部流程，为临床医生提供了具体、有效的诊疗方案，同时配有大量高清手术图片。本书内容翔实，图文并茂，既可作为口腔专业医学生系统学习种植学的指导用书，又可作为口腔科临床医生的实用参考书。

主译简介

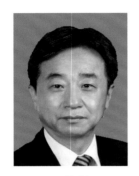

王佐林

医学博士、齿学博士，同济大学长聘教授，主任医师，博士研究生导师。中华口腔医学会第六届副会长，中华口腔医学会第四届口腔医疗服务分会主任委员，中华口腔医学会第五届口腔种植专业委员会主任委员，上海市医师协会口腔科医师分会第一、第二届会长，上海牙组织修复与再生工程技术研究中心主任，权威专业期刊《口腔颌面外科杂志》主编。参与多部专业著作的编写工作，包括国家教育部"十三五"规划教材《口腔种植学》（副主编）、国家卫健委口腔专科医师规范化培训教材《口腔医学》（共同主编）、全国高级卫生专业技术资格考试指导教材《口腔医学》（共同主编）、国家卫健委住院医师规范化培训规划教材《口腔颌面外科学》（共同副主编）、《上海市医师考核培训规范教材》（主编）、《口腔种植临床操作与技巧》（主编）。

原著者简介

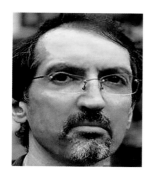

Mohammad Hosein Kalantar Motamedi

Mohammad Hosein Kalantar Motamedi 博士是巴基亚塔拉医科大学（BMSU）创伤研究中心的口腔颌面外科教授，伊朗德黑兰阿扎德医科大学（AUMS）口腔颌面外科主治教员。他在美国弗吉尼亚州的潘宁顿高中获得美国学位（荣誉学生），在德黑兰的胡尔高中获得伊朗学位，在美国得克萨斯州休斯敦大学完成大学本科教育，在德黑兰大学获得牙科博士（DDS）学位。1987—1991年，他在沙希德·贝赫什提医科大学（SBUMS）口腔颌面外科完成住院医师培训，在 1991 年国家牙科综合考试中获优等生。1995年，他在瑞士巴塞尔大学完成进修培训，2007 年获得教授职称。出版了 25 部专著，发表了 41 篇国际会议报告，指导了 63 篇博士论文，发表了 179 篇 *PUBMED* 和 *SCOPUS* 收录的学术论文，H指数 21。目前在多种有影响力的国际期刊任编委，任 *American Journal of Oral and Maxillofacial Surgery* 的国际委员。被选为伊朗国家精英基金的成员，2010 年加入伊朗国家医科学会。曾被列入 Marquis Book 出版社的 *Who's Who in the world*（1999—2019）。

原 书 序

　　既往数十年间，口腔领域取得了惊人进展。口腔修复已经从硅酸盐修复发展到玻璃离子聚合物和光固化复合材料修复，银汞合金逐渐淡出视野，金属或烤瓷冠逐渐被计算机辅助设计／制作（CAD/CAM）的氧化锆冠取代。牙周病学从"切除"发展到"再生"。更令人振奋的是，口腔种植技术进入了一个全新的时代。许多年来，将金属结构植入颌骨中支持修复体的想法一直受到排斥。然而，Per-Ingvar Brånemark 教授的研究清楚地表明，"骨结合"不是谬论，而是事实。这为那些之前我们视为不可能解决的问题带来了一种全新的治疗和解决方式。缺失牙的主要修复方式由"吸附义齿"和"三单位固定桥"变为骨内植入物支持的修复体。缺牙患者可以不再依赖活动义齿，而拥有固定的修复体。

　　令人欣喜的发现不断涌现，推动着种植技术的发展。现在，牙槽窝和种植体周围的骨再生技术已经十分成熟且标准。越来越多的研究着重于使用各种来源的骨形成蛋白，以促进干细胞迁移到治疗部位，并利用先进技术增强受植位点的生物学特性，使种植技术比传统方法获得更好治疗效果的同时，更容易掌握，创伤更小，耗时更短。

　　这部种植学著作由 Motamedi 教授精心撰写，不仅展示了种植学的发展史，还展示了世界各地的人才为之付出的努力。在种植学逐渐被人们接受的年代，学者们致力于扩大种植技术的应用范围，开拓种植技术在新领域的应用方法，并探索如何确保种植体的长期存活效果，以上也是本书的核心内容。本书可为活跃在种植领域的医生提供极大帮助，亦可鼓励他们更多地参与到这一年轻且极具前景的学科中来。

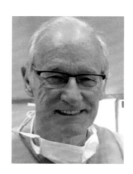

Peter Hunt
BDS, MSc, LDRCS Eng

译者前言

20 世纪 80 年代，自 Brånemark 教授提出种植体骨结合理论以来，现代口腔种植学已走过 40 余年的发展历程。口腔种植义齿修复已被社会大众广泛接受，成为牙列缺损或缺失的首选治疗方案。口腔种植医疗服务需求的快速增长，使得各类复杂疑难病例的数量也在不断上升，如各类骨增量手术及颌面部软硬组织缺损的种植修复等，给临床医生带来极大挑战。

本书由来自 7 个国家的 40 多位专家精心编撰，共八篇 22 章，内容涵盖口腔种植学发展史、骨增量和即刻种植技术的进展。针对植入位点骨量不足的情况，就其治疗策略和最新技术手段，如牙槽嵴劈开术、三明治法植入术、上颌窦底提升术及下牙槽神经复位术等，进行了详细讨论。此外，书中还进一步总结了颌面部广泛软硬组织缺损的种植修复方案，以及种植并发症的表现和处理方式。本书以详尽的文献回顾结合不同临床场景病例，深入阐释了相关学科概念、生物学机制、决策方案、先进手术技术及可能的不良反应等，图文并茂，层次清晰，具有很强的临床指导价值。作为口腔种植专科医师的进阶读本，相信能够为临床医生对复杂病例制订全面合理的治疗决策提供有价值的参考。

本书译者来自同济大学口腔医学院·同济大学附属口腔医院种植团队，具有丰富的临床经验和扎实的理论基础。团队成员在翻译过程中字斟句酌、反复推敲，以期准确传达原著的知识理念。但由于中外术语规范及语言表达习惯有所不同，中文翻译版中可能遗有疏漏与不足之处，真诚希望广大读者批评指正，并提出宝贵的意见和建议，以助日后修订完善。

同济大学附属口腔医院

原书前言

　　这部关于高级口腔颌面种植学的国际论著是 7 个国家的 40 多位专家共同努力的成果。书中介绍的手术流程具有较高的技术敏感性，可为经过大量培训、技术娴熟、经验丰富的医生提供参考。这些手术大多只需要在门诊局部麻醉下操作，只有少量手术需要住院和全身麻醉，且主要由训练有素的口腔颌面外科医生完成。

　　书中介绍了种植技术面临的一些常见问题，如种植位点骨量不足及相应的从牙槽嵴劈开术（水平型骨缺损）到外置法植骨技术（垂直型骨缺损）等骨增量手术，并列举了解决这些问题的几种方案。本书终章介绍了种植体在口腔外的应用，如为颌面部赝复体提供固位与支持。

　　本书各章均由世界各地种植领域的著名专家及同行悉心撰写。他们本着诚挚的教育之心，慷慨地贡献了先进的临床技术和宝贵的经验。

　　首先，我想借此机会感谢所有接受我邀请并与我共同编写本书的学者，特别要感谢 Peter Hunt 教授，他是口腔种植学领域的代表人物，对书中 4 个重要章节慷慨地提供了帮助和指导。其次，我也必须感谢 Ali Fateh 博士在本书编辑和审校中提供的宝贵意见。最后，我要感谢我的家人对我长时间在深夜工作而影响到他们休息的包容和理解。我真诚希望本书能对所有从事这门迷人学科的临床医生有所帮助。

Mohammad Hosein Kalantar Motamedi, DDS
Professor of Oral and Maxillofacial Surgery,
BMSU, IAUMS, Trauma and
Craniomaxillofacial Research Centers,
Tehran

目 录

第一篇 口腔种植学发展史，患者评估及风险因素

History of Dental Implantology, Patient Evaluation, and Risk Factors

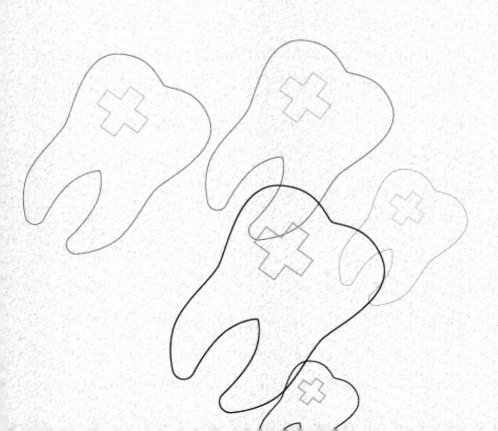

第 1 章　口腔种植体的发展史

History of Dental Implants

Esshagh Lasemi　Fina Navi　著

摘要

　　口腔种植体的发展史是极具吸引力的，因为它可以追溯到人类开始使用种植牙来替代缺失的牙列时。早期的埃及人试图利用黄金结扎丝固定牙周病变的牙齿。大约在公元前 2000 年，古中国文明中，就已经有各种各样口腔种植体的应用。公元 600 年，玛雅人记录了第一颗口腔种植体。他们擅长使用贝壳作为种植体来替代下颌牙齿。在此，我们将简要介绍口腔种植体的发展历史。

关键词

　　历史，口腔种植体，颌骨

　　大约在公元前 2000 年，中国古代文明就已经开始使用种植牙；他们用雕刻过的竹钉来替代缺失的牙齿。早期详细记录的用金属替代牙齿的案例为一位埃及国王，他生活在大约公元前 1000 年。他的上颌骨中有 1 枚用铜锤钉住的铜钉，但是该铜钉是在他生前还是死后被固定在颌骨中的已经无法考证。

　　口腔种植体的发展史是极具吸引力的。最初，人类就开始使用种植牙来替代缺失的牙列。古埃及人试图利用黄金结扎丝固定牙周病变的牙齿。公元前 500 年，他们用牛骨头制作牙齿替代品。公元 300 年前后，富有创新性的埃及人创造性地使用象牙制成的牙齿，用金丝固定后形成固定桥。最初的种植牙是在公元 600 年由玛雅人发明。他们擅长使用贝壳作为种植体来代替下颌牙齿。大约公元 800 年，洪都拉斯人开始将宝石作为种植体植入下颌骨[1]。

　　公元 1 世纪，医学家 Aulus Cornelius Celsus 在 *De Medicina* 中阐述了从尸体中移植牙齿来替代缺失牙齿的前景。然而，他没有说明是否能成功。此外还应该指出的是，种植体植入的主要目的是美观，咀嚼功能并未得到过多的关注[2]。

　　在 10—11 世纪，一些穆斯林学者做出了贡献，主要是外科学家 Abucalsis（936—1013）。他描述了用其他牙齿包括天然牙和人工牙替代缺失结构的方法[3]。

一、口腔种植体的发展

（一）中世纪

　　这个时代可阐述为肉体苦行和精神复苏，很少涉及口腔医学。医生 Guy de Chauliac 在《大外科学》（*Chirurgia Magna*）中发表了牙齿相关问题，并描述了牙再植术[1, 4]。

（二）文艺复兴时期

军医 Ambroise Paré 对颌面部创伤有一定的了解，提出牙再植术以修复因火器伤造成的牙拔除。他说再植意外拔出的牙齿是可能的，需通过金、银或亚麻细丝把被拔掉的牙齿和剩下的牙齿固定在一起，直到牙齿稳定[5]。

（三）18 世纪

在 18 世纪，Hunter 建议移植牙齿，虽然这与现代口腔种植学的科学观点相反。前哥伦布时期有报道称，镶嵌在牙齿上的宝石被用来代替牙列[10]。大约在 18 世纪，法国外科军医 Pierre Fauchard 因其对现代牙科学形成的贡献而闻名[6]。在他的开创性工作中，他提及有 5 个再植病例和 1 个移植病例，移植病例即用从其他人口腔中拔下的一颗牙齿来替换上尉受感染的牙齿。有趣的是，这颗移植的牙齿已存留了 6 年[6]。

（四）19 世纪

意大利牙医 Giuseppangelo Fonzi（1768—1840）发明了矿物牙齿（金属烤瓷冠）[7]。他最大的成就是通过应用铂支架制作了可直接植入牙槽窝的人工牙，满足了重要的美学和功能要求，这些材料也是具有化学稳定性的[8]。

1809 年，意大利人 Maggiolo 设计将人工牙植入到新形成的人拔牙窝[9]。J. Maggiolo 在一个刚拔除过牙齿的牙槽窝内，插入了一颗由金制作的根形种植体。痊愈之后，安装了牙冠。然而，手术后出现了严重的牙龈炎症。从那时起，无数的物质，如波纹陶瓷、银胶囊和铱管被用作种植体材料[3, 10]。

19 世纪 40 年代，巴尔的摩口腔学院的创始人 Chapin A. Harris 和 Horace H. Hayden 尝试使用铁制的骨内种植体[11]。Perry 和 Edward（1888 年和 1889 年）将种植体植入术前预备好的牙槽窝内，这些手术同样也取得了成功。

德国人 Znamensky 进行了瓷种植体植入手术。在种植学领域，Payne 使用了银胶囊，并在 1908 年美国牙科协会大会上做了实践演示。1891 年，Wright 植入了一颗具有多孔牙根的瓷牙，以利于将其固定在牙槽窝内[11, 12]。

（五）20 世纪

20 世纪早期，Payne 重新尝试使用银质柱形种植体，而 Sholl 第一次使用了陶瓷牙根[13]。1903 年 8 月植入第一个合成的陶瓷牙根，1904 年 11 月检测其稳定性良好[14]。

Brånemark 教授将其进一步发展，作为余留骨和种植体上部结构之间的直接功能连接[23]。

Brånemark 种植体最初为圆柱形，后来转变为根形。在 Brånemark 种植体之后，又引入了 ITI、Stryker、IMZ 和 Core-Vent 种植体（图 1-1）[24]。

（六）开拓性、创新性的钛

现代种植学中另外两位著名学者，Schroder 和 Straumann 通过整形外科手术试验金属种植

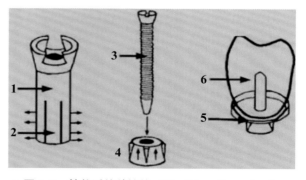

▲ 图 1-1　管状延伸种植体（**The Léger-Dorez implant, 1920**）

意大利学者对现代种植学的贡献［引自 Pasqualini U, Pasqualini ME. Carimate (IT)：Ariesdue; 2009 Oct.］

体，以帮助制作口腔种植体[25]。在 20 世纪 80 年代，口腔医生使用的是骨内根形种植体。选择骨内种植体系统时应考虑以下因素：种植体的设计、表面粗糙度、修复方式、植入骨内的难易度、成本，以及在一段时间后的成功率。Tatum 在 20 世纪 80 年代初设计了 Omni R 种植体，它有钛合金制成的水平叶片[26]。在 20 世纪 80 年代早期，Niznick 设计了 Core-Vent 种植体（钒铝钛合金种植体）。该种植体为中空篮状，有螺纹可以嵌入骨内；他还制作了带有羟基磷灰石涂层的 Screw-Vent 种植体。这种表面涂层使骨进一步适应种植体表面。Core-Vent 公司还设计了 Swede-Vent 种植体，该种植体利用外六角结构来固定基台。Niznick 继续研发其他的种植体系统，如 Bio-Vent 和 Micro-Vent 系统[27]。

不久之后，Driskell 在 20 世纪 80 年代推出了 Stryker 骨内根形种植体，它有两种类型（钛合金和羟基磷灰石涂层种植体）[28]。Kirsch 在 20 世纪 70 年代末推出 IMZ 种植体，至 20 世纪 80 年代时已在许多国家批准使用[29]。该种植体表面有钛浆喷涂，以增加种植体骨界面面积，并具有内部移动元件，以模拟天然牙的动度。

20 世纪 80 年代，Calcitek 公司生产了一种合成的多晶陶瓷羟基磷灰石，他们称之为方解石，并于 1985 年制造了早期的种植体系统[30]。此外，1985 年一家名为 Straumann 的公司推出了 ITI 种植系统，该系统制造了独特的等离子喷涂圆柱体和螺钉，设计用于一期手术时植入[31]。最近的口腔种植体设计革新包括引入氟化物、抗生素、生长因子和层粘连蛋白。

（七）口腔种植体涂层和表面

口腔种植体表面处理改性旨在缩短愈合时间，促进骨结合。此外，口腔种植体的表面与生物环境接触，这会影响种植体与骨组织界面的机械强度[32-35]。钛种植体基底的表面纹理被认为可促进骨结合。种植体表面处理应能增加种植体的功能表面积，以便当表面涂层促进种植位点骨沉积时，应力能有效地分散到骨内[36]。表面改性包括机械处理（机械加工和喷砂）、化学处理（酸蚀）、阳极氧化、真空、热处理和激光处理[37]。这些表面处理可调控培养的成骨细胞的生长和代谢。表面粗糙度影响成骨细胞产生细胞因子和生长因子；粗糙度的增加促使转化生长因子 -β（transforming growth factor-beta，TGF-β）的产生，从而直接促进成骨细胞的增殖[38]。种植体表面的粗糙度对细胞运动和细胞生长有着无可辩驳的影响。这表明种植体的结构可以影响金属和活组织之间的相互作用[39, 40]。

（八）种植体的机械加工

最初的骨结合种植体为中等光滑的机械加工表面[41]。在制造完成后，对这些种植体进行清洁和消毒处理；虽然种植体表面有一些缺陷，但骨骼可以通过该缺陷与金属表面结合，这可以在显微镜分析中观察到。在负荷前应将愈合时间延长至 3～6 个月，以利于成骨细胞增殖。另外，当种植体植入到可允许进行两阶段手术过程的、具有足够骨量的区域时，这些种植体系统在临床中表现出良好的长期效果[41]。

一种表面处理方法是酸蚀。强酸，如盐酸和硫酸的混合物，可以作为钛种植体表面粗化的方法，消除氧化膜和种植体表层下的一部分材料[42]。因此，可以达到独特的粗糙度、更高的黏附力和活性表面积[43]。这可能会改善细胞黏附性，从而维持成骨细胞与种植体表面结合。酸蚀后种植体表面形成的微小凹陷已被多年的研究证明能改善骨结合[44, 45]。

此外，将钛种植体浸泡在由浓盐酸和硫酸

组成的液体中，可促使纤维蛋白和成骨细胞附着，从而在种植体表面形成骨[46]。

（九）羟基磷灰石涂层和钛浆等离子喷涂涂层

羟基磷灰石（hydroxyapatite，HA）是一种众所周知的材料，具有在骨组织和种植体之间形成牢固结合的潜能。

种植体表面的羟基磷灰石涂层由钙和磷酸盐组成[47]，可以以各种方式沉积在金属上。

等离子喷涂方法允许种植体具有 40～50μm 厚度的涂层。该过程包括在高温下将粉末状钛注入等离子枪，之后这些颗粒在种植体表面凝聚并融合在一起。磷酸钛在第 8 天增加了 $TGF-\beta_1$ 的形成，甚至在没有矿化介质的情况下也能诱导矿化结节形成[48]。最近对跨黏膜区纳米羟基磷灰石涂层表面的研究表明，纳米羟基磷灰石涂层表面与纯钛表面具有良好的相容性[49]。目前的口腔种植体涂层有氮化钛、碳、玻璃、陶瓷和二氧化钛等复合涂层[36]。

等离子喷涂涂层产生的羟基磷灰石发生再吸收和降解时可能会释放钛颗粒。该方法存在一些缺点，如涂层与目标材料的长期黏附性差、沉积层的厚度不均匀、涂层的化学成分各异。微生物感染也可能是导致种植失败的一个重要因素[50, 51]。

（十）喷砂和酸蚀的种植体

使用硫酸和盐酸的酸蚀工艺及喷砂程序可以形成喷砂（大颗粒）和酸蚀的种植体，即 SLA 种植体。由于种植体表面粗糙化，可以显著改善骨结合[52]。喷砂处理后，种植体表面覆盖钛或氧化铝颗粒。在这方面，颗粒大小可能会影响最终的表面粗糙度。与机械加工种植体相比，种植体表面平均大小为 25～75μm 的氧化铝和钛颗粒可能更容易促进骨形成[52-55]。

（十一）化学处理方法

一种有前景的表面粗化方法是阳极氧化。该电化学过程使种植体表面粗化并增加了氧化层厚度。这可能表明，由于种植体表面形成了小孔隙，因此具有更好的生物相容性，并增加了细胞黏附。此外，与阳极氧化种植体相比，机械加工种植体的愈合期更短。然而，大动物实验表明，与机械加工种植体相比，阳极氧化种植体周围的骨密度更高[56]。采用阳极氧化工艺在喷砂钛合金种植体上制备氧化铌涂层，在这些氧化物涂层中观察到骨结合增加[57]。

（十二）氟化物处理的作用

一种方法是在种植体表面进行氟化物处理。它可以将纳米特征叠加到微粗糙表面上。钛与氟化物结合可产生可溶性 TiF_4，从而改善骨结合和成骨细胞的分化[58]。与对照种植体相比，氟化和粗化的种植体去除扭矩更高[59]。

（十三）韧性和强度：激光和离子

口腔种植体表面激光烧蚀处理是增强骨 - 金属界面的一种方法。激光处理钛基口腔种植体可以形成微观结构表面，增强强度，增加表面粗糙度和增厚氧化层[60, 61]。生物学研究表明，沟槽表面可以诱导细胞直接附着[62]。另一种处理方法是离子束溅射，在高能离子轰击下，材料分子在真空室中释放时发生的。然而，溅射法需要较长的沉积时间，这可能是该工艺的一个缺点[63]。

（十四）双膦酸盐和他汀类药物

在含有双膦酸盐的种植体表面观察到了骨结合的增加[64, 65]。它们具有抗再吸收作用，并且可能增加患者的骨量[66-68]。体内研究发现，双膦酸盐的作用仅发生在种植区周围，使骨结合略有增加。唑来膦酸盐和帕米膦酸盐可以增加骨接触面积[69, 70]。

他汀类药物用于降低肝脏胆固醇合成水平[71]。辛伐他汀药物治疗表现为一种特殊类型的骨形成蛋白增加，可能促进骨形成[72]。将他汀类药物应用于牙槽骨，可促进骨形成并抑制破骨细胞活性。而且，他汀类药物可能会增加骨密度[73-75]。此外，种植体表面辛伐他汀涂层可使得成骨细胞作用增强[76]。

（十五）抗菌能力

在种植体上应用抗菌涂层是一种有可能避免手术部位感染（surgical site infections，SSI）的方法。因此，羟基磷灰石和庆大霉素及全身性抗生素可以在种植体植入术前沉积到种植体表面[77]。抗菌涂层可用作抗菌剂，以消除种植体表面的毒性内毒素[78]。在这方面，四环素已被认为能有效促进骨结合。

（十六）强大的生长因子

据观察，附加在钛种植体表面的生长因子包括骨形成蛋白（bone morphogenetic proteins，BMP）、血小板衍生生长因子（platelet-derived growth factor，PDGF）和 TGF-β_1 可促进骨愈合过程[79-82]。研究者在山羊身上研究了 TGF-$\beta1$ 在磷酸钙种植体表面的作用[83]。使用生长因子处理种植体表面的缺点是，必须保持活性生长因子在一段时间内逐渐释放。

（十七）目前技术水平的独创性和创新

一种新型的可降解生物材料涂层已被引入种植体表面，以帮助患有骨质疏松症的人群。

这种与骨接触的材料可以溶解并释放含有硅的化合物，从而引发骨改建[84]。层粘连蛋白 I 是另一种新的种植体涂层，与生物活性种植体表面类似，可以在改善骨结合的同时保持种植体表面光滑[85]。

二、结论

综上，口腔种植体的发展史与使用金丝、贝壳、象牙、铬、钴、铱和铂等材料制作口腔种植体的历史一样极具吸引力。为了缩短骨结合的愈合时间，可对口腔种植体表面进行修饰。改进的表面结合使用了羟基磷灰石、复合材料、玻璃、碳和陶瓷，以及氧化钛。为了使种植体周围骨能够更快地愈合，种植体表面可以进行喷砂、氧化、酸蚀、氟化和药物处理。层粘连蛋白涂层是目前口腔种植学关注的创新热点。

参考文献

[1] Ring Malvin, E. editor. 2nd ed. Abradale Press; 1985. *Dentistry: an illustrated history.*

[2] Aldovrandi, C. A Odontologiana America Precolombiana. *Rev Ass Patil Chir Dent.*, 1949, 1:25.

[3] Andrews, RR. Prehistoric crania from Central America. *Int Dent J.*, 1893, 12, 914.

[4] Nunziante, A; Bazzi, F. Storiadell'implantologia. *Proceedings of the 21st International Congress of History of Medicine*; Siena, Italy., 1968, pp. 874–80. 14.

[5] Guerini, V. *Storiadell'odontoiatria [History of Dentistry].* Torino, 1976.

[6] Bobbio, A. Dispense della Facoltà di Odontologia di Araquara [Lecture notes of the Faculty of Odontology of Araraquara]. SAO. Paulo: 1969. *Historia de odontologia.*

[7] In honor of Giuseppangelo Fonzi, inventor and maker of the 1st porcelain teeth in 1806. *Dent Cadmos.*,1968 Aug, 36(8), 1185–86.

[8] Zampetti, P. Luciedombre in implantologia. *Proceedings of the 17th International Odontostomatologic Congress* ; Monte Carlo, *Principality of Monaco.*, 2005, p. 23.

[9] Maggiolo, G. *Manuel de l'Art du Dentiste [Manual of Dentist Art].* Nancy: Editions C. Leseure, 1809.

[10] Zampetti, P. Storiadell'implantologia. *Proceeding of the 1st National Congress of Multidisciplinary Implantology* ; Saronno, Italy: Istituto Padre Monti, 2004, p. 135.

[11] Zampetti, P. L'evoluzionedeimaterialiutilizzati in implantologia. Considerazionistorico–cliniche [The evolution of materials used in implantology. Historical–clinical considerations]. Odontoiatria. *Rivistadegli Amici di Brugg.*, 2003, 22(1), 65–72.

[12] Muratori, G. Implantologia attraverso i tempi fino ai concetti più moderni [Implantology through times up to the most modern concepts]. *Dent Cadmos.*, 1993, 13–40.

[13] Zamopetti, P. Due dentisti–artistidelSettecentofrancese: Louis FleuryLecluse e Francois Joseph Talma [Two seventeenth–century French artist–dentists: Louis Fleury Lecluse and Francois Joseph Talma]. *Doctor Os.*, 2004 Set, 15(7), 809–10.

[14] Callisen, E. *Principi del sistemadellachirurgiamoderna. [Principles of the modern surgery system]*, 1–2, 4–6, Bologna, pp. 1796–1799.

[15] Formiggini, MS. Protesidentaria a mezzo di infibulazionedirettaendoalveolare [Dental prosthesis by means of direct intra–alveolar infibulation]. *Riv Ital Stomatol.*, 1947, 193–199.

[16] Cherchieve, R. Considerazioni Fisiologiche e pratichesuunaosservazione originale di un impiantoendosseo [Physiological and practical considerations on an original observation of an endosseous implant]. *Inform Dent.*, 1959, 24, 677–80.

[17] Linkow, LI; Dorfman, JD. Implantology in dentistry: A brief historical perspective. *N Y State Dent J.*, 1991, 57(6), 31–5.

[18] Linkow, LI. Intraosseous implants utilized as fixed bridge abutments. *J Oral Implant Transplant Surg.*, 1964, 10, 17–23.

[19] Linkow, LI. The radiographic role in endosseous implants interventions. *Chron Omaha District Dent Soc.*, 1966, 29, 304–11.

[20] Sandhaus, S. Tecnica e strumentariodell' impianto CS. (Crystalline Bone Screw). *InformatoreOdonto-Stomatologico.*, 1968, 4, 19–24.

[21] Brånemark, PI; Zarb, G; Albrektsson, T. editors. Chicago: Quintessence Publishing; 1985. *Tissue-integrated prostheses: Osseointegration in clinical dentistry.*

[22] Brånemark, PI; Hansson, BO; Adell, R; et al. Osseointegrated implants in the treatment of the edentulous jaw: Experience from a 10–year period. *Scand J PlastReconstr Surg.*, 1977, 16, 1–132.

[23] *Osteointegration: Associated Branemark Ossointegration Centers 2010.* Available from: http://www.branemark.com/Osseointegration.html.

[24] *SF1 Barg Implant Abutments: Sterngoid Dental LLC 13 March.* Available from http://www.accessdata.fda.gov/cdrh_docs/pdf13/K130183.pdf. 2013.

[25] Leney, WR. In recognition of an implant pioneer: Prof. Dr. Andre Schroeder. *Int J Oral Maxillofac Implants.*, 1993, 8(2), 135–6.

[26] Tatum, OH; Hardin, J. The Omni implant system In *Clarke's Clinical Dentistry*, Vol 5 Philadelphia. *Pa JB Lippincott.*, 1984.

[27] *Dr. Gerald, A. Niznick* Available from: http://www.mplantdirect.com/us/ajaxtabs/about_us/tab_6.htm.

[28] Driskell, TD. editor. *The stryker precision implant system Root form series McKinney RV Endosteal dental implants.* Mosby Year Book., 1991, 8.

[29] Kirsch, A; Ackermann, KL. The IMZ osseointegrated implant system. *Dent Clin North Am.*, 1989, 33(4), 733–91.

[30] *Part 2: Internal Non-Hex Connection 2007,* 292–303. Available from: http://www.swissnf.com/implant_procedures/integral.pdf.

[31] *Straumann USA LLC.* Available from: http://www.straumann.us/ 2014.

[32] Eriksson, C; Lausmaa, J; Nygren, H. Interactions between human whole blood and modified TiO2–surfaces: Influence of surface topography and oxide thickness on leukocyte adhesion and activation.

Biomaterials., 2001, 22, 1987–96.

[33] Wen, X; Wang, X; Zhang, N. Microsurface of metallic biomaterials: A literature review. *J Bio Med Mater Eng.*, 1996, 6, 173–89.

[34] Albrektsson, T; Jacobsson, M. Bone–metal interface in osseointegration. *J Prosthet Dent.*, 1987, 57, 5–10.

[35] Schroeder, A; van der Zypen, E; Stich, H; Sutter, F. The reactions of bone. connective tissue and epithelium to endosteal implants with titanium sprayed surfaces. *J Maxillofac Surg.*, 1981, 9, 15–25.

[36] Sabane, AV. Surface characteristics of dental implants: A review. *J Indian Acad Dental Special.*, 2011, 2(2), 18–21.

[37] Alla, RK; Ginjupalli, K; Upadhya, N; Shammas, M; Rama Krishna, R; Ravichandra, S. Surface roughness of implants: A review. *Trends Biomat Artif Org.*, 2011, 25(3), 112.

[38] Boyan, BD; Lossdorfer, S; Wang, L; et al. Osteoblasts generate an osteogenic microenvironment when grown on surfaces with rough microtopographies. *Eur Cell Mater.*, 2003, 6, 22–7.

[39] Matsuo, M; Nakamura, T; Kishi, Y; Takahashi, K. Microvascular changes after placement of titanium implants: Scanning electron microscopy observations of machined and titanium plasma–sprayed implants in dogs. *J Periodontol.*, 1999, 70, 1330–8.

[40] Novaes, AB; Jr. Souza, SL; de Oliveira, PT; Souza, AM. Histomorphometric analysis of the bone–implant contact obtained with 4 different implant surface treatments placed side by side in the dog mandible. *The Int J Oral Maxillofac Implants.*, 2002, 17, 377–83.

[41] Brånemark, PI; Zarb, GA; Albrektsson, T. *Chicago: Quintessence; Tissue Integrated Prostheses.*, 1985, pp. 201–8.

[42] MacDonald, D; Rapuano, B; Deo, N; Stranick, M; Somasundaran, P; Boskey, A. Thermal and chemical modification of titanium–aluminum–vanadium implant materials: Effects on surface properties. glycoproteinadsorpion. and MG63 cell attachment. *Biomaterials.*, 2004, 25, 3135–46.

[43] Braceras, I; De Maeztu, MA; Alava, JI; Gay–Escoda, C. *In vivo* low–density bone apposition on different implant surface materials. *Int J Oral Maxillofac*

Implants., 2009, 38, 274–8.

[44] Cho, SA; Park, KT. The removal torque of titanium screw inserted in rabbit tibia treated by dual acid etching. *Biomaterials.*, 2003, 24, 3611–7.

[45] Wong, M; Eulenberger, J; Schenk, R; Hunziker, E. Effect of surface topology on the osseointegration of implant materials in trabecular bone. *J Biomed Mater Res.*, 1995, 29, 1567–75.

[46] Park, JY; Davies, JE. Red blood cell and platelet interactions with titanium implant surfaces. *Clin Oral Implant Res.*, 2000, 12, 530–9.

[47] Ducheyne, P; Cuckler, JM. Bioactive ceramic prosthetic coatings. *Clin Orthop Relat R.*, 1992, 39(276), 102–14.

[48] Dacy, JA; Spears, R; Hallmon, WW; et al. Effects of phosphated titanium and enamel matrix derivatives on osteoblast behavior *in vitro*. *Int J Oral Maxillofac Implants.*, 2007, 22(5), 701–9.

[49] De Wilde, EA; Jimbo, R; Wennerberg, A; et al. The soft tissue immunologic response to hydroxyapatite–coated transmucosal implant surfaces: A study in humans. *Clin Implant Dent Relat Res.*, 2013.

[50] Rosenberg, ES; Torosian, JP; Slots, J. Microbial differences in two clinically distinct types of failures of osseointegrated implants. *Clin Oral Implants Res.*, 1991, 2, 135–44.

[51] Verheyen, CC; Dhert, WJ; Petit, PL; Rozing, PM; de Groot, K. *In vitro study on the integrity of a hydroxylapatite coating when.*

[52] Bornstein, MM; Valderrama, P; Jones, AA; Wilson, TG; Seibl, R; Cochran, DL. Bone apposition around two different sandblasted and acid–etched titanium implant surfaces: A histomorphometric study in canine mandibles. *Clin Oral Implan Res.*, 2008, 19, 233–41.

[53] Engquist, B; Astrand, P; Dahlgren, S; Engquist, E; Feldmann, H; Grondahl, K. Marginal bone reaction to oral implants: A prospective comparative study of Astra Tech and Brånemark System implants. *Clin Oral Implan Res.*, 2002, 13, 30–7.

[54] van Steenberghe, D; De Mars, G; Quirynen, M; Jacobs, R; Naert, I. A prospective split–mouth comparative study of two screw–shaped self–tapping pure titanium implant systems. *Clin Oral Implan*

Res., 2000, 11, 202–9.

[55] Gupta, A; Dhanraj, M; Sivagami, G. Status of surface treatment in endosseous implant: A literary overview. *Ind J Dent Res.*, 2010, 21, 433–8.

[56] Gurgel, BC; Goncalves, PF; Pimentel, SP; et al. An oxidized implant surface may improve bone-to-implant contact in pristine bone and bone defects treated with guided bone reg eneration: An experimental study in dogs. *J Periodontol.*, 2008, 79, 1225–31.

[57] Allen, CM; Robert, LK; Tien–Mien, G; Chu Meoghan Mac, P; Daniel, LA. Development of niobium oxide coatings on sand–blasted titanium alloy dental implants. *Mat Sci Applic.*, 2012, 3(5), 301–5.

[58] Ellingsen, J. Pre–treatment of titanium implants with fluoride improves their retention in bone. *J Mat Sci Mat Med.*, 1995, 6, 749–53.

[59] Ellingsen, JE; Johansson, CB; Wennerberg, A; Holmen, A. Improved retention and bone–to–implant contact with fluoride–modified titanium implants. *Int J Oral Maxillofac Imp.*, 2004, 19, 659–66.

[60] Gaggl, A; Schultes, G; Muller, WD; Karcher, H. Scanning electron microscopic analysis of laser–treated titanium implant surfaces: A comparative study. *Biomaterials.*, 2000, 21, 1067–73.

[61] Hallgren, C; Reimers, H; Chakarov, D; Gold, J; Wennerberg, A. An *in vivo* tudy of bone response to implants topographically modified by laser micromachining. *Biomaterials.*, 2003, 24, 701–10.

[62] Frenkel, SR; Simon, J; Alexander, H; Dennis, M; Ricci, JL. Osseointegration on metallic implant surfaces: Effects of microgeometry and growth factor treatment. *J Biomed Mater Res.*, 2002, 63, 706–13.

[63] Jansen, JA; olke, JGC; Swann, S; van der Waerden, JPCM; de Groot, K. Application of magnetron-sputtering for producing ceramic coatings on implant materials. *Clin Oral Implan Res.*, 1993, 4, 28–34.

[64] Kwak, HB; Kim, JY; Kim, KJ; et al. Risedronate directly inhibits osteoclast differentiation and inflammatory bone loss. *Biol Pharm Bull.*, 2009, 32, 1193–8.

[65] Yoshinari, M; Oda, Y; Inoue, T; Matsuzaka, K; Shimono, M. Bone response to calcium phosphate-coated and bisphosphonate–immobilized titanium implants. *Biomaterials.*, 2002, 23, 2879–85.

[66] Josse, S; Faucheux, C; Soueidan, A; et al. Novel biomaterials for bisphosphonate delivery. *Biomaterials.*, 2005, 26, 2073–80.

[67] Meraw, SJ; Reeve, CM. Qualitative analysis of peripheral peri–implant bone and influence of alendronate sodium on early bone regeneration. *J Periodontol.*, 1999, 70, 1228–33.

[68] Meraw, SJ; Reeve, CM; Wollan, PC. Use of alendronate in peri–implant defect regeneration. *J Periodontol.*, 1999, 70, 151–8.

[69] Kajiwara, H; Yamaza, T; Yoshinari, M; et al. The bisphosphonate pamidronate on the surface of titanium stimulates bone formation around tibial implants in rats. *Biomaterials.*, 2005, 26, 581–7.

[70] Yoshinari, M; Oda, Y; Ueki, H; Yokose, S. Immobilization of bisphosphonates on surface modified titanium. *Biomaterials.*, 2001, 22, 709–15.

[71] Goldstein, JL; Brown, MS. Regulation of the mevalonate pathway. *Nature.*, 1990, 343, 425–30.

[72] Mundy, G; Garrett, R; Harris, S; et al. Stimulation of bone formation *in vitro* and in rodents by statins. *Science.*, 1999, 286, 1946–9.

[73] Ayukawa, Y; Yasukawa, E; Moriyama, Y; et al. Local application of statin promotes bone repair through the suppression of osteoclasts and the enhancement of osteoblasts at bone–healing sites in rats. *Oral Surg Oral Med Oral Pathol Oral Radiol Endod.*, 2009, 107 (3), 336–42.

[74] Edwards, CJ; Hart, DJ; Spector, TD. Oral statins and increased bone–mineral density in postmenopausal women. *Lancet.*, 2000, 355, 2218–9.

[75] Montagnani, A; Gonnelli, S; Cepollaro, C; et al. Effect of Simvastatin treatment on bone mineral density and bone turnover in hypercholesterolemic postmenopausal women: A 1–year longitudinal study. *Bone.*, 2003, 32, 427–33.

[76] Yang, F; Zhao, SF; Zhang, F; He, FM; Yang, GL. Simvastatin–loaded porous implant surfaces stimulate preosteoblasts differentiation: An *in vitro* study. *Oral Surg Oral Med O Oral Surg Oral Med Oral Pathol Oral Radiol Endod.*, 2010, 111(5), 551–6.

[77] Alt, V; Bitschnau, A; Osterling, J; et al. The effects of combined Gentamycinhydroxyapatite coating

for cementless joint prostheses on the reduction of infection rates in a rabbit infection prophylaxis model. *Biomaterials.*, 2006, 27, 4627–34.

[78] Herr, Y; Woo, J; Kwon, Y; Park, J; Heo, S; Chung, J. Implant surface conditioning with Tetracycline–HCl: A SEM study. *Key Eng Mat.*, 2008, 361, 849–52.

[79] Persson, LG; Ericsson, I; Berglundh, T; Lindhe, J. Osseointegration following treatment of peri-implantitis and replacement of implant components: An experimental study in the dog. *J Clin Periodontol.*, 2001, 28, 258–63.

[80] Avila, G; Misch, K; Galindo–Moreno, P; Wang, HL. Implant surface treatment using biomimetic agents. *Implant Dent.*, 2009, 18, 17–26.

[81] Becker, J; Kirsch, A; Schwarz, F; et al. Bone apposition to titanium implants biocoated with recombinant human bone morphogenetic protein–2 (rhBMP–2): A pilot study in dogs. *Clin Oral Invest.*, 2006, 10, 217–24.

[82] Sigurdsson, TJ; Nguyen, S; Wikesjo, UM. Alveolar ridge augmentation with rhBMP–2 and bone–to–implant contact in induced bone. *Int J Periodont Rest.*, 2001, 21, 461–73.

[83] Schouten, C; Meijer, GJ; van den Beucken, JJ; Spauwen, PH; Jansen, JA. Effects of implant geometry. Surface properies. and TGF–?1 on peri-implant bone response An experimental study in goats. *Clin Oral Implan Res.*, 2009, 20, 421–9.

[84] *Researchers increase the success rate of tooth implants.* Available from: http://www.alphagalileo.org/ViewItem.aspx?ItemId=130683&CultureCode= en. 2013.

[85] Bougas, K; Jimbo, R; Vandeweghe, S; et al. *In vivo* evaluation of a novel implant coating agent: Laminin–1. *Clin Implant Dent Relat Res.*, 2013.

第 2 章 纳米技术在口腔种植学中的应用

Nanotechnology in Dental Implantology

Niusha Lasemi　Reza Lasemi　著

摘要

纳米技术在口腔种植学中的应用极大地改变了口腔种植行业。传统的旧技术被新方法取代，以制作新一代的口腔种植体。事实上，纳米种植体（如金属、金属氧化物、陶瓷、聚合物和氢化物）最初的应用是为了增加骨结合，促进骨愈合及实现牙龈与口腔种植体更好的连接。

关键词

纳米技术，口腔种植体，骨结合

一、概述

表面特性，包括纳米种植体的粗糙度、形态和组成在骨 – 种植体界面处对蛋白吸附、成骨细胞黏附及随后的骨结合率起着至关重要的作用[1]。此外，表面粗糙度可以增加种植体与血浆接触时的亲水性，从而有利于种植体周围血凝块的形成[2]。通过化学、物理和机械途径将纳米结构引入口腔种植体表面进行修饰和粗化，可以影响和改善生物学相互作用[3-5]。事实上，有几种物理方法可以对种植体表面改性，包括等离子喷涂、溅射、离子注入、物理气相沉积（physical vapor deposition，PVD）和激光处理[6]，引起生物活性的产生和快速的骨愈合[7]。种植体表面的化学处理可通过酸、碱、化学气相沉积（chemical vapor deposition，CVD）和阳极氧化等方法进行。也可以使用机械方法，如机械加工、喷砂、铣削和抛光[8]。此外，还有一种方法是在金属种植体表面涂覆磷酸钙 [$Ca_3(PO_4)_2$]。由于磷酸钙与血液成分的相互作用，以及钙离子（Ca^{2+}）和磷酸氢根离子（HPO_4^{2-}）的溶解，纳米磷灰石生物膜的沉积可增加骨和种植体的接触、细胞黏附和矿化胶原纤维的形成[9]。到目前为止，钛种植体经表面改性和表面纳米结构工艺处理后，已被证明有高的促骨结合和加速骨再生的潜力，以及长期稳定性、生物相容性、耐腐蚀性和良好的机械性能（即高抗拉强度和低杨氏模量）[10, 11]。口腔种植体失败的相关原因有微生物定植和生物膜形成引起的细菌感染。到目前为止，许多研究都是为了提高植入材料的抗菌性能。电化学阳极氧化已被用于在纯钛上沉积直径为 70～100nm 的二氧化钛（TiO_2）纳米管薄膜[12]。这使口腔种植体有更高的抗菌活性、骨结合能力和长期使用寿命。此外，用几十纳米到几百纳米的银纳米颗粒对钛进行涂层和表面改性后，种植体表现出对致病菌的优异抗菌和抗黏附活性[13]。纳米氧化锌颗粒（ZnO）具有良好的生物相容性、抗菌活性和骨传导作用，是一种可能的口腔种植体涂层[14]。此外，纳米氧化锌和纳米羟基磷灰石的混合物作为涂层材料已被用于减少细菌黏附和促进成骨细胞生长[15]。钛种植体表面的纳米氧化铜涂层也具有抗菌性能。由于表面氧化和过氧化物的形成使钛种植体具有更好的生物相容性，因此，种植体表面形成的氧化层的厚度和性质可能会显著影响钛的生物相容性[16]。最近，氧化锆种植体被用于口腔种植中。由于其生物相容性、机械性能及颜色接近天然牙，它们表现出巨大的应用潜力。

与钛种植体相比，纯钛金属表面的立方氧化锆（ZrO_2）结晶纳米涂层具有独特的性能，如良好的生物相容性、更好的组织附着性和减少炎症反应[17]。

二、结论

事实上，导致牙种植失败和成功的因素有多种。通过将纳米结构特征引入口腔种植体表面以形成更大的表面积，控制种植体表面的形态和化学成分都可能有助于改善牙种植效果。

参 考 文 献

[1] S. Basak, P. Datta, A Review on the Use and Application of Nanotechnology in The Field of Dental Implants, *International Journal of Scentific Research* 7(2018).

[2] T. Sawase, R. Jimbo, K. Baba, Y. Shibata, T. Ikeda, M. Atsuta, Photo-induced hydrophilicity enhances initial cell behavior and early bone apposition, *Clinical Oral Implants Research*, 19 (2008) 491–496.

[3] S. Lavenus, G. Louarn, P. Layrolle, Nanotechnology and dental implants, *International Journal of Biomaterials*, 2010 (2010) 915327–915327.

[4] S. Lavenus, J. Rozé, A. Hoornaert, G. Louarn, P. Layrolle, Chapter 5-Impact of Nanotechnology on Dental Implants, In: K. Subramani, W. Ahmed (Eds.) *Emerging Nanotechnologies in Dentistry*, William Andrew Publishing, Boston, 2012, pp. 71–84.

[5] R. Rasouli, A. Barhoum, H. Uludag, A review of nanostructured surfaces and materials for dental implants: surface coating, patterning and functionalization for improved performance, *Biomaterials Science*, 6 (2018) 1312–1338.

[6] S. A. Cho, S. K. Jung, A removal torque of the laser-treated titanium implants in rabbit tibia, *Biomaterials*, 24 (2003) 4859–4863.

[7] P. Pachauri, L. R. Bathala, R. Sangur, Techniques for dental implant nanosurface modifications, *J. Adv. Prosthodont.*, 6 (2014) 498–504.

[8] V. Dahiya, P. Shukla, S. Gupta, *Surface topography of dental implants: A review*, 4 (2014) 66–71.

[9] M. A. Lopez-Heredia, P. Weiss, P. Layrolle, An electrodeposition method of calcium phosphate coatings on titanium alloy, Journal of materials science. *Materials in Medicine*, 18 (2007) 381–390.

[10] M. Yamada, T. Ueno, N. Tsukimura, T. Ikeda, K. Nakagawa, N. Hori, T. Suzuki, T. Ogawa, Bone integration capability of nanopolymorphic crystalline hydroxyapatite coated on titanium implants, *Int. J. Nanomedicine*, 7 (2012) 859–873.

[11] T. Ogawa, L. Saruwatari, K. Takeuchi, H. Aita, N. Ohno, Ti nano-nodular structuring for bone integration and regeneration, *Journal of Dental Research*, 87 (2008) 751–756.

[12] C. X. Cui, X. Gao, Y. M. Qi, S. J. Liu, J. B. Sun, Microstructure and antibacterial property of in situ TiO(2) nanotube layers/titanium biocomposites, *Journal of the Mechanical Behavior of Biomedical Materials*, 8 (2012) 178–183.

[13] L. Juan, Z. Zhimin, M. Anchun, L. Lei, Z. Jingchao, Deposition of silver nanoparticles on titanium surface for antibacterial effect, *International Journal of*

Nanomedicine, 5 (2010) 261–267.

[14] K. Memarzadeh, A. S. Sharili, J. Huang, S. C. Rawlinson, R. P. Allaker, Nanoparticulate zinc oxide as a coating material for orthopedic and dental implants, *Journal of Biomedical Materials Research. Part A*, 103 (2015) 981–989.

[15] F. Parnia, J. Yazdani, V. Javaherzadeh, S. Maleki Dizaj, Overview of Nanoparticle Coating of Dental Implants for Enhanced Osseointegration and Antimicrobial Purposes, *Journal of pharmacy & pharmaceutical sciences: a publication of the Canadian Society for Pharmaceutical Sciences,*

Societe canadienne des sciences pharmaceutiques [Canadian Society for Pharmaceutical Sciences], 20 (2017) 148–160.

[16] K. P. Renuka Devi, *Wet Biochemical Synthesis of Copper Oxide Nanoparticles Coated on Titanium Dental Implants*, 3 (2016) 1191–1194.

[17] Das, S. Chattopadhyay, A. Mahato, Kundu. B, De. G, Fabrication of cubic zirconia nanocoating on the titanium dental implant with excellent adhesion, hardness and biocompatibility., *RSC Adv.*, 2016, 6, 59030.

第3章　牙科种植中的患者全身因素评价及风险因素评估

Patient Evaluation and Risk Factors in Dental Implantology

Fina Navi　Esshagh Lasemi　Ali Fateh　Reza Lasemi　Niusha Lasemi　著

摘要

　　随着种植牙越来越受患者瞩目，人们越来越需要了解种植牙的选择标准，从而提高成功率。本章介绍了目前可能影响多因素决策过程、结局的牙种植术的适应证和禁忌证，从而改善治疗结果和患者满意度。常规应该在种植牙植入后8~24周检查种植体的骨结合情况。临床上有多种标准来定义种植体植入是否成功，规范成功的种植牙应无以下可能视为种植失败的迹象和症状：疼痛、种植体移动、手术位点感染、种植位点牙龈出血，以及种植体周骨丧失或影像学上种植体周透射区超过1.5mm。生物力学风险可能与生物力学因素、种植体几何形状、种植体冠根比例不协调、磨牙症、骨量不足、种植体过细等相关。种植牙成功的标准不一，但种植失败可根据不同种类的种植体、软组织状态、修复机械并发症及患者满意程度来划分。

关键词

　　种植体，患者选择，风险因素，转归

　　种植牙可以用于修复缺失的天然牙齿。选择种植牙用作修复的目的在于重建牙齿的功能和美学效果，并不对口腔的软硬组织造成负面影响。不加选择植入种植牙可能会导致术后或修复治疗阶段严重并发症，继而影响种植牙的转归甚至失败[1]。

　　对于全口无牙和部分无牙颌，种植牙是可靠和完善的选择。种植牙在原有牙槽骨和继发牙槽骨均有高存活率[2, 3]。选择合适的患者是种植牙成功的关键。这意味着，和所有外科手术一样，患者的病史和植入位点同样重要[4, 5]。患有全身系统性疾病的数量使种植手术复杂化，甚至为种植手术的禁忌证。同时，在外科手术步骤中了解患者的系统性疾病及用药情况，对于种植体最终的结果至关重要[6, 7]。

　　种植牙已成为单个缺失牙或无牙颌患者修复的常用方法，因此，评估影响种植骨结合的因素很重要。系统性疾病（如糖尿病和骨质疏松）会对骨结合产生负面影响。还有一些正在进行中的研究表明，有些系统性疾病和药物还会影响伤口愈合[8]。

　　随着有全身疾病的患者数量不断增加，了解患者的系统性疾病史对于牙科治疗有着重要的作用。临床牙医选择患者、制订治疗计划及随访的基本前提是与患者的内科医生协商、了解与种植牙治疗相关的会对前者有病理生理影响的系统性疾病史。此外，有系统性疾病史的患者种植围手术期发病率和种植失败率更高[9]。

临床牙医需要知晓并指导患者规避风险因素，从而使种植手术治疗更为便利。有直接证据表明，吸烟者、有过放疗史、局部骨质、骨量较差的患者种植失败率更高。

近期的牙科研究中，经常有与植入失败相关风险因素的报道。男性、吸烟、自身免疫性疾病和青霉素过敏等因素均可能增加失败率。此外，下颌后牙区短种植体的存活率为100%，而上颌后牙区的存活率约为87%[10, 11]。

一些长期并发症可能与牙龈软组织质量差、牙龈乳头缺失、与天然牙的邻面接触点不匹配、骨萎缩和口腔卫生差等其他危险因素相关[12]。生物力学风险可能与生物力学因素、种植牙几何形状、较差的冠根比、磨牙症和骨量不足有关。种植牙植入成功标准不一，但种植失败可根据不同种类的种植体、软组织状态、修复机械并发症及患者满意程度来划分[13]。

一、种植体植入的患者相关因素

在完成对全牙列的治疗计划之前，不应启动种植体植入的外科手术计划，因为种植手术与小型外科手术一样，均受到患者全身条件的限制。在控制系统性疾病的前提下，将口腔种植治疗列为禁忌证的证据水平较低。相反，在种植体负载前或负载后，可能会发生一系列导致种植失败风险增加的情况[14]。

（一）与患者相关的系统性风险因素

这类风险因素包括以下情况。

- 主诉、期望、心理适应性和其他条件局限等（如临床条件限制和经济限制）。
- 牙周炎史（尤其是侵袭性牙周炎史）。

- 吸烟、全身系统性疾病史和全身用药史。

1. 患者的意见、期望、心理适应性和局限性

初诊时，应详细了解患者是否有众多主诉要求、问题、无法实现的目标、高期望值（尤其是舒适性、功能性、语音和美学期望）、心理适应性和条件局限（临床上和经济方面）等。必须着重分析患者的美学要求和期望值，以了解患者的期望是否不切实际。必须在患者初诊和诊断阶段做出决定。

2. 牙周炎史及临床症状

应根据患者初诊、病历和诊断信息中收集的资料来确定患者是否有牙周炎和侵袭性牙周炎的病史。一些文章表明，侵袭性牙周炎史是种植体植入的危险因素之一，并且最好将其作为治疗知情同意书的一部分加以考虑和说明。

（二）医疗条件

初诊时，需要评估可能会影响患者种植体治疗效果的口腔病史和全身系统疾病史。如果存在种植治疗的禁忌证，则可能需要进行额外讨论，以确定是否需要采取治疗前的预防措施。

有些因素也被认为是禁忌证，如不切实际的期望、精神状态不稳定、近期曾发作心脏病或脑卒中、严重的免疫抑制、无法抑制的出血、正在进行的恶性肿瘤治疗、高剂量辐射、吸毒、酗酒、妊娠期未经控制的糖尿病、肾衰竭、严重感染、静脉注射过双膦酸盐药物、严重肝病，以及其他不适合接受种植治疗的重要因素。依从性差包括各类情况，如患者不愿意承诺术后适当维护种植体、患者想要主导控制治疗计划，这些都不符合牙科医生所定义的种植手术的适应证[16, 17]。

（三）年龄

老龄化是常见的患者是否有治疗指征的危

险因素。然而，大量研究并未将年龄与种植体高失败率建立起有效联系。

年龄被认为是种植体成功的预测因素之一。老年患者由于常有更多系统性疾病及更差的骨条件，导致需要更长的愈合时间[18]。关于老年患者牙种植的可预测性，已有研究[19, 20]阐述：不同年龄组间种植体失败率并没有差别，但年龄的增加与种植失败率有很强的关联性[21]。此外，先前研究报道并没有显示年龄、性别和种植体早期失败之间的关系[22-24]。

（四）预防性应用抗生素

预防性应用抗生素可以降低种植治疗的失败率，尽管研究者并无法验证预防性应用抗生素可降低失败率的具体疗效。Sharafet 等建议，在牙种植治疗中预防性应用单一剂量抗生素[25]。Esposito 等在一项安慰剂作为对照组的随机临床试验中比较了预防性应用抗生素的疗效[26]。结果显示，未预防性应用抗生素的患者失败率较高为 44.6%，接受预防性应用抗生素的患者失败率为 4.6%。Gynther 等声明，在常规牙种植手术中预防性应用抗生素并没有优势。Morris 等认为，在牙种植体植入手术中，预防性应用抗生素没有优势或仅略有优势[27]。

（五）磨牙症

磨牙症导致的超负荷咬合可导致种植体折断，这在种植体单冠修复中更常见[28]；在另一项研究中，磨牙症患者被认为有较高种植体失败的风险[29, 30]。

（六）吸烟

一项美国口腔健康状况评估显示吸烟与轻度牙周健康之间有相关性[31, 32]。烟草可能会降低白细胞活性，减少白细胞趋化、迁移和吞噬活性[33]。白细胞的损伤可能导致轻度感染，影响伤口愈合[33]。一些其他研究表明，吸烟者牙种植体的长期存留率较低[34-36]。吸烟影响骨结合机制是由于外周阻力增加和血小板聚集导致种植体周血流减少[37, 38]。吸烟可产生一氧化碳和氰化物，延迟伤口愈合，并可与尼古丁协同抑制细胞增殖。烟草也直接影响成骨细胞的功能[38]。有学者对 35 项研究进行了 Meta 分析，分析验证了吸烟对种植体预后有影响这一结果[39]。部分研究表明，与非吸烟者相比，吸烟者可能存在更显著的边缘骨丧失[39]。常规建议患者至少在植入手术前 2 周戒烟以恢复血液黏度和血小板黏附聚集能力。戒烟时间应至少维持至植入术后 8 周，直至成骨细胞愈合阶段[40]。临床研究中，将每天吸 10～20 支烟的人归为重度吸烟者。研究证明，每天吸 6～15 支烟会使种植失败风险加倍。诸多研究发现，吸烟与种植失败率的增高有关，因而吸烟被认为是一个相对危险因素。

关于吸烟影响伤口愈合的一些可能机制阐述如下。

- 烟雾释放的一氧化碳对血红蛋白具有高亲和力。
- 尼古丁作为一种血管收缩因子，可以增加血小板聚集，从而进一步减少血流量。
- 细胞毒性因子通过影响成纤维细胞和多形核中性粒细胞，从而破坏细胞修复和防御机制。
- 上述细胞防御机制破坏后导致伤口愈合过程受损，而伤口愈合对骨结合过程至关重要，从而导致种植体并发症发生率增高[38]。

Moy 等报道，非吸烟者的种植成功率为 91%，而吸烟者的种植成功率为 80%。大多数种植失败发生在种植体植入后的第 1 年。在吸烟患者中，上颌骨种植体植入失败率是下颌骨的 2 倍[41]。

二、全身性疾病

（一）高血压

高血压可表现稳定血压大于 160/90mmHg，长期高血压会使患者面临更高的脑卒中、心力衰竭、心肌梗死、肾衰竭的风险[42, 43]。约 30% 的高血压患者未就诊过，接近 50% 的高血压患者即便接受了治疗，血压也未得到控制。这些患者由于潜在的心脑血管情况不良，进行牙种植手术可能构成风险。因此，正如一些研究表明，术前监测是很有必要的[42, 43]。

Moy 等报道的一项回顾性分析，在患有冠状动脉疾病或高血压的患者中，植入机械加工表面的种植体（Brånemark 种植体）后，种植体失败的风险未增加[41, 44]。

（二）心肌梗死

在过去 6 个月内发生心肌梗死的患者不应进行种植手术，有心绞痛病史的患者在进行种植体植入手术时应使用硝酸甘油片剂或舌下喷剂[45]。

对于有人工心脏瓣膜手术史、感染性心内膜炎或复杂型先天性心脏病的患者，在现有指南指导下预防性应用抗生素，必要时与心脏病专家进行协商。

抗凝治疗可能导致术后出血时间延长，因此正进行肝素或华法林治疗的患者，术前凝血指标中国际标准化比值（international normal ratio，INR）应<2.5[46]。

（三）糖尿病

糖尿病有两种主要类型。

1 型糖尿病是一种自身免疫反应性疾病，主要破坏胰腺的 B 细胞导致胰岛素产生不足。

2 型糖尿病是指对胰岛素抵抗或机体不能产生足够的胰岛素。2 型糖尿病主要与肥胖相关。对于种植治疗来说，肥胖也是成年患者主要的群体类型之一。

尽管糖尿病本身不是种植手术的禁忌证，但对于控制较差的糖尿病患者应避免手术。Klokkeveld 等的系统综述回顾显示，2 型糖尿病患者与非糖尿病患者的种植体存活率无显著差异（91.7% vs. 93.2%）。然而，这篇综述中包括非糖尿病对照组的研究只有一项[48]。Mombelli 等的综述无法证实糖尿病患者进行种植治疗会明确增加失败的风险。除 Moy 等研究外，大多数研究都是短期观察，或者研究对象数量较少。此外，Mombelli 等也分析了种植体植入前后对控制良好的糖尿病患者血糖水平的影响[41, 47]。

糖尿病影响糖类、蛋白质和脂质的代谢，从而影响微小血管和脉管系统。胰岛素降低血葡萄糖水平，而升糖素、儿茶酚胺、糖皮质激素、生长激素和甲状腺激素都可增加血葡萄糖水平[49, 50]。多项临床和实验研究分析了糖尿病患者种植体骨结合的成功率。需要考虑的最重要因素如下。

- 持续时间：手术持续时间越长，失败率越高。
- 糖尿病患者术前控制：糖化血红蛋白不应超过 7%。
- 预防感染。

已经证实抗菌治疗和口腔抗菌液冲洗可改善结果来避免感染。相反，在设计治疗计划时，2 型糖尿病患者种植体失败的可能性更高。在植入过程中，最常见的紧急情况是低血糖，可以通过以下症状和体征，如紧张、激动、焦虑、出汗、发抖、头晕、心动过速判断。此外，牙医可让患者口服 15g 糖类，在极端情况下静脉注射 25～50ml 50% 葡萄糖溶液。一般可在 10～15min 解决紧急情况[50]。

（四）全身系统性疾病和禁忌证

一些严重的系统性疾病是种植手术的禁忌证，如未满 6 个月的心肌梗死或脑血管意外，超过 6 个月未满 12 个月的人工心脏瓣膜移植手术，有出血倾向且凝血指标 INR>3，血小板计数<50 000/mm³，免疫抑制疾病或总白细胞计数为 1500～3000/mm³，处于癌症放化疗期间，静脉注射双膦酸盐[51, 52]。

三、药物

需要评估患者是否有被视为禁忌证的系统性疾病及全身用药。一些需要全身药物治疗的疾病包括帕金森病、骨质疏松症、甲状旁腺功能亢进症、Paget 病、自身免疫性疾病、系统性红斑狼疮、有吸烟史的基因型白细胞介素 –1 型疾病、牙周炎史，以及使用双膦酸盐、皮质类固醇、免疫抑制药和抗凝血药等。全身用药会影响骨代谢和骨结合[17]。

（一）骨质疏松症

骨质疏松症是一种非常常见的骨骼疾病，其特征在于骨密度降低和骨微细结构改变，从而导致骨折风险增加。有争议的是，骨质疏松症影响骨代谢受损，从而会损害骨愈合并影响种植体骨结合[53, 54]。骨质疏松症会降低骨量，降低骨密度并增加骨折风险[14]。Frieberg 等对 16 例骨质疏松症患者进行了一项短期的回顾性研究，对这些患者采用恰当的种植窝制备方法改善植入种植体的初始稳定性，因而获得了良好的成功率（上颌骨 97%，下颌骨 97.3%），并无种植体早期失败[55]。

Mombelli 和 Cionca 的系统综述也未发现骨质疏松症患者种植失败率较高的证据；然而，此项研究设计有异质性，排除了 Meta 分析[14]。

（二）双膦酸盐

双膦酸盐（bisphosphonates，BP）在骨代谢中的作用是复杂的。它们对骨骼具有亲和力，沉积在破骨细胞附近，并且持续作用长达 10 年。双膦酸盐破坏了破骨细胞介导的骨吸收并增加了破骨细胞的凋亡。同时，双膦酸盐也可减少成骨细胞引起骨沉积，减少骨吸收、骨转换，并通过降低血流量，来降低血管内皮生长因子生成以减少血管形成，最终导致骨愈合能力下降[56]。

颌骨坏死（osteonecrosis of the jaws，ONJ）是长期使用双膦酸盐，致骨骼感染的首要并发症[57]。骨愈合受损可能导致骨不被黏膜覆盖、致慢性疼痛、骨质流失和病理性颌骨骨折。Mavrokokki 等的一项调查研究认为，治疗骨恶性肿瘤时，常规每周口服阿仑膦酸盐，拔牙后颌骨坏死的风险为 0.09%～0.34%，静脉注射后坏死的风险为 6.7%～9.1%[58]。

Bell 和 Grant 认为，口服双膦酸盐并没有导致颌骨坏死迹象，并报道了在口服双膦酸盐患者中进行牙种植体手术可获得与不服用双膦酸盐患者相似的成功率。一项研究显示，使用双膦酸盐及泼尼松超过 3 年的患者应考虑替代种植修复的其他治疗方案[59, 60]。

（三）骨质和骨量

骨质会影响种植体的成功和失败率，因此在种植治疗中很重要。Lindh 等强调骨密度（bone mineral density，BMD）和骨质并非同义词[61]。骨质涉及多方面，如骨密度、骨尺寸、骨小梁结构和骨基质等。骨质不仅与骨矿物质含量有关，还与骨结构有关。众所周知，种植体部位颌骨骨质和骨量对于牙种植成功至关重要[61, 62]。不同颌骨形态被人为分成 4 种类型，牙种植成功率在很大程度上取决于种植部位附近骨体积和骨质类型[63]。在牙槽嵴萎缩的所有阶段，牙槽骨再吸收过程可产生其特征形状。

骨密度差的颌骨是难以获得良好的种植体锚固的。因此，足够的骨密度和骨体积是确保种植体成功的关键因素[64]。骨质根据皮质骨和松质骨含量比例及松质骨结构分为 4 类[63]。骨质所分成的 4 类将在下文进行介绍。

骨质量指数

在颌骨中，与其他 3 种类型的骨质不同，若将种植体种植于具有较薄皮质骨和低密度松质骨（Ⅳ型骨）这种骨质差的颌骨中，种植体可能发生失败。在上颌后牙区牙槽骨中多为这种低密度骨，很多研究表明在该区域种植体失败量较高[62, 65, 66]。临床研究发现，下颌骨种植体植入存活率更高，特别是大部分的下颌前牙区，这与下颌前牙区有更好的骨体积和密度有关[67]。组织形态学评估显示，上颌后牙区骨小梁体积更少，主要表现为骨小梁厚度及数量的降低[62]。调研显示，上颌骨种植体植入失败率明显高于下颌骨，这可能与上颌骨骨密度的区域差异有关[68]。

根据皮质骨和松质骨的含量比例及结构，骨质可分为 4 类[63]。

骨质分为：1～4 类或Ⅰ～Ⅳ型 ❶，以及 D_1～D_4 型 ❷［骨质量指数（bone quality index，BQI）］（图 3-1）。

❶　译者注：根据 Lekholm & Zarb 分类[64]。
❷　译者注：根据 Misch 分类[50]。

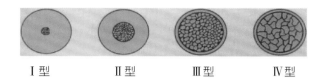

I 型　　Ⅱ 型　　Ⅲ 型　　Ⅳ 型

▲ 图 3-1　骨质分类
引自 Lekholm & Zarb, 1985

- Ⅰ型（1类）：由均质的皮质骨构成。
- Ⅱ型（2类）：厚层的皮质骨包绕骨髓腔。
- Ⅲ型（3类）：薄层的皮质骨包绕骨小梁密集排列的松质骨，强度高。
- Ⅳ型（4类）：薄层的皮质骨包绕骨小梁疏松排列的松质骨，强度低。

D_1 型骨比其他型血管少，因而更依赖骨膜。皮质骨可从骨膜接收供给。这种类型骨的密度是皮质骨密度，由于血液循环不足，再生能力降低。同样，在 D_1 型骨的根尖区预备种植也会产生更大的热量。

D_2 型骨是一种外侧致密皮质骨和内侧多孔松质骨的结合体。D_2 型骨的强度比 D_3 型高 40%～60%，D_2 型骨适合种植体骨界面愈合，而且种植体骨结合是可预期的。这类型的骨内血液供应可致骨切开时有出血，并且可防止种植窝制备期间的过热反应。D_3 型由嵴顶部较薄的多孔皮质骨和嵴内部的骨小梁密集排列的松质骨组成。D_3 型松质骨比 D_2 型强度弱约 50%。

D_3 型骨一般在上颌骨前牙区和上下牙弓后部区域。D_3 型上颌骨前牙区宽度通常比其对应的下颌骨宽度小。D_3 型骨强度不仅比 D_2 骨低 50%，也不太利于骨 - 种植体接触面的愈合。这些额外因素会增加植入失败的风险。

D_4 型骨密度非常低且很少有或没有皮质骨。它与 D_1 型骨（致密皮质骨）正好相反。这种类型的骨最常见的位置是上颌骨的后牙区域。这个类型骨松质的骨强度比 D_1 型骨（皮质骨）

弱 10 倍。早期加载后的骨 – 种植体接触面积通常＜25%。由于骨小梁疏松排列，因此，当植入区域为 D_4 型骨时，任何设计形式的种植体要获得良好的初期稳定性都会为手术带来挑战[50]。

骨密度测量（骨密度是一定体积的骨的骨质量）。既可以使用曲面体层片和根尖片的密度测量法测量，也可使用双能 X 线吸收法（dual energy X-ray absorptiometry，DEXA）、CT 和 CBCT 等更具创新性的方法[69]。

四、自身免疫性疾病

自身免疫性疾病涉及自身器官免疫系统无法识别自体组织，并产生对自体组织的排异反应。与牙科治疗相关的疾病，包括 1 型糖尿病、克罗恩病、干燥综合征和类风湿关节炎。自身免疫性疾病的治疗通常需要全身使用免疫抑制药以减少炎症反应。接受全身类固醇治疗的患者可能会出现骨质疏松症、伤口愈合延迟和感染风险增加的并发症[70, 71]。

五、综合风险因素

很少有研究分析影响种植体存活的多种风险因素的协同效应。然而，许多接受种植治疗的患者，尤其是患有慢性全身系统性疾病的老年人，有吸烟史和多种用药史。在此阶段，主治医师必须在考虑已知风险的基础上，根据个体具体情况具体分析，对患者进行风险级别划分。存在单一风险因素可能并不严重，当多种风险因素同时存在时，就可能产生协同效应[6]。

六、牙种植失败

了解牙种植早期失败的可能风险因素可有助于减少种植体的早期失败率，并避免早期种植体周骨丢失。种植体早期失败常发生在种植体和骨之间未建立紧密接触、缺少骨沉积、种植体表面和周围骨之间形成纤维结缔组织时。X 线可确认种植体周是否有透射区，种植体动度可用于临床检测骨结合是否失败。感染和伤口难以愈合是导致牙种植失败的两个主要原因。

（一）种植体周围疾病

导致种植牙手术失败的风险因素之一是种植体周围疾病。这是一种发生在种植牙周围组织中的病理性疾病，其特征是种植体周围结缔组织炎症和牙槽骨进行性丧失[72]。种植体周围疾病定义为存在种植体周袋且≥5mm，探诊出血，临床可见的垂直骨吸收或根尖片上骨吸收≥2mm[73]。种植体周黏膜炎的临床诊断基于黏膜炎症症状，如探诊出血（bleeding on probing，BOP）、牙龈红肿，而种植体周炎会导致额外的种植体周围骨吸收[74]。

已有研究表明，吸烟和糖尿病会增加种植体周炎发生风险，角化黏膜的缺失也是种植体周炎发生的危险因素[75]。

龈下残留的黏结剂可能与种植体周黏膜炎有关，可能是牙周探诊深度增加、牙槽骨吸收和种植体周炎发生的危险因素之一。有牙周炎病史的患者，应选择氧化锌 – 丁香酚黏结剂代替树脂黏结剂进行粘接[76]。

种植体周黏膜炎是一类可逆的炎症性病理疾病，临床以种植体周黏膜肿胀，探诊出血和种植体周围组织探诊后深度增加，但无影像学上骨吸收为特征。而种植体周炎是一类不可逆转疾病，表现为种植体植入并行使功能 1 年后有超过 1.5mm 的进行性牙槽骨吸收[77]。

细菌感染也可能导致种植失败，并可能发生在种植治疗的任何时间段，尤其在早期骨愈合期间预防细菌感染发生尤为重要。

手术创伤（冲洗不够、手术区域过热）、微小移动、患者相关的局部和全身因素均可能导致伤口难以愈合，而这些在牙种植失败和骨愈合中都起着至关重要的作用[78]。

（二）牙种植体表面

牙种植体表面是骨 – 种植体接触面的关键因素，因为该表面能促进种植体周的骨沉积。在已经被评估的 4 种种植体表面类型中，RBM 系列种植体表面的牙种植失败率最高，磷酸钙涂层种植体的失败率最低[79]。

Hong 等的研究表明，有羟基磷灰石涂层种植体的骨结合优于其他组[80]。Ahmed 等研究发现，具有 RBM 或 SLA 表面的种植体在短期内具有相同的种植体存活率，但 SLA 表面在骨质较差的上颌后牙区更具有优势[81]。

锥形种植体有更好的初期稳定性，并比圆柱形种植体具有更好的临床效果[82]；然而，没有临床证据支持锥形或圆柱形种植体具有更高的种植体存活率[83]。

在部分无牙颌患者中可采取一期非埋入式种植体，因为它不需要二次手术干预且治疗疗程较短。当种植体无法获得良好的初期稳定性或需要进行引导骨组织再生术时，则需要二期埋入式种植体手术[84]。研究显示，一期手术和二期手术技术间并没有显著差异。此外，先前研究也没有发现埋入式和非埋入式种植体的存活率有差异[85, 86]。

（三）种植体长度

拔牙后进行种植治疗的时机越早，可以选择越长的种植体[87]。越长的种植体表现出更高的种植体存活率和更好的种植体预后。近期研究表明，与超过 10mm 长度的种植体相比，短种植体也不一定是一种效果不佳的治疗选择[88, 89]。

牙种植体的初期稳定性主要依赖于骨密度[90]。D_4 型骨中失败率较高，因为一项研究发现，D_4 型骨中种植体失败率最高[91]。

即刻种植被认为是增加种植失败率的风险因素之一[92]。Peñarrocha-Diago 等发现，在新鲜拔牙窝内植入种植体及在上颌后牙区植入种植体通常失败率更高[93]。

七、结论

如果上述文中所述的诱发因素无法得到适当控制或治疗，牙种植手术可能会面临失败的情况，并且这些因素通常会带来长期影响。在一些严重的疾病中，由于疾病对骨结合、伤口愈合、组织 – 种植体骨结合和血管生成等有影响，因而在短期内就可能发生种植体失败。如前所述，大多数研究都集中在常见的风险因素上。由于一些疾病影响种植成功的证据有限，因此为患有不太常见和罕见疾病患者进行的种植手术需要进一步评估。了解和熟悉种植体植入失败的可控风险因素（如吸烟和口腔卫生差），并采取更严格的随访程序也很重要。能够预测评估种植失败的风险是种植学领域的重大进展。总而言之，对于大多数患者来说，种植治疗是一种成功且可预测的治疗选择。

参 考 文 献

[1] Divya Sh, Neeraj D, et al. *Case Selection in Dental Implant Therapy. KM Shah Dental College and Hospital*, Piparia, Waghodia, Vadodara–391760, Gujarat, India 2013.

[2] Clementini M, Morlupi A, Canullo L, Agrestini C, Barlattani A. Success rate of dental implants inserted in horizontal and vertical guided bone regenerated areas: a systematic review. *Int J Oral Maxillofac Surg* 2012; 41: 847–852.

[3] Retzepi M, Donos N. Guided Bone Regeneration: biological principle and therapeutic applications. *Clin Oral Impl Res* 2010; 21: 567–576.

[4] Donos N, Mardas N, Chadha V. Clinical outcomes of implants following lateral bone augmentation: systematic assessment of available options (barrier membranes, bone grafts, split osteotomy). *J Clin Periodontol.* 2008; 35(8 suppl): 173–202.

[5] Alsaadi G, Quirynen M, Komarek A, van Steenberghe D. Impact of local and systemic factors on the incidence of oral implant failures, up to abutment connection. *J Clin Periodontol* 2007; 34: 610–617.

[6] Liddelow G, Klineberg I. Patient–related risk factors for implant therapy. A critique of pertinent literature. *Aust Dent J* 2011; 56: 417–426.

[7] Beikler T, Flemmig TF. Implants in the medically compromised patient. *Crit Rev Oral Biol Med.* 2003; 14: 305–316.

[8] Joan PA, et al. *The Effects of Systemic Diseases and Medications on Implant Osseointegration: A Systematic Review.* USA Dent 2019; 35–49.

[9] Liddelow, G, Klineberg, I, *Patient-related risk factors for implant therapy. A critique of pertinent literature.* The University of Sydney. 2011.

[10] French D, Larjava H, Ofec R. Retrospective cohort study of 4591 Straumann implants in private practice setting, with up to 10–year follow–up. Part 1: multivariate survival analysis. *Clin Oral Implants Res.* 2015;26(11):1345–54.

[11] Becker ST, Beck–Broichsitter BE, Rossmann CM, Behrens E, Jochens A, Wiltfang J. Long–term survival of straumann dental implants with TPS surfaces: a retrospective study with a follow–up of 12 to 23 years. *Clin Implant Dent Relat Res.* 2016;18(3): 480–8.

[12] Balasubramaniam, AS, Raja, SV, Thomas, LJ, Peri–implant esthetics assessment and management, *Dent Res J* (Isfahan), 10 (2013) 7–14.

[13] Collins, FS, Varmus, H, A new initiative on precision medicine, *N Engl J Med*, 372 (2015) 793–795.

[14] Mombelli A, Cionca N. Systemic Diseases Affecting Osseointegration Therapy. *Clin Oral Implant Res* 2006.

[15] Murray Arlin, DDS, Dip. Perio, FRCD(C). Risk Factors in Implant Dentistry: "Patient Related" *Risk Factors*, 2016.

[16] Monje A, Flores–de–Jacoby L. Generalized aggressive periodontitis as a risk factor for dental implant failure: A meta–analysis." *J. Periodontology* 2014; 85: 1398–1407.

[17] Ouanounou A, Hassanpour S, and Glougauer M. "The Influence of Systemic Medications on Osseointegration of Dental Implants," *J Can Dent Assoc* 2016;82:g7.

[18] Ikebe K, Wada M, Kagawa R, Maeda Y. Is old age a risk factor for dental implants. *Jpn Dent Sci Rev.* 2009; 45: 59–64.

[19] Kowar J, Stenport V, Jemt T. Mortality patterns in partially edentulous and edentulous elderly patients treated with dental implants. *Int J Prosthodont.* 2014; 27: 250–256.

[20] Garg A. Dental implants for the geriatric patient. *Dent Implantol Update.* 2011; 22: 49–52.

[21] Moy PK, Medina D, Shetty V, Aghaloo TL. Dental implant failure rates and associated risk factors. *Int J Oral Maxillofac Implants.* 2005; 20: 569–577.

[22] Van Steenberghe D, Jacobs R, Desnyder M, Maffei G, Quirynen M. The relative impact of local and endogenous patient–related factors on implant failure up to the abutment stage. *Clin Oral Implants Res.* 2002; 13: 617–622.

[23] Alsaadi G, Quirynen M, Komárek A, van Steenberghe D. Impact of local and systemic factors on the

incidence of oral implant failures, up to abutment connection. *J Clin Periodontol.* 2007; 34: 610–617.

[24] Palma-Carrió C, Maestre-Ferrín L, Peñarrocha-Oltra D, Peñarrocha-Diago MA, Peñarrocha-Diago M. Risk factors associated with early failure of dental implants. A literature review. *Med Oral Patol Oral Cir Bucal* 2011; 16: e514–e517.

[25] Sharaf B, Dodson TB. Does the use of prophylactic antibiotics decrease implant failure?. *Oral Maxillofac Surg Clin North Am.* 2011;23.

[26] Sharaf B, Jandali-Rifai M, Susarla SM, Dodson TB. Do perioperative antibiotics decrease implant failure? *J Oral Maxillofac Surg.* 2011; 69: 2345–2350.

[27] Esposito M, Cannizzaro G, Bozzoli P, Checchi L, Ferri V, Landriani S, et al. Effectiveness of prophylactic antibiotics at placement of dental implants: a pragmatic multicentre placebo-controlled randomised clinical trial. *Eur J Oral Implantol.* 2010; 3: 135–143.

[28] Stoichkov, B, Kirov, D., Analysis of the causes of dental implant fracture: A retrospective clinical study, *Quintessence international* (Berlin, Germany: 1985), 49 (2018) 279–286.

[29] Brignardello-Petersen, R, Bruxism may be a clinically relevant risk factor for implant complications, *The Journal of the American Dental Association*, 148 (2017) e7.

[30] Zhou, Y, Gao, J, Luo, L, Wang, Y, Does Bruxism Contribute to Dental Implant Failure? *A Systematic Review and Meta-Analysis, Clinical Implant Dentistry and Related Research*, 18 (2016) 410–420.

[31] Ismail AI, Burt BA, Eklund SA. 1983. Epidemiologic patterns of smoking and periodontal disease in the United States. *The Journal of the American Dental Association* 106(5):617–621.

[32] Schenkein HA, Gunsolley JC, Koertge TE, Schenkein JG, Tew JG. 1995. Smoking and its effects on early-onset periodontitis. *The Journal of the American Dental Association* 126(8):1107–1113.

[33] Krall EA, Dawson-Hughes B. 1991. Smoking and bone loss among postmenopausal women. *Journal of Bone and Mineral Research* 6(4):331–338.

[34] Bain CA, 2003. Implant installation in the smoking patient. *Periodontology 2000* 33:185–193.

[35] Lambert PM, Morris HF, Ochi S. 2000. The influence of smoking on 3-year clinical success of osseointegrated dental implants. *Annals of Periodontology* 5(1):79–89.

[36] De Bruyn H, Collaert B. 1994. The effect of smoking on early implant failure. *Clinical Oral Implants Research* 5(4):260–264.

[37] Herzberg R, Dolev E, Schwartz-Arad D. 2006. Implant marginal bone loss in maxillary sinus grafts. *The International Journal of Oral & Maxillofacial Implants* 21(1):103–110.

[38] Levin L, Schwartz-Arad D. 2005. The effect of cigarette smoking on dental implants and related surgery. *Implant Dentistry* 14(4):357–361.

[39] Strietzel FP, Kale A, Kulkarni M, Wegner B, Küchler I. 2007. Smoking interferes with the prognosis of dental implant treatment: a systematic review and metaanalysis. *Journal of Clinical Periodontology* 34(6):523–544.

[40] Bain CA, Moy PK. 1993. The association between the failure of dental implants and cigarette smoking. *The International Journal of Oral & Maxillofacial Implants* 8(6):609–615.

[41] Moy PK, Medina D, Shetty V, Aghaloo TL. Dental Implant Failures and Associated Risk Factors. *Int J Oral Maxillofacial Implants* 2005; 20:569–577.

[42] Little, JW. The impact on dentistry of recent advances in the management of hypertension. *Oral Surg Oral Med Oral Pathol Radiol Endod* 2000; 90: 591–599.

[43] Jowett, NI, Cabot, LB. Patients with cardiac disease: considerations for the dental practitioner. *Br Dent J* 2000; 189: 297–302.

[44] Bryant, SR, Koka, S, Matthew, IR. Local and systemic health considerations. In: *Osseointegration: on continuing synergies in surgery, prosthodontics and biomaterials.* GA Zarb, ed. Chicago: Quintessence, 2008.

[45] Bryant, SR, Koka, S, Matthew, IR. Local and systemic health considerations. In: *Osseointegration: on continuing synergies in surgery, prosthodontics and biomaterials.* GA Zarb, ed. Chicago: Quintessence, 2008.

[46] Scully, C, Hobkirk, J, Dios, P. Dental endosseous implants in the medically compromised patient. *J*

Oral Rehab 2007; 34: 590– 599.

[47] Mombelli, A, Cionca, N. Systemic diseases affecting osseointegration therapy. *Clin Oral Implant Res* 2006; 17 (Suppl 2): 97– 103.

[48] Klokkevold, PR, Han, TJ. How do smoking, diabetes and periodontitis affect outcomes of implant treatment? *Int J Oral Maxillofac Implants* 2007; 22 (Suppl): 173– 202.

[49] Nosaka, Y, Tachi, Y, Shimpuku, H, Kawamurra, T, Ohura, K. Association of calcitonin receptor gene polymorphism with early marginal bone loss around endosseous implants. *Int J Oral Maxillofac Implants* 2002; 17: 38– 43.

[50] Misch C, E. (2008). Density of Bone: Effects on surgical approach and healing, In: *Contemporary Implant Dentistry*, C.E. Misch (ed.), pp. 645– 667, Mosby, Elsevier, ISBN 978–0–323–04373–1, Canada.

[51] Hwang, D, Wang, HL, *Medical Contraindications to Implant Therapy: Part I: Absolute Contraindications*, *Implant Dentistry*, 15 (2006) 353–360.

[52] Donos, N, Calciolari, E, Dental implants in patients affected by systemic diseases, *Bdj*, 217 (2014) 425.

[53] Kanis JA, McCloskey EV, Johansson H, et al. European guidance for the diagnosis and management of osteoporosis in postmenopausal women. *Osteoporos Int.* 2013; 24: 23–57.

[54] Hernlund E, Svedbom A, Ivergard M, et al. Osteoporosis in the European Union: medical management, epidemiology and economic burden. A report prepared in collaboration with the International Osteoporosis Foundation (IOF) and the European Federation of Pharmaceutical Industry Associations (EFPIA). *Arch Osteoporos* 2013; 8: 136.

[55] Freiberg, B, Ekestubbe, A, Mellström, D, Sennerby, L. Brånemark implants and osteoporosis: a clinical exploratory study. *Clin Implant Dent Relat Res* 2001; 3: 50–56.

[56] Cheng, A, Daly, CG, Logan, RM, Stein, B, Goss, AN. Alveolar bone and the bisphosphonates. *Aust Dent J* 2009; 1 Suppl: S51– S61.

[57] Sarin, J, Derossi, S, Akintoye, S. Updates on bisphosphonates and potential pathobiology of bisphosphonate-induced jaw osteonecrosis. *Oral Dis* 2008; 14: 277–285.

[58] Mavrokokki, T, Cheng, A, Stein, B, Goss, A. Nature and frequency of bisphosphonate-associated osteonecrosis of the jaws in Australia. *J Oral Maxillofac Surg* 2007; 65: 415– 423.

[59] Bell, BM, Bell, RE. Oral bisphosphonates and dental implants: a retrospective study. *J Oral Maxillofac Surg* 2008; 66: 1022– 1024.

[60] Grant, B, Amenedo, C, Freeman, K, Kraut, R. Outcomes of placing dental implants in patients taking oral bisphosphonates: a review of 115 cases. *J Oral Maxillofac Surg* 2008; 66: 223– 230.

[61] Lindh C, Obrant K, Petersson A. (2004). Maxillary bone mineral density and its relationship to the bone mineral density of the lumbar spine and hip. *Oral Surg Oral Med Oral Pathol Oral Radiol Endod*, 98, 102–109.

[62] Drage NA, Palmer RM, Blake G, Wilson R, Crane F, Fogelman I. (2007). A comparison of bone mineral density in the spine, hip and jaws of edentulous subjects. *Clin Oral Impl Res*, 18, 496–500.

[63] Ribeiro–Rotta, RF, Lindh, C, Pereira, AC, Rohlin, M. Ambiguity in bone tissue characteristics as presentes in studies on dental implant planning and placement: a systematic review. *Clin Oral Impl Res*, (in–press).

[64] Lekholm U, Zarb GA, (1985). Patient selection and preparation. In: Branemark PI, Zarb GA, Albrektsson T, editors. *Tissue-integrated prostheses: osseointegration in clinical dentistry.* pp. 199–209, Chicago: Quintessence.

[65] Bryant, SR. (1998). The effects of age, jaw site, and bone condition on oral implant outcomes. *Int J Prosth*, 11, 470–90.

[66] Penarrocha, M, Palomar, M, Sanchis, JM, Guarinos, J, Balaguer, J. (2004). Radiologic study of marginal bone loss around 108 dental implants and its relationship to smoking, implant location and morphology. *Int J Oral Maxillofac Impl* 19, 861–7.

[67] Turkyilmaz, I, Ozan, O, Yilmaz, B, Ersoy, AE. (2008). Determination of Bone Quality of 372 Implant Recipient Sites Using Hounsfield Unit from Computerized Tomography: A Clinical Study. *Clin Implant Dent Relat Res*, 10, 238–44.

[68] Devlin H, Horner K, Ledgerton D. (1998). A

comparison of maxillary and mandibular bone mineral densities. *J Prosthet Dent*, 79, 323–7.

[69] Gulsahi, A, Ozden, S, Paksoy, CS, Kucuk, O, Cebeci, ARI, Genc Y. (2010). Assessment of Bone Mineral Density in The Jaws and Its Relationship to radiomorphometric Indices. *Dentomaxillofac Radiol*, 39, 284–89.

[70] Alsaadi, G, Quirynen, M, Michiles, K, Teughels, W, Komárek, A, van Steenberghe, D. Impact of local and systemic factors on the incidence of failures up to abutment connection with modified surface oral implants. *J Clin Periodontol* 2008; 35: 51– 57.

[71] Alsaadi, G, Quirynen, M, Komárek, A, van Steenberghe, D. Impact of local and systemic factors on the incidence of oral implant failures, up to abutment connection. *J Clin Periodontol* 2007; 34: 610– 617.

[72] Schwarz, F, Derks, J, Monje, A, Wang, HL, Peri-implantitis, *Journal of Periodontology*, 89 (2018) S267–S290.

[73] de Araújo Nobre, M, Mano Azul, A, Rocha, E, Maló, P, Salvado, F, Attributable fractions, modifiable risk factors and risk stratification using a risk score for periimplant pathology, *Journal of Prosthodontic Research*, 61 (2017) 43–53.

[74] Cecchinato D, Parpaiola, A, Lindhe, J, A cross-sectional study on the prevalence of marginal bone loss among implant patients, *Clinical Oral Implants Research*, 24 (2013) 87–90.

[75] Dreyer, H, Grischke, J, Tiede, C, Eberhard, J, Schweitzer, A, Toikkanen, SE, Glöckner, S, Krause, G, Stiesch, M, Epidemiology and risk factors of periimplantitis: A systematic review, *Journal of Periodontal Research*, 53 (2018) 657–681.

[76] Quaranta, A, Lim, ZW, Tang, J, Perrotti, V, Leichter, J, *The Impact of Residual Subgingival Cement on Biological Complications Around Dental Implants: A Systematic Review*, Implant Dentistry, 26 (2017) 465–474.

[77] Lindhe, J., Lang, NP, Karring, T. *Clinical Periodontology and Implant Dentistry*, Wiley 2015.

[78] Sakka S, Coulthard P. Implant failure: etiology and complications. *Med Oral Patol Oral Cir Bucal.* 2011;16: e42–e44.

[79] Sartoretto SC, Alves AT, Resende RF, Calasans-Maia J, Granjeiro JM, Calasans-Maia MD. Early osseointegration driven by the surface chemistry and wettability of dental implants. *J Appl Oral Sci.* 2015;23: 279–287.

[80] Hong WS, Kim TH, Ryu SH, Kook MS, Park HJ, Oh HK. Comparative study of osseointegration of 4 different surfaced implants in the tibia of dogs. *J Korean Assoc Oral Maxillofac Surg.* 2005; 31: 46–54.

[81] Elkhaweldi A, Lee DH, Wang W, Cho SC. The survival rate of RBM surface versus SLA surface in geometrically identical implant design. *J Oral Bio.* 2014; 1: 8–15.

[82] De Rouck T, Collys K, Cosyn J. Immediate single-tooth implants in the anterior maxilla: a 1–year case cohort study on hard and soft tissue response. *J Clin Periodontol.* 2008; 35: 649–657.

[83] O'Sullivan D, Sennerby L, Meredith N. Influence of implant taper on the primary and secondary stability of osseointegrated titanium implants. *Clin Oral Impants Res.* 2004; 15: 474–480.

[84] Esposito M, Grusovin MG, Chew YS, Coulthard P, Worthington HV. Interventions for replacing missing teeth: 1– versus 2–stageimplant placement. *Cochrane Database Syst Rev. 2* 009 Jul 8;(3):CD006698.

[85] Astrand P, Engquist B, Anzén B, Bergendal T, Hallman M, Karlsson U, et al. Nonsub–merged and submerged implants in the treatment of the partially edentulous maxilla. *Clin Implant Dent Relat Res.* 2002; 4: 115–127.

[86] Cecchinato D, Olsson C, Lindhe J. Sub–merged or non–sub–merged healing of endosseous implants to be used in the rehabilitation of partially dentate patients. *J Clin Periodontol.* 2004; 31: 299–308.

[87] Lee JH, Frias V, Lee KW, Wright RF. Effect of implant size and shape on implant success rates: a literature review. *J Prosthet Dent.* 2005; 94: 377–381.

[88] Kotsovilis S, Fourmousis I, Karoussis IK, Bamia C. A systematic review and metaanalysis on the effect of implant length on the survival of rough–surface dental implants. *J Periodontol.* 2009; 80: 1700–1718.

[89] Telleman G, Raghoebar GM, Vissink A, den Hartog, L Huddleston, Slater JJ, Meijer HJ. A systematic

review of the prognosis of short (<10 mm) dental implants placed in the partially edentulous patient. *J Clin Periodontol.* 2011; 38: 667–676.

[90] Turkyilmaz I, McGlumphy EA. Influence of bone density on implant stability parameters and implant success: a retrospective clinical study. *BMC Oral Health.* 2008; 8: 32.

[91] Jaffin RA, Berman CL. The excessive loss of Branemark fixtures in type IV bone: a 5–year analysis. *J Periodontol.* 1991; 62: 2–4.

[92] Khouly I, Keenan AV. Re–view suggests higher failure rates for dental implants placed in fresh extraction sites. *Evid Based Dent.* 2015; 16: 54–55.

[93] Peñarrocha–Diago M, Demarchi CL, Maestre–Ferrín L, Carrillo C, Peñarrocha–Oltra D, Peñarrocha–Diago MA. A retrospective comparison of 1,022 implants: immediate versus nonimmediate. *Int J Oral Maxillofac Implants.* 2012; 27: 421–427.

第二篇　口腔种植学的技术进展
Evolving Techniques In Dental Implantology

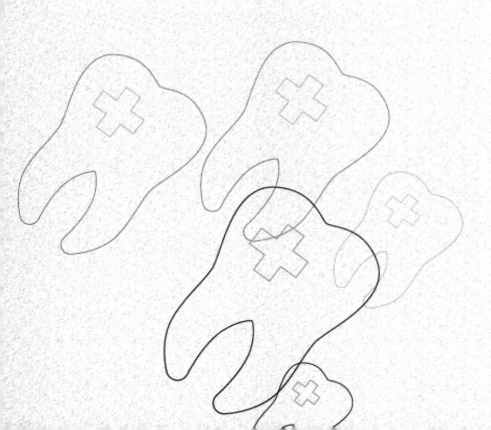

第 4 章　种植增量技术进展

Evolving Augmentation in Implantology

Peter Hunt　著

摘要

　　牙缺失造成邻近牙槽骨的快速塌陷，将导致难以纠正的美学和功能缺陷。牙拔除后，通过简单的方法（如位点保存术等）可以减少骨吸收并保存剩余牙槽嵴骨量。由于在缺牙区骨内植入种植体无法完全阻止牙槽嵴的吸收，因此在植入同期使用低吸收率的骨替代材料是保证牙槽嵴骨量的重要手段。

　　如今，临床上常在牙拔除后即刻植入种植体并同期行位点保存术，而种植体骨结合所需要的生物学环境本质上与位点保存相同。

　　在种植体植入时，联合应用颗粒状移植材料和多种膜材料在术区进行位点保存，有利于提高局部愈合潜力，修复局部骨缺陷，改善美观，提高种植体的长期存活率及牙槽嵴保存效果。

关键词

　　拔牙后骨丧失，牙槽增量，位点保存，牙槽嵴再生

　　在 20 世纪 70 年代中期，1 例患者因 2 颗前牙缺失数年而寻求相关检查、咨询治疗方案。该患者希望在恢复缺牙的同时，保持修复体的形貌、质地及功能近似于天然牙。基于主诉，我们向患者阐述了所有可用的修复方案（图 4-1）。

　　在没有种植体的时代，牙缺失修复的难点来源于如何在缺牙间隙支持修复体。该患者不仅有牙缺失的表现，也伴有牙槽嵴和软组织量的严重缺失，而当下并没有理想的治疗方案。在那时，我们无法重建牙槽骨和获得附着龈，而这些结构对微笑至关重要。

　　该病例充分显示了牙缺失所带来的局部组织破坏，该破坏不仅限于牙本身，同样包含局部软硬组织的塌陷。牙医们关注于眼前的情况，

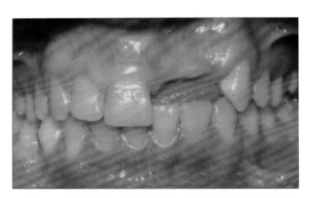

▲ 图 4-1　微笑观下，缺失牙牙位、牙槽嵴和牙龈组织状况

但往往忽视了其所带来的远期并发症。

　　近年来牙缺失的治疗策略有了质的飞跃。随着现代材料和技术的出现，重建牙缺失区域的支撑组织使种植手术的开展成为可能，从而获得美观、耐用的种植修复体。种植修复是多

阶段的治疗过程，需要一定时间供软硬组织和生物材料之间密切互作。

简而言之，随着材料和技术的日新月异，一名现代牙医所需要具备的专业技能也随之改变。

一、拔牙窝愈合

牙拔除后，血液迅速充满拔牙窝（图 4-2）。血液中的血小板开始聚集，以阻断血流，并最终形成血凝块。

此后，该区域受损及死亡的细胞将被迅速清除，伴随新生血管的长入，胶原蛋白沉积和肉芽组织开始形成。同时，成骨细胞和骨细胞开始重建局部骨组织（图 4-3），上皮细胞爬行并覆盖创口。起初，覆盖上皮非常菲薄，但随时间推移，该层组织增厚并形成"角化龈"，在

组织学上包含上皮下结缔组织层和覆盖于骨面的骨膜层。随着组织进一步愈合，拔牙创表面将完全关闭。

二、牙槽嵴吸收的困扰

在口腔医学领域，"愈合牙槽嵴"一词的使用相当宽松。事实上，在拔牙创愈合后不久，牙槽嵴便开始出现吸收，具体表现为高度降低和颊舌向骨吸收，并以颊侧吸收为主。上述生理变化所导致的骨量不足成为口腔修复学和种植学广泛面临的临床问题。长期以来，学界认为种植体的植入将减缓或暂停牙槽嵴吸收。然而，随着研究的深入，专业人员意识到种植后牙槽嵴吸收的现象将持续存在，最终导致种植体暴露、修复体支持不良、牙龈退缩，甚至发展为种植体周炎。因此，在计划施行牙拔除术或种植治疗前，需要考虑到牙槽嵴吸收的因素（图 4-4 和图 4-5）。

类似这样的问题可能随时出现，影响种植远期效果甚至造成种植失败，而针对该问题的重新治疗非常棘手且耗时。

三、种植体的延期或即刻植入

在该病例中，将种植体的植入位点定于正

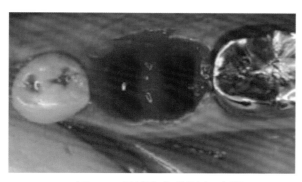

▲ 图 4-2 牙拔除术后即刻口内照

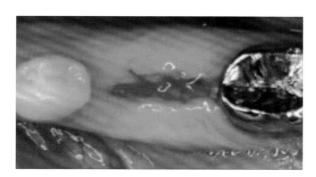

▲ 图 4-3 牙拔除术后 6 周口内照，拔牙窝关闭

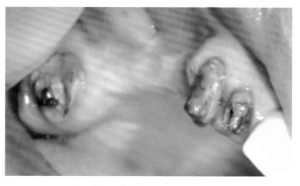

▲ 图 4-4 右上第一前磨牙、第二前磨牙及第一磨牙缺失后，缺牙区牙槽嵴严重吸收

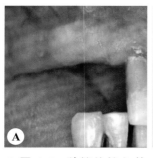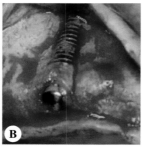

▲ 图 4-5 种植体植入前，可观察到局部牙槽嵴变色（左上）。翻瓣后可见种植体显露，颊侧骨壁几乎完全丧失

在愈合过程中的拔牙位点。在拔牙术后的第 6 周，不翻瓣将种植体植入预定位点。此时，牙龈将进一步愈合，而牙槽窝中将进一步形成新骨。尽管从影像学看来，该病例非常成功，但我们在行种植修复时并未引入预防远期牙槽嵴吸收的治疗步骤（图 4-6）。

而现在，我们可以在种植体即刻植入拔牙窝的同时合并使用诱导骨再生材料以减少远期的牙槽骨吸收。在后续章节中，我们将介绍操作原则。

四、种植体的愈合

种植体周组织愈合的基本要求非常简单。

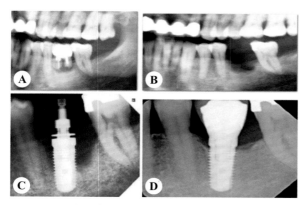

▲ 图 4-6 左下第一磨牙无法保留而被拔除，等待该区域自然愈合。在第 6 周，种植体植入新骨形成区域，并在该区域可见"骨凝血块"包绕，穿龈愈合。X 线（D）显示种植术后 1 年的愈合情况

- 种植体在牙槽骨中具有良好稳定性。
- "骨凝血块"应当包绕种植体。
- 牙龈或膜结构需要覆盖拔牙窝（图 4-7 至图 4-9）。

五、骨再生材料

那么，有什么材料用于骨再生，它们在重

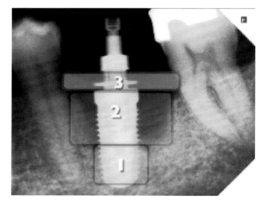

▲ 图 4-7 种植体愈合的 3 个关键区域

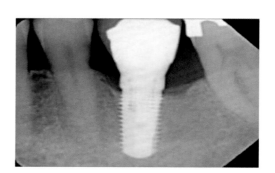

▲ 图 4-8 术后 1 年，骨愈合至种植体颈部

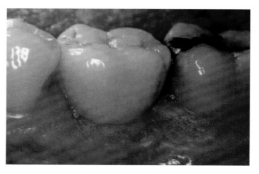

▲ 图 4-9 修复效果稳定

建骨组织和长期维持牙槽骨稳定等方面有怎样的优势呢？事实上，有大量的材料可供选择，一些具有悠久历史，一些是新研发的，一些使用简单便捷，还有一些则是便宜和现成的。此外，还有更加复杂及愈合周期更长的材料。但是无一例外，上述材料都通过以下一种或多种生物机制发挥作用。

- 骨诱导：移植材料中的活细胞有助于骨再生和重塑。该过程只发生在通过某种方法从患者身上获取的自体移植组织中。
- 骨诱导：刺激未分化细胞向活跃成骨细胞转化。
- 骨传导：为骨细胞的定植提供支架结构，从而引导天然骨的再生性修复。
- 骨促进：包括通过使用牙釉质基质衍生物、骨形成蛋白及血小板衍生的生长因子等来增强骨诱导的效果。

以下涵盖了广泛应用于位点保存和牙槽嵴增量的相关材料和产品。

（一）自体骨

从患者身上采集的自体骨组织具有良好的生物相容性，不仅具备骨基质，还包括活性骨细胞及血细胞。通过刮除皮质骨表面或使用环钻，可从缺损部位附近区域获得自体骨。然而，有时我们难以获得足量的自体骨用于填补缺损区域。此外，自体骨的取材时间长，并且需要专用器具，如骨磨，磨碎骨块以便在缺损处填塞压实。自体骨移植最适合用于大范围缺损的移植手术，如骨块移植手术。在这种手术中，松质骨更易获得，操作简便且获得量更大。

（二）同种异体骨

同种异体骨移植物是从人尸体中提取的颗粒材料，不包含活细胞及血液。骨材料经烧结，并制备成具有合理颗粒大小的皮质 - 松质混合物，经纯化、消毒和包装后应用。使用该材料的主要目的是为骨传导提供支架。使用时，该种材料可与新鲜的自体骨混合使用以提高骨再生效果，并直接开始骨诱导过程。

（三）移植骨合成骨替代材料

这些材料大多是合成的，或者来自羟基磷灰石、磷酸三钙（tricalcium phosphate，TCP）、生物活性玻璃、氟羟基磷灰石（珊瑚）、羟基磷灰石 + 硫酸钙、β- 磷酸三钙 + 聚乳酸、聚合物［如一些微孔级的聚甲基丙烯酸甲酯和多种丙烯酸酯（如聚甲基丙烯酸羟乙酯）］，并饰以氢氧化钙进行黏附。

（四）异种骨

异种骨是动物来源的骨，制备成适当大小的颗粒，其处理和消毒方式与同种异体骨几乎相同。异种骨材料中，最知名的是 BioOss® 和 BioOss Collagen®，后者含有 10% 的胶原蛋白。这有助于在颗粒周围形成屏障，以阻挡再生区域外细胞的长入与污染，同时加速骨愈合。

（五）自体牙本质

可以从接受骨移植手术的患者中获取自体的拔除牙，并修磨至所需大小。修磨后的牙本质可以作为一种具有强生物活性的有效移植物。然而，这种情况并不适用于所有病例。例如，若该植骨患者无待拔牙齿，则该方式不可行。

（六）Foundation™

Foundation™ 是一种去端肽胶原蛋白，因其具有优良的促骨再生效果，使其在多种标准商业化胶原塞中脱颖而出。将胶原塞从无菌容器中取出后，将其用力推入拔牙窝中。

由于胶原塞体积大于拔牙窝，因此被推入压实后相对稳固，无须额外的缝合操作。使用 Foundation™ 后，操作变得更快捷、便利，同时降低了费用。

（七）Easy-Graft™

这种全合成的材料含有聚合物包覆的微孔磷酸钙颗粒。微孔结构提升了骨传导性，从而促进了骨的重建。该材料装在注射器中，其中聚乳酸乙醇酸生物连接器与颗粒分离。当聚乳酸乙醇酸注入容纳颗粒的部分时，液体使颗粒的外表面软化，形成黏性凝胶材料后可直接注入拔牙窝，并硬化成形。生物连接器在与体液接触时很快消散，留下一个稳定的多孔支架，以便种子细胞迅速长入，骨再生迅速启动。随着时间的推移，磷酸钙颗粒被溶解，并被天然骨组织所取代。

（八）Bond Apatite®

键合磷灰石是双相硫酸钙和羟基磷灰石颗粒的混合物。上述 2 种原料被分别装在 Ezy-Mix 注射器中，将液体注入粉末，而后将混合材料直接注射进拔牙窝中。

一旦材料注入，需要及时用干纱布压实材料以填满缺损，并将软组织拉拢关闭以覆盖移植物。在该过程中，混合物将迅速硬化。在接下来的数周，移植物开始稳定溶解，硫酸钙成分的降解速率快于羟基磷灰石，利于成骨细胞浸润及骨再生的启动。

（九）Gem 21s®

Gem 21s 是一种含有高度纯化的重组人血小板源性生长因子 rhPDGF-BB 和骨传导基质（β-TCP）的材料。它通常与移植物复合体同时使用，以直接启动骨再生愈合反应。

（十）Infuse™

Infuse™ 为含有重组骨形态发生蛋白（rhBMP-2）的胶原海绵。它可与植骨材料混合或置于其上。骨形成蛋白及时从胶原海绵中释放，促进该区域干细胞的迁移和增殖，并刺激其分化为成骨细胞，进而介导骨再生。

（十一）富血小板纤维蛋白凝块

富血小板纤维蛋白（platelet-rich fibrin, PRF）凝块技术需要抽取静脉血并通过离心制备纤维蛋白凝块。凝块中含有浓缩血小板和多种生长因子，包括血小板源性生长因子、转化生长因子 –β、胰岛素样生长因子（insulin-like growth factor, IGF）、表皮生长因子（epidermal growth factor, EGF）、成纤维细胞生长因子及骨形态蛋白。这些生长因子在止血、血管生成、成骨细胞增殖和分化中发挥重要作用。

六、位点保存

如今，避免拔牙后牙槽嵴吸收引发普遍关注，在拔牙后进行即刻位点保存的操作日益普遍（图 4-10）。该操作的目的如下。

- 关闭拔牙创，以减少失血和潜在的感染。
- 在种植体的待植入区再生骨组织。
- 减少远期牙槽窝塌陷和牙槽嵴吸收。
- 防止面部肌肉和软组织凹陷，这可能会影响美学和功能。

七、骨挤压

骨挤压是一种相对较新的种植窝制备方式。通常，窝洞制备是通过使用种植体公司提供的一系列预备钻来完成的。预备钻利用锋刃切削

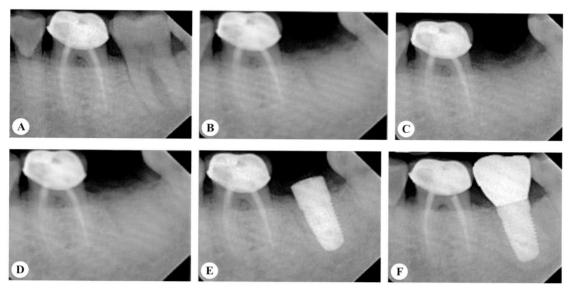

▲ 图 4-10　种植术前利用位点保存术重建牙槽骨
A. 左下第二磨牙纵折；B. 左下第二磨牙拔除，拔牙窝填入 BioOss Collagen® 骨胶原；C. 3 个月后显著愈合；D. 拔牙后 5 个月，种植术前；E. 种植体植入；F. 植入最终修复体

骨面，过程中产生的骨片及碎屑被冷却水冲走并收集于吸引器中。

在使用由 Densah® 提供的挤压钻时，第一钻按标准使用，首先用尖头先锋钻进行定位、导向及定深，接着用第二钻进行常规切削以扩孔。

在流动冷却水及泵送作用下，使用剩余预备钻反旋预备窝洞。此时，预备钻的锋刃切削骨面后所遗留的骨屑并未从被冲出，而是留在种植窝内，以填充松质骨。泵送作用使种植窝骨壁更加致密，同时扩大了窝洞直径。

与传统的种植窝制备过程相比，在骨挤压制备过程中可能会使用更多的预备钻，因此可能需要比常规操作更多的时间预备至所需的大小。但是，这种操作可以带来一些直接好处。

（一）植体稳定性

种植体植入经骨挤压预备处理后的种植窝将获得更高的初期稳定性。因为填入骨壁中的骨片和骨屑使骨壁更致密和坚硬。

（二）牙槽嵴增宽

缺牙一段时间可能导致牙槽嵴萎缩。通过使用骨挤压钻，可以使剩余牙槽嵴增宽（图 4-11）。

（三）生物相容性增强

窝洞预备过程中产生的血液、骨碎片和细胞沉积在种植窝骨壁，其中包含了有助于该区域修复和愈合的关键成分。

八、种植体植入后的创口关闭方式

种植体植入的新鲜创口难以获得和维持真正有效的关闭。通常情况下，一期关闭创口不能完全阻止污染入侵组织瓣下方及封闭种植体平台的覆盖螺丝周围。污染若进一步侵袭至种植体粗糙表面，则可导致远期的种植体周炎。

取而代之的是，我们通常使用穿龈愈合帽（牙龈成形器）封闭种植体平台，并将含有胶

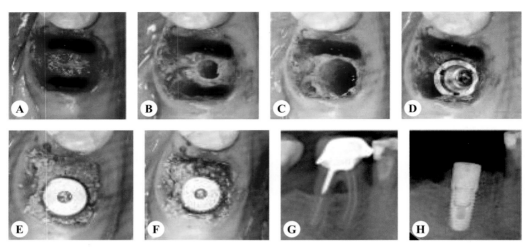

▲ 图 4-11　使用骨挤压术进行种植窝的预备和扩大

A. 拔牙；B. 先锋钻预备；C. 骨挤压钻扩孔；D. 种植体植入；E. BioOss Collagen® 充填跳跃间隙；F. 使用组织黏结剂稳定移植物；G. 术前影像；H. 术后即刻影像

原的骨移植材料（BioOss Collagen®）填塞于牙龈成形器周围。这种操作带来诸多优点：①它填补了种植体、愈合帽和骨之间的所有空隙；②它增厚、增宽了该位点附着龈范围。尤其是该操作为种植体植入区的愈合提供了"安全密封"。

在大多数情况下，"安全密封"方案比传统植入种植体后直接一期关闭创口的模式更简单、更安全（图 4-12）。

使用牙龈成形器进行创口关闭避免了"二期手术"暴露植体平台，这意味着该区域的

软组织愈合状态更稳定，并为最终修复提供准备。

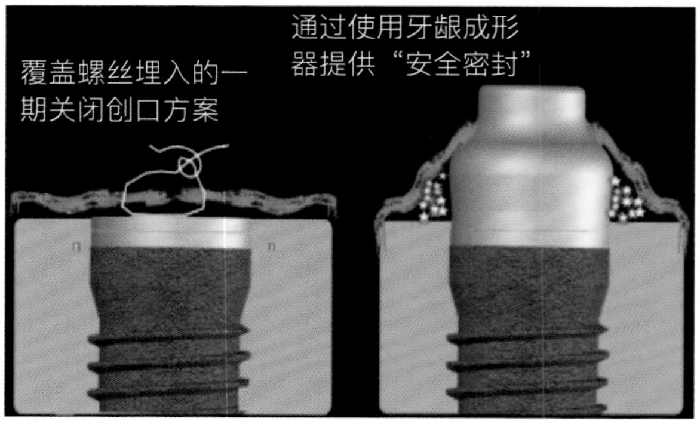

九、隧道植骨术

如今，拔牙后即刻种植愈发普遍。然而即刻种植所面临的问题之一，便是牙槽嵴顶处拔牙窝洞通常比待植入的种植体更加宽大，常常在根尖区才能获得种植体稳定性（图 4-13）。

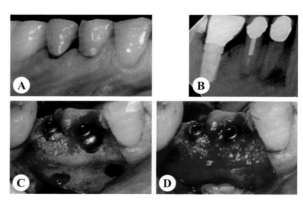

▲ 图 4-13　牙拔除后行即刻种植，根端骨增量，隧道植骨，并将多余增量材料置于牙龈成形器周围以完成"安全封闭"操作，同时增厚附着龈

A. 术前原始状态（口内照）；B. 术前原始状态（X 线片）；C. 种植体就位，远端植体行隧道植骨＋"安全密封"术操作；D. 使用膜覆盖牙槽嵴以完成骨增量手术

▲ 图 4-12　覆盖螺丝埋入或使用牙龈成形器进行创口关闭

在本病例中，患者主诉下颌前磨牙区疼痛，2 颗前磨牙由于无法修复而拔除。通常在嵴顶处，种植体与菲薄的颊侧骨壁间都将存在有一个跳跃间隙（图 4–14）。

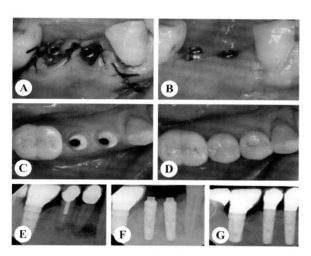

▲ 图 4–14 牙槽骨良好外形的保持及完美附着龈区域的建立，以实现美观、功能和稳定的最终修复

A. 围绕牙龈成形器完成组织瓣封闭；B. 术后 1 个月口内照；C. 个性化氧化锆基台就位；D. 最终修复体；E. 术前原始 X 线片；F. 种植体植入 X 线片；G. 术后 5 年 X 线片

十、骨增量改善软组织复合体

在牙槽嵴上行骨增量也可以作为一种增宽和增厚该区域牙龈的方法，以确保附着龈附着于牙颈部边缘骨。

这有助于减少随着时间推移而出现的牙龈萎缩和牙周袋的可能性，减少由暴露的牙本质引起的牙齿敏感，并展现更自然的牙龈外观。在这方面，移植物起到了"黏膜填充物"的作用，为形成更厚、更坚固的附着龈提供基础（图 4–15 和图 4–16）。

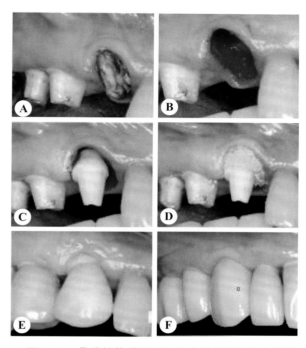

▲ 图 4–15 骨移植物增量以改善尖牙区即刻植入种植体周的牙龈复合体

A. 尖牙残根，周围附着龈宽度极窄；B. 拔牙窝；C. 种植体植入，氧化锆基台就位；D. 使用 BioOss Collagen® 进行骨增量，并使用组织黏结剂稳固移植物；E. 术后 2 周；F. 最终修复口内照

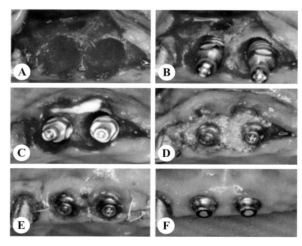

▲ 图 4–16 在即刻种植流程中，使用隧道植骨术和拔牙窝封闭技术

A. 牙槽窝宽大、唇侧骨壁菲薄；B. 调整种植体植入位点用于矫正中线；C. 唇侧覆盖胶原膜；D. 根尖打孔＋隧道植骨以充填跳跃间隙并建立安全封闭区；E. 最终缝合；F. 愈合后口内照

十一、大范围骨增量

（一）牙槽嵴外侧增量

牙槽嵴外侧骨增量在近年来引起广泛关注并引入为种植治疗的一部分。在该病例中，下颌第一磨牙严重感染，合并牙槽骨快速吸收（图4-17）。行牙拔除术，局部彻底清创后，使用Guidor Easy Graft™进行增量手术。上述操作使得该区域在4个月内完成愈合和再生。此后，对该区域翻瓣，逐级备洞，使用2号钨钢球钻在唇侧骨板制备多处滋养孔以获得穿皮质血供，并植入种植体。将直径为4mm的牙龈成形器放置就位以支撑局部区域软组织，同时在成形器四周置入250mg BioOss Collagen®与Gem 21s®液共同促进骨再生。

（二）序列式骨增量

本病例中，固定桥修复失败，桥体下方牙槽嵴严重吸收（图4-18和图4-19）。

（三）加强型骨增量：植入材料合并使用骨促进剂（如骨形成蛋白等）以激活骨再生

患者，男性，21岁，正畸治疗12年，部分牙先天缺失，包括6颗上颌恒牙及3颗下颌恒牙。

在恒牙缺失区，牙槽嵴出现水平及垂直骨吸收。在乳牙滞留区主要表现为根尖区骨量不足。上述区域骨量均不满足种植修复要求。

因此，在种植体植入前需要进行垂直和水平向骨增量（图4-20至图4-23）。

该手术过程提供了足够的骨量来容纳种植体。在骨增量术后4个月，拔除上颌乳牙并在预期位点依据手术操作指南植入种植体，并即刻放置基台与临时修复体。

（四）牙周炎终末期骨增量

严重的牙周炎所导致的牙槽骨破坏在治疗上是很棘手的。牙周袋越深，彻底和有效的治

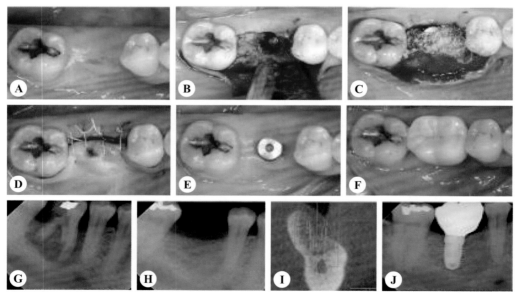

▲ 图4-17　局部骨增量以减少颊侧骨缺损，并获得充足骨量以植入植体
A. 拔除患牙，愈合后口内照；B. 翻瓣，种植窝预备；C. 植入种植体，颊侧及牙龈成形器周围骨增量；D. 关闭创口；E. 愈合；F. 最终修复；G. 初诊影像；H和I. 拔除患牙，愈合后影像；J. 最终修复后6个月影像

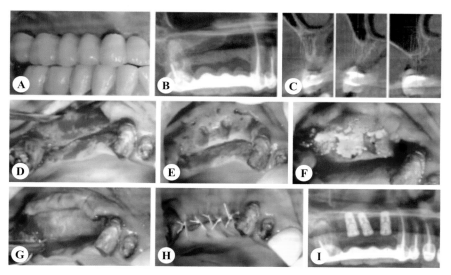

▲ 图 4-18　序列式增量手术过程

A. 桥体失去支持；B. 初始影像；C. CBCT 显示严重骨吸收；D. 翻瓣后暴露骨板；E. 牙槽嵴颊侧凹陷伴前磨牙及磨牙区上颌窦底穿孔；F. 上颌窦底提升，局部大范围骨增量，植入种植体；G. 胶原膜严密覆盖骨增量区；H. 关闭创口；I. 术后即刻影像

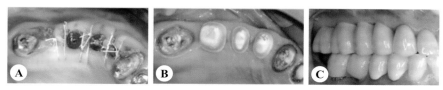

▲ 图 4-19　二期手术暴露种植体，使用直径为 4.0mm 的牙龈成形器替换原覆盖螺丝，并行二次增量手术。术后 3 个月，口内照显示基台周围获得良好的牙槽嵴增量效果，使种植体和天然邻牙的最终单冠修复得以完成

疗越难以开展。本病例中，患者是一位年轻的研究生，其上颌前牙区伴有严重骨吸收，天然牙已无法保留。这种病理状态将导致牙槽骨迅速吸收，迫使患者使用活动修复方案，存在功能、美学和发音的三重困难。

然而，我们设计了另一种修复方案。我们先拔除切牙，翻瓣后刮净肉芽组织。植入种植体，并置入直径为 4mm 的牙龈成形器，并在局部区域使用大量低替代率的异种骨材料（BioOss Collagen®）进行增量手术。然后，使用 Mucograft® 膜覆盖增量区，并拉拢缝合牙龈瓣。

患者术后愈合良好，并于术后 7 个月开始

修复。患者对最终修复的美学及功能效果表示非常满意（图 4-24）。

十二、结论

- 拔牙会导致周围牙槽骨软硬组织的萎缩和吸收，这可以通过在拔牙后即刻运用位点保存术来避免。该术式应当尽可能用于每个拔牙位点，因为远期的牙槽骨吸收和塌陷将会给后期的种植修复带来更多复杂、耗时且不可预期的困难。

- 拔牙窝应当作为潜在的植入位点进行深入评估。在拔牙位点进行成功的种植修

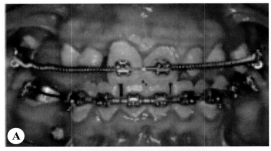

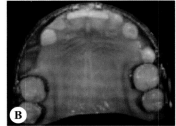

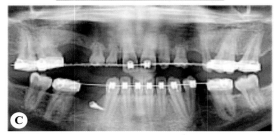

▲ 图 4-20　初诊口内像及曲面体层片

复主要有 3 点要求：第一，种植体在拔牙窝剩余骨中的初期稳定性；第二，稳定的"骨凝血块"应当包绕种植体，常包含颗粒状植骨材料；第三，植骨区覆盖软组织瓣或各类膜材料。

- 种植体的粗糙表面应植入骨面下方。若种植体粗糙表面显露至骨面以上，容易导致微生物感染，继而引发种植体周炎。
- 拔牙窝骨壁与植入种植体间的跳跃间隙应当使用植骨材料填满。此时也可使用"隧道骨增量"技术，在愈合帽周围覆盖植骨材料以形成帐篷样的"安全区"。这种操作相比获得并维持一期创口关闭而言，更加安全、简单、有效。
- 用低替代率颗粒状骨移植材料可以提高种植体骨结合效果，并可以防止拔牙窝骨壁吸收，同时重建吸收的牙槽嵴，确保骨再生的长期稳定性。有时在种植的不同阶段，如种植体植入的同期和后期

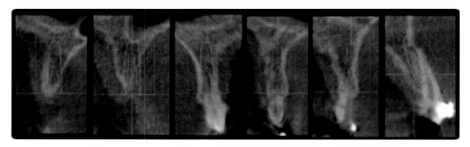

▲ 图 4-21　CBCT 显示了拟植入种植体的位点及拟植骨范围

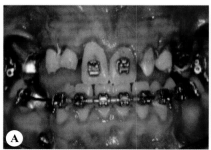

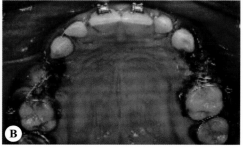

▲ 图 4-22　初次骨增量术后口内像：在上颌颊侧使用自体皮质 - 松质骨，合并 Infuse™（rhBMP-2）进行大范围骨增量

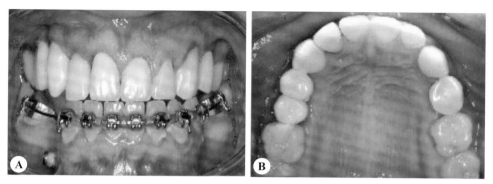

▲ 图 4-23 种植体植入 7 个月后口内照，患者因首次恢复了牙齿外形、美观及功能而倍感惊喜

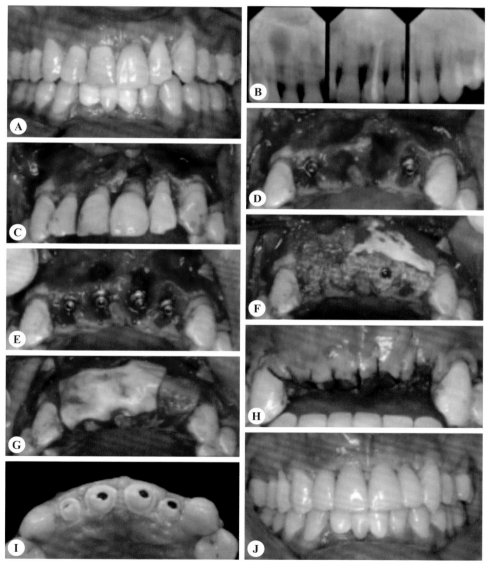

▲ 图 4-24 翻瓣后将感染骨面刮净，去除感染性组织，使用种植体替换原天然牙，在局部区域进行充分骨增量，拉拢龈瓣关闭创口，以获得最终良好的远期效果

种植体暴露时，均可进行骨增量操作。

- 在种植体穿龈周围有较厚的附着龈包绕时，效果往往更好。附着龈紧密附着于种植体周围骨壁，爬行至基台和修复体周并形成"游离龈"边缘。有许多种方式可以进行附着龈增量，包括传统的软组织和皮瓣移植，以及多种膜材料的广泛应用。在含有胶原成分的颗粒状骨移植材料上进行二次植骨操作也是一种具有良好远期效果的诱导再生方式。

- 口腔种植学是牙科领域的最新进展成果，目前仍在快速发展。虽然该学科大部分是基于硬件技术，但成功的修复效果取决于营造适合种植体骨结合、功能发挥及存留的生物学环境。

参 考 文 献

[1] *https://www.implantsconnect.com/.*

[2] Bergler, Silvy; Ceccacci, Laura; Hunt, Peter: Adverse Sequelae in a Series of 86 Cases of Immediate Molar Implant Replacements : *Int Poster J Dent Oral Med* 18 (2016), CAMLOG (14.10.2016)

[3] Hunt, Peter; Bergler, Silvy; Ceccacci, Laura: Anatomy of the Maxillary Posterior Region with Implications for Implant Therapy : *Int Poster J Dent Oral Med* 18 (2016), CAMLOG (14.10.2016)

[4] Hunt, Peter R.; Flaherty, P.; Furlan, P.; Ceccacci, L. M.; Bergler, S.: Initial Report of 42 Consecutive Cases of Immediate Mandibular Molar Replacement : *Int Poster J Dent Oral Med* 18 (2016), CAMLOG (14.10.2016)

[5] Hunt, Peter R.; Furlan, Chris; Flaherty, Peter; Bergler, Silvy and Ceccacci, Laura: Initial Report of 44 Consecutive Cases of Immediate Maxillary Molar Replacement : *Int. Poster J Dent Oral Med* 18 (2016), CAMLOG, Poster 1045

第5章 前牙种植术的进展

Evolution of Anterior Implant Replacements

Peter Hunt 著

摘要

在过去的 20 年里，前牙区种植技术发生了巨大的变化。20 年前，种植体的粗糙表面修饰刚兴起，拔牙后即刻植入的手术策略和美学种植修复刚开始发展。伴随发展而来的困难也随即出现，即用老式种植体难以获得良好的初期稳定性，医师倾向于使用可以填满拔牙窝的种植体以获得更好的稳定性。然而，在种植体植入后不久，便出现了严重的唇侧牙龈退缩、唇侧骨板吸收和围绕种植体的骨性袖口结构退缩。这些问题导致了人们对"生物学高度"的关注，随之而来的是种植体设计的改变。这其中很可能是由于种植体与菲薄的唇侧骨壁间紧密接触而产生的较大应力，切断了维持骨壁正常代谢的血液供应。

在前牙区种植开始发展的时期，我们并没有意识到种植体对预防牙槽嵴吸收几乎没有任何贡献。因此，我们开始认真研究拔牙窝愈合的生物学过程。现在，我们通常有意在种植体和颊侧骨板边缘留下一个间隙，并在里面充填低替代率的植骨材料，这些操作使颊侧骨壁的血供更加充足，牙槽嵴吸收的现象也显著改善。这些理念上的改变促使我们在拔牙后即刻种植中取得更加满意及成功的效果。采用了全新的理念，将减少手术干预、加快术后愈合并降低成本。

关键词

即刻种植，牙科种植体，前牙拔除术，前牙区种植体

对所有的种植医生而言，前牙缺失的种植修复都是他们所面临的棘手问题。前牙缺失对于任何一名患者而言都是难以接受的，即便发生了，也希望可以即刻进行修复。然而不幸的是，在现实情况中，这种希望往往面临着各种技术上的阻碍。

近年来，用于解决前牙缺失的种植理念发生了巨大的革新。在即刻种植的发展初期，医师普遍认为要使用大直径种植体尽可能填满拔牙窝的每个缝隙，以获得尽可能高的初期稳定性。但该方式存在巨大缺陷，即拔牙后唇侧菲薄的骨壁在种植术后的愈合周期内经常发生不可逆吸收，并继发牙龈退缩，种植体螺纹显露，带来巨大的美学和功能问题（图 5-1）。

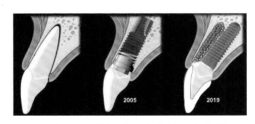

▲ 图 5-1 前牙种植位点的理念革新

近年来，前牙种植理念主要包括 4 个重要革新。

- 种植体偏向腭侧植入，依靠密度较高的腭侧骨板获得初期稳定性。
- 倾向于使用可获得更高稳定性的种植体，并选择将该植体植入小直径种植窝中或植入骨挤压后的窝洞，以联合获得更好的初期稳定性。
- 使用小直径种植体，在种植体和唇侧骨壁间预留跳跃间隙。通常使用低替代率异种骨为代表的植骨材料充填跳跃间隙，为局部提供长期的支撑结构并有利于骨再生的启动。
- 加深种植体植入位置，一方面确保种植体平台下方的粗糙表面完全包裹于骨组织中，另一方面有利于基台（多为氧化锆基台）进行牙龈塑形。

一、过去与现在

此处列举两个病例。第一位患者于 2005 年就诊，初诊时表现为上颌中切牙纵折，该患牙远中邻面骨缺损，并伴有严重的牙龈退缩（图 5-2）。

针对该病例，决定拔除双侧上颌中切牙。为了在愈合期有临时过渡义齿，对双侧侧切牙

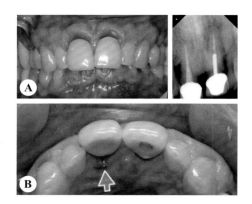

▲ 图 5-2　折裂清晰可见

进行固定桥修复牙体预备，并在愈合期使用临时桥修复。双侧中切牙在平龈缘高度截断，以助于临时桥体的就位，而临时桥体可以在切牙拔除后指示龈缘位置（图 5-3）。

该病例的治疗效果稳定维持了 15 年。现在的问题是，是否存在更简单、更有效的方法来获得稳定的最终效果。现代种植学的进步使得患者的复诊次数及手术次数减少，愈合时间缩短，甚至修复过程也大大简化（图 5-4）。

现在，我们会采用不同的方法来完成这类病例的种植。我们使用具有较小直径的种植体（3.8mm）在手术导板的引导下偏腭侧植入。植入深度比之前加深 2~3mm。由植入方向改变而加大的跳跃间隙采用 BioOss Collagen® 充填。

唇侧牙龈翻瓣范围和动度更大使其具有更好的冠向延展性。使用 Mucograft® 覆盖 BioOss Collagen® 并塞入龈下覆盖唇侧骨壁。该操作有 2 个作用：①保护并促进增量骨板的愈合；②促进唇侧游离龈增厚、增韧和稳定附着。

纯钛或氧化锆基台就位，将植骨材料复合体填入基台四周并达到与基台相当的高度，而后覆盖膜材料并关闭软组织瓣。如果无法进行即刻负重，就改用个性化氧化锆愈合基台。

如在种植体植入即刻置入个性化基台并佩戴临时修复体，可以直接跳过复杂且耗时的穿龈塑形步骤。如果在愈合过程中，基台周围的软组织出现退缩，在佩戴最终修复体前，可以调改或更换更加适配的个性化基台进行软组织塑形。

- 窄直径种植体。
- 粗糙面种植体，颈部粗糙度更大。
- 种植体偏腭侧植入。
- 加大种植体平台的植入深度。
- 使用 BioOss Collagen® 填塞跳跃间隙。
- 牙槽嵴内外侧的软硬组织增量。
- 当获得初期稳定性时，使用个性化氧化

锆基台替代牙龈成形器。

目前，计算机辅助设计 / 制作（CAD-CAM）工艺使个性化基台的设计和制造变得更加容易。将切削后的氧化锆套管粘接在钛基底组件上，即可在实验室完成个性化基台的制作（图 5-5）。

该系统的优势在于，基台的龈下形态设计可用于直接塑形而获得最佳的牙龈袖口。在即刻修复时，若有需要，也可将基台边缘置于龈上以利于就位。

氧化锆有着接近于天然牙色泽的特征，以

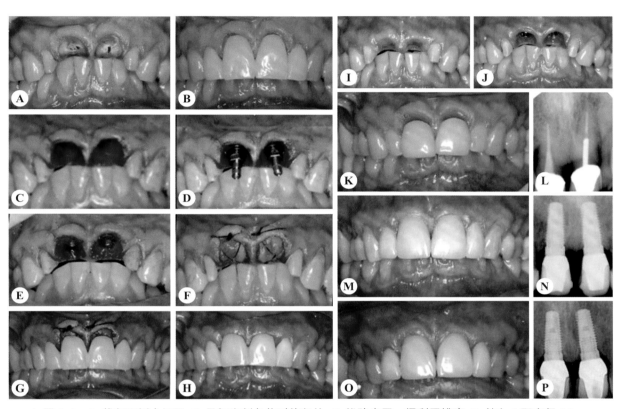

▲ 图 5-3　**A.** 截断双侧中切牙；**B.** 最好先制备临时修复体；**C.** 拔除患牙，搔刮牙槽窝；**D.** 植入 2 颗直径 **5.0mm** 种植体；**E. BioOss®** 骨替代材料填充跳跃间隙；**F.** 大块软组织移植物塞入龈下，并覆盖嵴顶创口，缝合固定；**G.** 试戴临时修复体；**H.** 术后 3 个月后口内照；**I.** 术后 3 个月牙槽嵴口内照；**J.** 穿龈形态塑形；**K.** 2005 年术前口内照；**L.** 2005 年术前 X 线片；**M.** 2005 年修复后口内照；**N.** 2005 年修复后 X 线片；**O.** 2019 年口内照显示软组织稳定；**P.** 2019 年 X 线片显示种植体周骨组织稳定

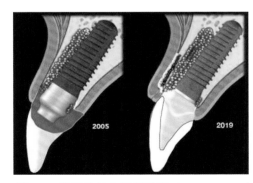

▲ 图 5-4　种植体植入位置改变（2005—2019 年）

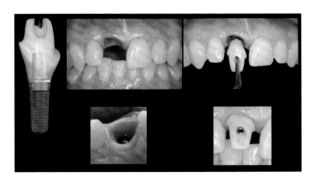

▲ 图 5-5　种植体基台改变（2005—2019 年）

及其他材料无法比拟的良好生物相容性。牙龈对氧化锆的生理反应显著优于纯钛和金属金，后者极易在连接处形成菌斑积累。

此外，可通过调整基台的角度至牙槽嵴的理想位置，为最终修复体提供合适支撑（图5-6）。

该患者于23年前行上颌牙固定桥修复，主诉希望修复体的外形更加自然。检查见患者牙龈发炎，多颗牙存在牙体牙髓病变和（或）重度牙周病变。

修复体边缘是主要刺激物。基牙排列不齐导致修复体龈缘高度不一致，美观性差。

治疗的目的是恢复牙龈健康，减少牙龈边缘高度的突变，使患者更容易保持良好的口腔卫生。

治疗的第一步是去除不良修复体，并进行彻底的牙体再预备，以获得更好的基牙外形结构，同时进行龈下刮治术。拆冠后，剩余牙体组织的形态更易评估。计划拔除4颗患牙并进行即刻种植，同时置入个性化穿龈基台。通过调整种植体植入的位置和轴向纠正右上中切牙与左上侧切牙的美学问题。4颗种植体中的3

颗即刻置入氧化锆穿龈基台（图5-7）。

牙龈炎症消退，形态也变得更加自然。修复体的轴向得到改善，参差的牙龈边缘得以纠正，龈缘更加自然美观。

当为患者带来如此大的变化时，我们应该花更多时间等待支持结构的愈合与稳定。否则，当最终修复体就位时，持续变化的牙龈轮廓可能会破坏最终的美学效果。随着牙龈乳头萎缩，基台可能会被显露。遇到这种情况，可以重新制作基台，并加深最终修复体的边缘以适应支持组织的生物学变化，这一点很容易实现（图5-8）。

骨组织将缓慢长入种植体周围的间隙。在愈合阶段，临时修复体行联冠修复，但在最终修复时，每颗牙或种植体都将进行单冠修复（图5-9）。

只要种植体平台有足够的植入深度，就可以几乎精确再现天然牙的形状和外观。在该病例中，使用种植体对最终修复体的长轴进行重新定向也取得了良好的效果（图5-10和图5-11）。

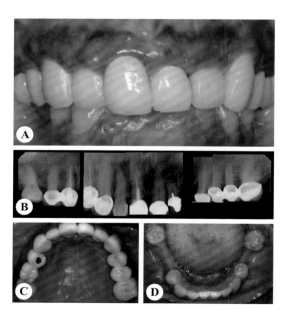

▲ 图5-6 种植治疗具有可预测的临床效果（2016年）

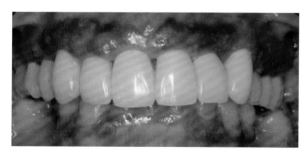

▲ 图5-7 术后3个月口内照

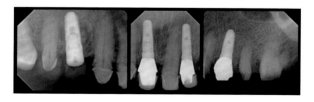

▲ 图5-8 术后数月，种植体骨结合良好

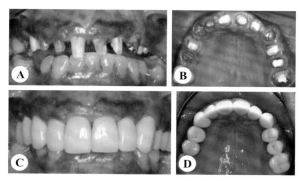

▲ 图 5-9　每颗牙或种植体均进行单冠修复

口内照显示对基牙和基台进行最终预备。基台预备到龈下，形态与基牙预备体类似。基台轮廓支撑"穿龈区域"的软硬组织轮廓

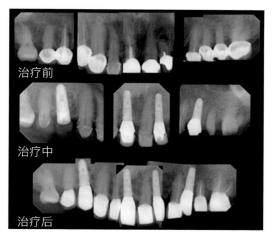

▲ 图 5-10　X 线表现

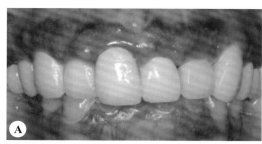

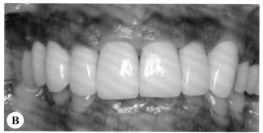

▲ 图 5-11　初诊及初诊后 11 个月口内照

二、结论

在过去的 15 年里，种植治疗发生了许多变化。种植体已经从原来的机械加工表面的螺纹钛种植体演化为具有粗糙表面的螺纹结构。以前，种植体颈环均由机械加工制备，现在要么有更窄的机加工表面，要么是粗糙表面，有时还有微螺纹结构和（或）平台转移。

种植体平台比往常植入更深，以保证种植体的粗糙表面完全埋入骨面下方。因为粗糙表面一旦位于骨上，将引发广泛细菌感染，最终导致种植体周炎。

标准成品基台通常用纯钛制成。当种植体的植入深度增加时，标准成品基台的设计深度不足以在较深的牙龈袖口内提供支持修复体的理想穿龈形态，定制个性化钛基台可以解决这一问题。需要注意的是，钛基台的强度足够高，但金属色往往会透过牙龈显现出来。

目前，使用氧化锆套管制备个性化基台是更优的选择。使用时，将个性化制备的氧化锆基台套管粘接在与种植体连接适配的钛基底上。这种方式具有优良的牙龈反应，并有着更好的美学效果。这种方式可以引导理想的穿龈轮廓并易于调改。对于多数病例而言，"基台一体冠"的设计也具有实用性。为了做到这一点，必须精确预备种植窝，以确保最终的"基台一体冠"被动就位并与邻牙有合适的接触。

与硬件变化同样重要的是种植体的选择和植入位置的变化。如今，可供选择的种植体型号更多，较往常使用的直径更窄，甚至更短。在拔牙窝中，即刻种植的初期稳定性至关重要，较长的种植体可植入牙槽窝根方骨组织，并获得足够的初期稳定性。

骨移植和增量手术也同样重要，并逐渐成为手术流程中的一个重要组成部分。这些措施不仅包括种植窝跳跃间隙植骨，安全区的建立，同样包括天然牙或种植体周牙槽嵴宽度和高度的增量，以及牙龈的厚度和质量的提升。

简而言之，种植过程变得愈发复杂，它不仅需要提供促进种植体骨结合的环境，同样要保证在修复体周围有类似天然牙的软硬组织包绕结构，并可以维持长期稳定。

参 考 文 献

[1] *https://www.implantsconnect.com/.*

[2] Hunt, Peter; Bergler, Silvy; Ceccacci, Laura: Anatomy of the Maxillary Posterior Region with Implications for Implant Therapy : *Int Poster J Dent Oral Med 18* (2016), CAMLOG (14.10.2016))

[3] Hunt, Peter; Furlan, Chris; Flaherty, Peter; Bergler, Silvy and Ceccacci, Laura: Initial Report of 44 Consecutive Cases of Immediate Maxillary Molar Replacement : *Int. Poster J Dent Oral Med* 18 (2016), CAMLOG, Poster 1045

[4] Hunt, Peter R.; Flaherty, P.; Furlan, P.; Ceccacci, L. M.; Bergler, S.: Initial Report of 42 Consecutive Cases of Immediate Mandibular Molar Replacement : *Int Poster J Dent Oral Med 18* (2016), CAMLOG (14.10.2016)

[5] Bergler, Silvy; Ceccacci, Laura; Hunt, Peter: Adverse Sequelae in a Series of 86 Cases of Immediate Molar Implant Replacements : *Int Poster J Dent Oral Med 18* (2016), CAMLOG (14.10.2016)

第6章 磨牙即刻种植的发展历程
Evolving Immediate Molar Transition

Peter Hunt　著

摘要

　　磨牙（尤其是第一磨牙）的缺失在口内较常见。第一磨牙是口内萌出的第一对牙齿，因此最早面临龋坏甚至被拔除的风险。

　　通常磨牙被拔除后，拔牙窝自然愈合。但牙槽窝很快吸收塌陷，导致待种植位点骨量不足。上颌磨牙拔牙窝吸收塌陷后常造成上颌窦底剩余骨量不足。下颌磨牙拔除后首先出现颊侧骨壁的严重吸收，随后舌侧骨壁进行性吸收。

　　近年来我们逐步证实，针对磨牙区种植，可以仅通过一次外科手术的方式实现早期干预，获得长期有效的减缓骨吸收的效果，这种手术方式为即刻种植结合拔牙位点保存，其中上颌磨牙位点必要时可行上颌窦提升术。

关键词

　　即刻种植，口腔种植，磨牙拔除，磨牙种植

　　几年前一位咨询医师曾对笔者说："您对于非磨牙区的即刻种植已游刃有余。那您为何不开展磨牙区的即刻种植呢？"

　　磨牙区种植，传统方式是待拔牙窝自然愈合几个月后再植入种植体，并使其埋入式愈合。因此需要额外进行一次外科操作暴露种植体，更换穿龈愈合帽。

　　近年来，越来越多的临床医生倾向于磨牙拔除后先行牙槽窝再生，再行延期种植。这种治疗方案需要3~4次外科手术，患者可能需要1年多时间才能戴上最终修复体，治疗流程相对烦琐。

　　回顾种植的基本原则如下。

- 拔牙窝需要留有部分原始骨壁以保证种植体的初期稳定性。

- 种植体显露部分的周围需要有本身存在的或医生覆盖的"骨凝血块"。

- 愈合过程中，种植术区需覆盖牙龈或膜材料。

- 种植体在初期愈合过程中，避免咬合创伤至关重要。

仔细分析后发现，最后一点最为重要。磨牙拔除后，拔牙窝内空虚部分比其他拔牙位点更大，因此剩余牙槽窝很难维持种植体的稳定性。加之后牙区咀嚼力更大，很容易因过度负重造成早期种植失败。

　　因此针对磨牙缺失的病例，需告知患者不可能做到"即刻修复"，但可能做到拔牙后即刻种植并获得初期稳定性。方法是在种植体植入拔牙窝后，用颗粒状骨增量材料填充拔牙窝内剩余的跳跃间隙，关闭创口时辅助使用膜材料。直到种植体获得良好的骨结合、产生继发稳定性，再行最终修复就变得轻而易举。

因此笔者团队在 5 年多前开始施行上下颌磨牙区拔牙后即刻种植术，术中同期骨增量，术区覆盖膜材料以便创口愈合。植入种植体后常规旋入 4mm 高的牙龈成形器而非覆盖螺丝，关闭创口时用移植材料覆盖牙龈成形器。在愈合过程中暴露牙龈成型器，故无须二期手术。此方案流程简单，并且已被证实效果理想。

一、上下颌磨牙的差异

（一）下颌磨牙

通常有 2 个主根。下颌第一磨牙根分叉较大，向远中到第二磨牙、第三磨牙，牙根趋于聚拢（图 6-1 至图 6-4）。

（二）上颌磨牙

与下颌磨牙差异较大。上颌磨牙一般有 3 个主根（2 个颊根和 1 个较大的腭根）。上颌磨牙牙根的复杂性导致在不去骨的情况下较难拔除。最好先分根再分别拔除，以最大限度地保留骨组织。此类病例最好先拍摄 CBCT，以便全面、清晰地分析病例特点（图 6-5 至图 6-7）。

因此影响上颌磨牙区种植骨量的因素很多。

- 拔牙时是否去骨？
- 根分叉处的骨水平分级如何？
- 待种植区剩余组织结构如何？
- 如何进行拔牙窝骨增量？

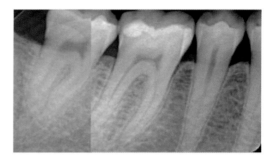

▲ 图 6-1　磨牙分根后更容易拔除，并且可保存拔牙窝骨组织

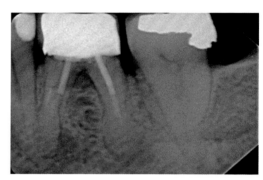

▲ 图 6-2　此第一磨牙根分叉较大且根尖膨大，较难拔除

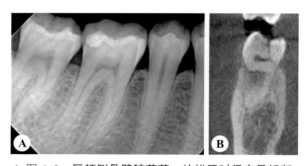

▲ 图 6-3　唇颊侧骨壁较菲薄，故拔牙时很容易折断；拔牙后唇颊侧骨壁常比舌侧骨壁吸收更快

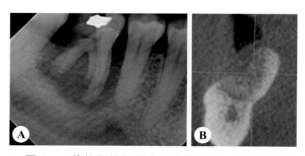

▲ 图 6-4　待拔牙的根周大面积骨吸收，唇颊侧骨壁完全丧失

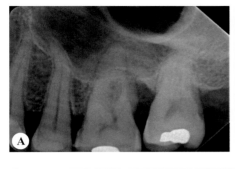 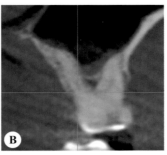

◀ 图 6-5 该磨牙远中面有深龋，矢状面可见根分叉处几乎无骨组织

此为 I 类，（牙）根间骨量少

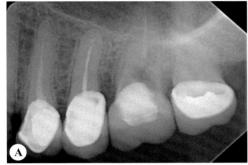 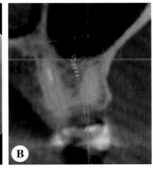

◀ 图 6-6 矢状面可见，根分叉处骨水平到达根尖处

此为 II 类，（牙）根间骨量中等

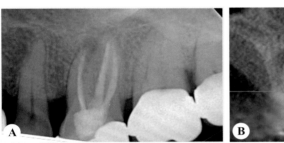 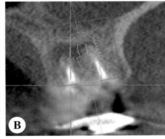

◀ 图 6-7 矢状面可见，根分叉处骨水平超过根尖处

此为 III 类，（牙）根间骨量充足

二、外科手术原则

常规拔牙操作包括用拔牙钳钳夹牙齿，旋转摇晃使牙槽窝内牙齿松动。若牙齿因牙体缺损无法被拔牙钳钳住，则通常可用小的骨凿、牙铤或高速涡轮钻去除部分边缘骨以便钳夹牙齿。

若需要在拔牙后行即刻种植，则拔牙操作有所不同。此时需要保持牙槽窝骨壁尽可能完整，以便稳定种植体，并且有利于种植体周骨再生。

拔除磨牙首先要分根。通常用涡轮机即可分根，近期笔者团队也使用高频切割且带水冷的超声刀，操作更精细且骨损伤更少。通过多种器械少量、多次磨切牙齿完成分根，再铤松

牙齿，就可以将各个根分别拔除。此法在拔除上颌磨牙中较适用。

当牙根较难拔除时，使用超声刀头可更高效磨切根周骨组织，并将牙根分块。此法常用来分扁根，如下颌磨牙的近中根，倾斜一定角度分根，先铤出上方较大的部分，剩余的部分就很容易利用牙周间隙铤出。

在拔牙时需要考虑未来种植体应如何获得稳定。多数拔牙窝尺寸要比待植入种植体更大，通常需要利用拔牙窝根方剩余骨组织来获得种植体初期稳定性。但是上颌磨牙因上颌窦底的存在，根方剩余骨量常常不足，较难从根方获得种植体稳定性；而下颌磨牙因根方有下牙槽

神经走行，根方植入时也须避免损伤神经。

在拔牙时采用上述方法均可有效保护牙根周围骨组织。上颌磨牙，拔牙时若处理得当，根分叉区松质骨足以稳定种植体。下颌磨牙两根之间通常有牙根间隔，它的尺寸多变，有的较宽厚，有的极薄以至于拔牙时或预备种植窝时常被折断。

还有几点需注意。一点是许多待拔除患牙因牙体/牙周病损造成根周支持骨丧失，这种情况种植更困难且失败率更高。另一点是牙拔除后有时会充填组织再生材料，通常认为这种方式不及完整的牙槽窝获得的种植成功率高，但是笔者团队的研究发现，两者在种植成功率上并无显著差异。

三、治疗原则：上颌磨牙

（一）利用上颌磨牙根分叉骨组织稳定种植体

若需利用上颌磨牙根分叉处骨组织稳定种植体，最好在拔牙后即刻种植，因为此时根分叉区骨宽度尚充足，并且越往根方髓度越长。根分叉位置越靠近嵴顶，根方剩余骨量也越厚；根分叉位置越偏根方，则越不利于种植体植入（图6-8和图6-9）。

（二）利用上颌窦底壁稳定种植体

有时上颌窦底壁可以用来稳定种植体（图6-10）。

（三）种植体植入同期行拔牙窝组织增量

当种植体植入后，初期稳定性可通过根分叉骨组织、根方骨组织甚至上颌窦底获得。但是这些剩余骨组织仍然无法完全包绕种植体，进而种植体不足以支撑修复体并发挥咀嚼功能。因此必须通过拔牙窝组织增量填充跳跃间隙，

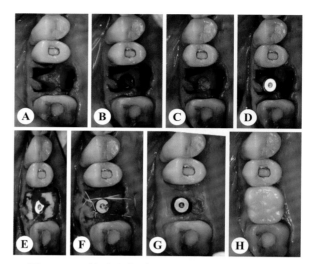

▲ 图6-8　A. 拔除上颌磨牙；B和C. 处理牙根间隔；D. 种植体植入；E. 植骨、盖膜；F. 关闭创口；G. 术后12周的愈合状态；H. 最终修复体

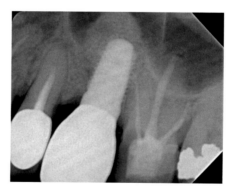

▲ 图6-9　5年随访时的X线片

或者可结合上颌窦底提升进行骨增量，以获得继发稳定性。

为了获得组织再生，首先拔牙窝及骨缺损处必须彻底清创，刮净根周及根尖肉芽组织。接着用合适的骨移植材料进行拔牙窝位点保存。建议使用低替代率的异种移植材料，因其使用简便，并且已有充分研究证实可良好地维持牙槽嵴外形的长期稳定。

以下病例展示的是种植体即刻植入上颌磨牙根分叉处的牙根间隔中心。为了种植体的长期稳定性，拔牙窝跳跃间隙内的组织增量必须尽可能充分（图6-11）。

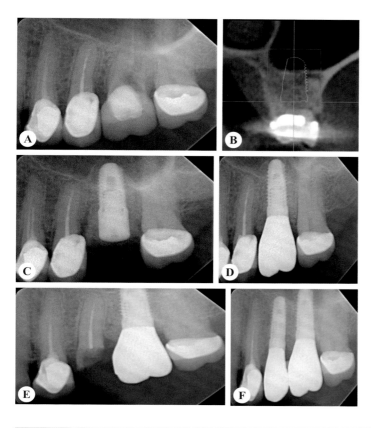

◀ 图 6-10 上颌窦底可被用来稳定种植体

A 和 B. 上颌第一磨牙无法保留，将拟利用上颌窦底获得种植体初期稳定性；C. 种植体植入后 X 线片；D. 植入后 6 个月 X 线片；E. 1 年后邻牙（前磨牙）折断，拔除；F. 前磨牙位点的种植体根方紧靠上颌窦底

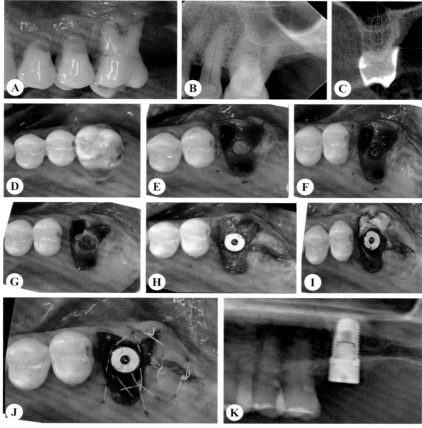

◀ 图 6-11 种植体植入后行拔牙窝组织增量

A. 拔牙前原始状态；B. 拔牙前 X 线片；C. 矢状面 X 线片；D. 咬合面；E. 拔牙后，使用环钻切割根分叉处骨；F. 环钻去骨；G. 上颌窦底提升；H. 种植体植入 + 拔牙窝骨增量；I. 盖膜；J. 关闭创口；K. 术后 X 线片

四、治疗原则：下颌磨牙

对于下颌磨牙，若能利用其中 1 个根的牙槽窝容纳种植体当然是较好的，因其操作简单且易获得种植体初期稳定性。

然而上述方法植入容易造成种植体倾斜，并且易偏离整个拔牙窝的中心，因此需要选择合适牙根的牙槽窝植入种植体。近中根牙槽窝通常过于靠近邻近的前磨牙，而远中根牙槽窝则过于向近中倾斜。医生首先需评估牙槽窝状态，再根据牙槽窝确定种植体植入的最佳位点和方向。

（一）在近中根牙槽窝内稳定种植体

种植体可植入下颌磨牙近中根牙槽窝（图 6-12）。

（二）在远中根牙槽窝内稳定种植体

下颌磨牙的远中根比近中根更小、更倾斜。在下颌磨牙远中根牙槽窝植入种植体时，钻针难以沿牙根间隔的远中面进行备洞，先锋钻很容易在牙根间隔侧壁打滑，使钻针倾斜，从而导致植入的种植体角度倾斜。

为了解决这个问题，可先通过超声器械预备初始凹槽，再用常规钻针沿着凹槽扩孔预备种植窝洞。

以下病例就展示了上述种植体倾斜的情况，最后在修复阶段通过角度基台得以纠正（图 6-13）。

（三）用剩余牙根间隔稳定种植体

理想的种植体位置应在拔牙窝正中，即牙根间隔的位置，但备洞时需注意勿完全磨除牙根间隔。Densah® 系统可以很好地解决这个问题，这套系统的先锋钻有精细的尖端以准确预备初始窝洞，接着反旋扩孔钻，在扩大种植窝

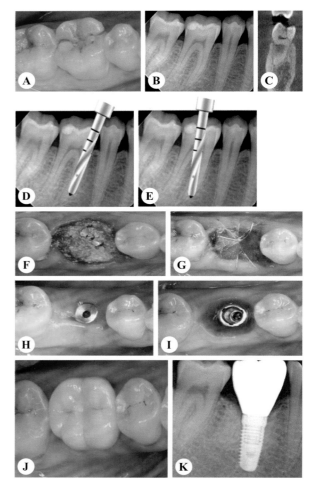

▲ 图 6-12 为种植体植入重新预备以植入种植体
A. 下颌磨牙纵裂；B. X 线片；C. CBCT；D. 先锋钻进入近中窝，随后直立备洞；E. 备洞过程磨削了牙根间隔；F. 种植 + 组织增量；G. 盖膜 + 关闭创口；H. 4 个月时的状态；I. 牙龈成形；J. 最终修复体；K. 术后 1 年 X 线片

洞的同时也扩宽整个牙根间隔。下述病例即展示了此过程（图 6-14）。

此时若拔牙窝底部有足够的骨，则可为种植体提供必要的稳定性。但是术者必须谨慎操作，避免穿透下牙槽神经管。

（四）用根尖区稳定种植体

下颌磨牙拔牙窝比上颌磨牙拔牙窝更难稳定种植体，因下颌磨牙牙槽窝较难使种植体植入理想的正中位置，而且需要警惕下颌磨牙根

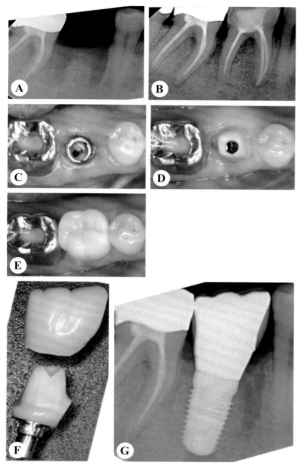

▲ 图 6-13 倾斜植入远中窝的种植体需要个性化基台纠正

A 和 B. 此下颌磨牙因纵折需要拔除；C 至 E. 牙槽窝骨质较硬，原计划沿牙根间隔备洞，结果预备的种植窝洞根方倾斜至远中窝内；F 和 G. 氧化锆角度基台纠正修复体方向

方的下牙槽神经。

下述病例中，患牙多年前曾行根管治疗，但未修复，近年来龋损不断进展，根分叉区骨吸收严重。该患牙拔除、拔牙窝搔刮清理后，牙槽窝内几乎无剩余可用骨组织来维持种植体稳定（图 6-15）。

此时只有牙槽窝根尖区可用来稳定种植体，但此法受下方的下牙槽神经管限制。幸好该病例中种植窝洞可预备至较深的位置，从而依靠种植体根尖 1/3 部分获得稳定。综上，牙拔除后出现较大的四壁骨缺损时，可通过牙槽窝植骨术获得良好的组织再生。

五、磨牙即刻种植的不良反应

（一）术后出血

磨牙即刻种植术后出血并不常见，因拔牙窝均填塞了植骨材料（BioOss Collagen®），覆盖了膜材料（Mucograft®），并使用组织粘接剂（Peri-Acryl®）封闭创口（图 6-16）。

（二）血肿形成

磨牙即刻种植病例中只有 1 例出现术后血

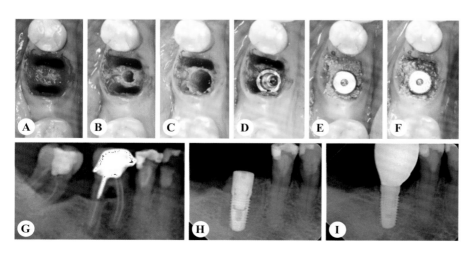

◀ 图 6-14 扩大、预备下颌牙牙根间隔以容纳种植体

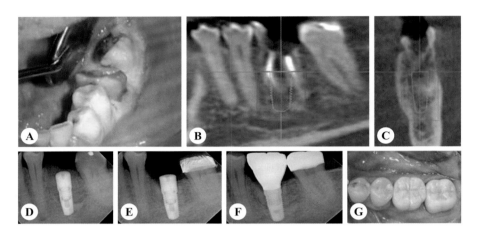

◀ 图 6-15 同期行拔牙、种植体植入及牙槽窝组织再生

A. 初诊口内照；B. 初诊 X 线片；C. 初诊时 CBCT 矢状截面；D. 种植 + 骨增量；E. 愈合状态；F. 终修复；G. 终修复时口内照

肿。该病例牙槽窝存在颊侧骨壁缺损，故术中翻开颊侧瓣，填塞常规组织再生用膜材料以覆盖在骨缺损表面，从而引起颊侧血肿（图 6-17）。

（三）术后疼痛

所有操作均在局麻下进行。先在术区周围注射阿替卡因（Articaine®），再在术区注射长效局麻药麻卡因（Marcaine®）。术后给予患者冰敷处理，并嘱患者疼痛时服用镇痛药（Alleve®）。

患者通常在术后 1～2 天感到术区不适，术后第 1 周可能有持续微痛。大多数患者庆幸他们不用经历 1～2 次外科手术及多次就诊的常规种植流程。

（四）死骨形成

有 3 例磨牙即刻种植病例术后出现死骨形成（图 6-18），2 例在下颌颊侧，1 例在上颌腭侧，这归因于拔牙过程而非种植过程。术后虽然存在浅种植体周袋，但种植体骨结合良好，正常修复。

六、结论：磨牙即刻种植

磨牙区种植，通常待拔牙窝愈合良好后再行种植修复。但拔牙窝愈合过程中牙槽骨可能会大量吸收，故常需额外植入大量骨以获得种

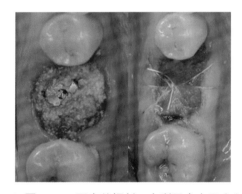

▲ 图 6-16 严密关闭创口有利于愈合及止血

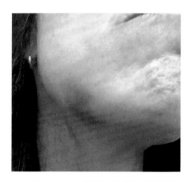

▲ 图 6-17 种植术后血肿形成

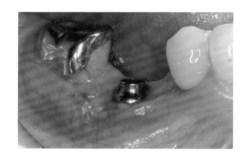

▲ 图 6-18 术后死骨形成

植体初期稳定性。

近年来，学者们意识到运用牙槽窝组织再生技术可以减缓组织吸收。这种方法虽然可保存较多骨量，但需要额外增加一步手术操作，导致种植延期至数月后。这种多阶段的治疗流程耗时较久，可能需要花费 1 年时间患者才能戴入最终修复体。

因此笔者团队试图将上述外科操作合并。在磨牙拔除后彻底搔刮牙槽窝，并在牙槽窝内最适位置即刻预备种植窝洞。接着植入种植体，虽然此时种植体的初期稳定性常常较低。旋紧愈合帽，再将低替代率的植骨材料填满牙槽窝与植体间的跳跃间隙。覆盖膜材料，填塞固定至龈缘内，缝合关闭创口。创口再覆盖组织粘接剂以稳定膜材料并止血。

上颌磨牙区利于获得种植体稳定性区域为根分叉处松质骨、根尖区至上颌窦底的剩余骨组织，也可使种植体穿过上颌窦底获得初期稳定性。若上颌磨牙区剩余骨量不足，在植入种植体前可先行上颌窦底提升。

下颌磨牙区即刻种植操作流程类似，但难点是将种植体植入牙槽窝内理想的正中位置。可以利用新的外科备洞技术将牙根近中窝重新改向、调整牙根间隔，以获得良好的种植体轴向。

在编纂此书前，笔者团队持续 6 年进行大量临床病例研究，结果证实大部分磨牙位点是可以行即刻种植的，术后成功率较高，不良反应也较少，并且通常不影响种植体存留。

参 考 文 献

[1]　http://www.implantsconnect.com/

第 7 章　种植修复
Restoration of Dental Implants

Peter Hunt　著

摘要

迄今为止，种植一直被认为是一种将种植体植入牙槽骨的外科手段，因此种植体存留率与骨组织的状态密不可分。

然而种植不止于此，种植体还需要穿过软组织复合体，到达口内以支持各种上部修复体，如活动修复体、固定单冠、固定桥或混合修复体等。

总之，种植的成功不仅需要其长期存留，还需要其良好地行使功能，两者缺一不可。

关键词

种植修复，基台选择，种植体穿龈形态

在种植体穿过软组织复合体到达口内的过程中需要一个合适的穿龈过渡区。以下为成功穿龈的先决条件。

- 在种植体穿出前，其上方的牙龈组织需良好地附着于牙槽嵴，牙龈厚度适中较好。
- 穿龈部分的材料选择比想象中更重要，钛和氧化锆比金和聚醚醚酮（PEEK）的牙龈反应性更好。
- 如果穿龈高度足够，则基台在穿龈袖口内可通过纠正方向或改变形态以适应最终修复体。
- 种植体与牙龈接触面必须是可清洁的，若有细菌积存，则会增加种植体周炎的风险（图 7-1）。

一、基台选择

（一）种植体连接

近年来多种种植体连接方式应运而生，大致可分为三大类。

1. 外六角平台连接

这是最早出现的一种连接方式（图 7-2）。种植手术器械通过此方式连接种植体，旋入牙槽骨；种植体通过此方式连接基台以支持上方修复体。但这种连接方式的远期修复效果存在一定局限。

(1) 外六角连接结构短而薄弱，此连接方式非常依赖于固位螺丝。

(2) 外六角连接的旋转稳定性较低，连接部分最多只能旋转 7°。这使修复体的精准戴入变得困难，可重复性差。

(3) 外六角连接的连接面较短，故更容易磨

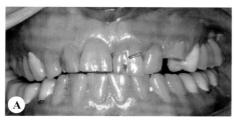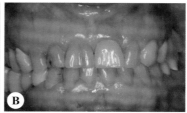

▲ 图 7-1　该患者摔倒致多颗前牙折断，若选择传统修复，将会是一个多单位冠桥修复的复杂病例。但我们选择拔除左上切牙后行种植体支持的单冠修复，同时左上尖牙行冠修复。15 年后该病例的修复效果依旧良好
A. 2004 年；B. 2019 年

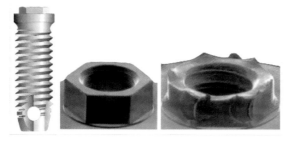

▲ 图 7-2　外六角连接的种植体，外六角连接部分容易磨损、变形

耗，降低了连接部分的稳定性，最终可能需要更换种植体。

2. 内部平台连接

很多外六角连接方式逐渐被内六角连接取代，即六角连接部分进入种植体内部，进入越深，连接强度越大、越稳定，但是依旧有允许的旋转角度偏差较大的问题（图 7-3）。

种植体和基台之间需要对位嵌合。因此对于一些接触面较小的结构允许一定的旋转角度偏差。当连接面为 90° 时，连接精确度及旋转稳定性很高。

3. 锥形连接

锥形基台插入种植体内部锥形接口较深的部位（图 7-4）。

以前临床常用一段式上部结构设计。现在也出现了两段式设计，即通过修复基台内部的固位螺丝连接牙冠，此修复基台形态可以个性化设

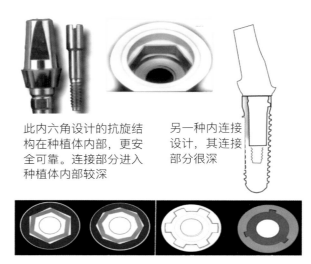

此内六角设计的抗旋结构在种植体内部，更安全可靠。连接部分进入种植体内部较深

另一种内连接设计，其连接部分很深

▲ 图 7-3　种植体设计中内连接的深度及连接面角度的重要性

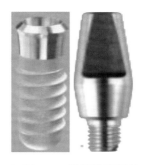

▲ 图 7-4　锥形连接系统

计。大部分锥形基台都有抗旋表面，通过对应的沟槽结构与种植体锥形内壁进行连接。因基台连接部分有多个面，故允许的旋转偏差较大。

通常认为，锥形连接系统比平台连接系

更能防止微渗漏且更稳固，近年来此观点受到质疑。因锥形连接面固有的垂直误差比平台连接更大，修复基台就位越紧，其下降高度越大（进入种植体内的深度越大）（图 7-5）。

（二）穿龈部分

近年来，临床医生倾向于将种植体平台植入骨下较深的位置。这样可使种植体粗糙面完全被骨组织包绕，不易被污染 / 感染，从而降低种植体周炎发生概率。同时骨下植入还可以为基台提供充足的穿龈空间，使基台从理想位置穿出牙龈，并形成更接近于天然牙的穿龈形态。将基台边缘移至龈上，可减少甚至消除粘接剂龈下残留造成的种植体周炎问题。

植体厂家生产了多种不同角度、高度的基台。大部分基台是纯钛材质，容易磨削。但大块的基台材料很难被切削至理想形态，因此近年来推出了 CAD-CAM 技术，可设计、制作更个性化的基台（图 7-6）。

（三）修复部分

基台的上部结构作为最终牙冠的内部基底，复制了天然牙预备体的形态，后续牙冠可粘接于基台。这样一方面可以选择理想的材料制作

形态美观的牙冠，另一方面消除了牙冠上中央螺丝穿出孔。近年来，随着氧化锆基台和氧化锆冠的制作发展，基台 - 冠边缘的位置设计更趋于龈上，有效防止龈下粘接剂残留（图 7-7）。

单冠

单牙缺失后，传统修复的经典设计是三单位固定桥。但是这种设计方式不仅会引起拔牙位点持续吸收塌陷，还可能使健康的桥基牙出现问题。常见粘接剂溶解会造成桥基牙龋损，桥基牙颈部龋还会进一步引起固定桥修复失败。

近年来，牙拔除时常行拔牙窝位点保存，随后种植体可能同期或延期植入。不管哪种方式，最终获得的种植体支持的单冠修复，不会破坏邻牙健康（图 7-8）。

二、一段式 / 两段式种植修复

一段式修复体表面有中央螺丝通道开孔，当修复体就位、中央螺丝加力后，螺丝孔道可用修复材料封闭。

在前牙区，若螺丝通道开孔于唇面，则通常不选择一段式修复体设计，因为封洞材料很难跟牙冠材料完全匹配融合，影响最终美学效果（图 7-9）。

| | 种植系统 | 旋转偏差 | 垂直误差 | |
			手动旋入	器械旋入
锥形连接	Nobel Active	7.2°	39μm	100μm
	Astra	4.9°	43μm	113μm
	Straumann B/L	4.5°	15μm	144μm
	Ankylos c/x	6.3°	18μm	19μm
	Conelog	1.7°	20μm	35μm
平台连接	External Hex(Steri-Oss)	3.9°	10μm	
	Nobel Replace	4.5°	10μm	
	Camlog	1.5°	10μm	

Semper W,Hebrew S, Mehrhof J,Scink T and Nelson K
Effects of repeated manual disassembly and reassembly on the positional stability of various implant-abutment complexes: an experimental study
Int. J. Oral Maxillofac Implants 2010 Jan-Feb; 25(1):86–94

Semper-Hogg W, Kraft S,Stiller s, Mehrhof J, Nelson K
Analytical and experimental position stability of the abutment in different dental implant systems with a conical implant-abutment connection
Clin. Oral Investing 17:3, 1017–1023, April 2013

▲ 图 7-5　不同种植系统的相关参数

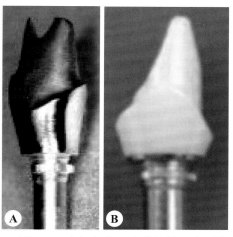

▲ 图 7-6　穿龈部分：从种植体平台到龈缘（纯钛 vs. 氧化锆）

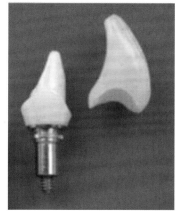

▲ 图 7-7　基台与牙冠两部分匹配良好

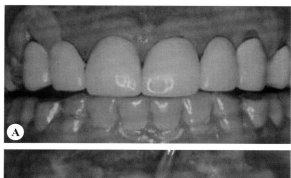

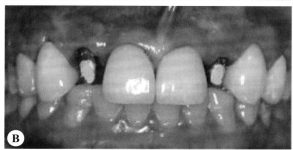

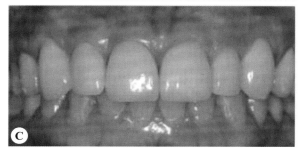

▲ 图 7-8　单冠修复取代失败的固定桥修复

从右上尖牙切取游离龈移植物置于左上尖牙区，并从后牙转移带蒂软组织瓣覆盖在右上尖牙创口处。双侧上颌侧切牙分别行种植体支持的单冠修复。该修复效果已稳定维持16 年

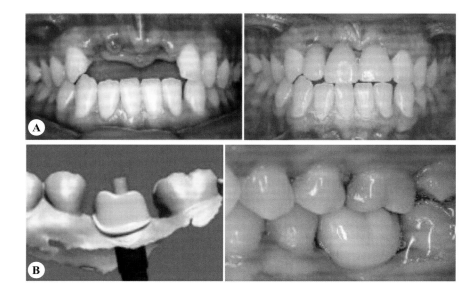

◀ 图 7-9　A. 3 颗上颌切牙缺失，种植体植入 4 天后戴入一段式临时修复体，当种植体完成骨结合后再换上美观效果理想的两段式终修复体；B. 此病例种植体略微倾斜，一段式修复体很难与邻牙形成良好的邻接关系，但两段式修复体则可以做到

（一）存在合并症的年轻病例

该患者貌似年轻气盛，却是一个正在恢复期的厌食症患者。口内见后牙严重龋损，已有11颗牙齿缺失（包括2颗上颌尖牙），属于非常复杂的病例。X线可见多颗牙齿破坏严重，有些牙齿已经严重移位并难以修复（图7-10和图7-11）。

该患者就诊次数要尽可能多，因为厌食症患者经常自行中断治疗。她最终完成了治

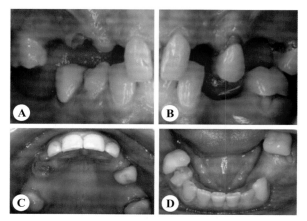

▲ 图 7-10　患者初诊情况

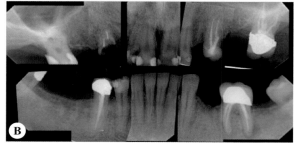

▲ 图 7-11　幸运的是，该患者余留牙可维持咬合垂直距离

疗，目前修复体稳固，使用良好（图7-12和图7-13）。

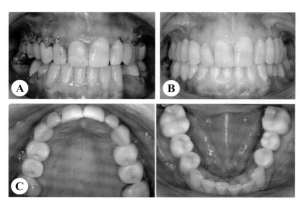

▲ 图 7-12　A. 上颌行同期拔牙 + 种植体植入 + 即刻临时修复，6 个月后下颌进行同样的操作；B. 再过 5 个月后，上、下颌同时行最终修复；C. 最终修复后的上、下颌弓牙合面观。虽然修复体比天然牙稍大，但可以很好地解决咬合问题

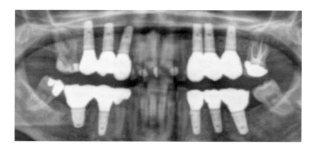

▲ 图 7-13　该病例修复完成 9 年后的曲面体层片

（二）分阶段治疗病例

见图 7-14 和图 7-15。

（三）混合修复病例

患者不愿意承受重建牙槽嵴的大范围手术。在有限的可用骨组织中可以植入 6 颗种植体（图 7-16 至图 7-20）。

（四）似乎彻底失败的病例（包括种植体）

该病例治疗的基本原则是拔除无法保留的天然牙后行分阶段种植修复。病例中上颌种植体位置设计成比天然牙更偏腭侧，以便与对颌牙获得更好的咬合关系（图 7-21 至图 7-29）。

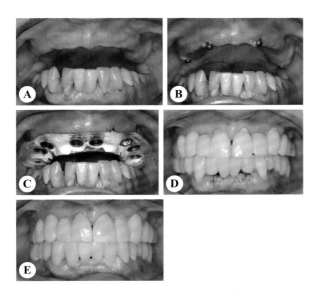

▲ 图 7-14　**A.** 患者曾行上半口活动义齿修复，自觉不适，想寻求种植修复方案；**B.** 植入 4 颗迷你种植体以稳定放射导板，该导板之后被用作外科导板；**C.** 外科导板就位，引导植入 8 颗种植体，**45min** 内完成；**D.** 术后 3 个月种植体稳定，临时修复体使用良好；**E.** 基台就位后试戴树脂临时修复体，在终修复前用以检查修复体的形态、就位、美观及咬合关系是否合适

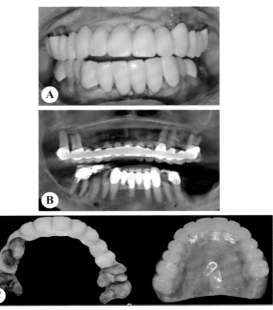

▲ 图 7-16　**A.** 该患者于 **50 年前因车祸造成上前牙折断，缺牙后于外院行上颌固定桥修复，初诊时可见患者口内上颌旧义齿修复失败；B. CBCT** 的全牙列截面显示上颌几乎无剩余骨量可支撑种植体；**C.** 上颌余留牙随旧义齿被一并带出，去除旧义齿上的天然牙后，将其改制成活动义齿，以供患者愈合期临时戴用

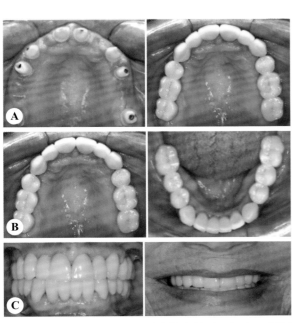

▲ 图 7-15　**A.** 氧化锆 / 钛基底基台的近、远中及腭侧边缘位于龈上；**B.** 上颌最终修复体为四段三单位固定桥，以使长期的维护和修理更加简单；**C.** 患者戴入最终修复体后自觉舒适、自然，并表示获得了需要频繁社交的工作

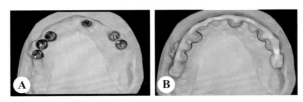

▲ 图 7-17　**A.** 制作适配种植体基台的纯钛支架；**B.** 将纯钛支架遮色，并用于混合过渡义齿

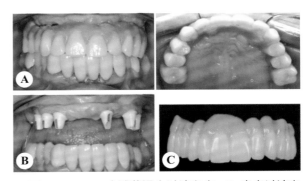

▲ 图 7-18　**A.** 口内试戴混合过渡义齿；**B.** 患者过渡义齿戴用良好，故进入最终修复阶段，戴入的新基台更偏唇侧，以减少水平覆盖间隙；**C.** 扫描、设计、切割氧化锆支架，龈缘堆塑牙龈瓷，要注意确保种植体周围的区域便于日常清洁

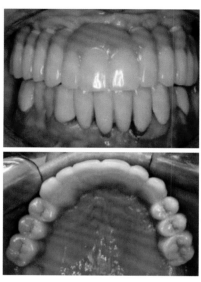

▲ 图 7-19　最终修复体外观自然，患者已使用 8 年，未出现任何并发症

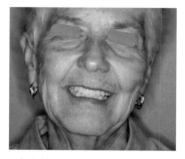

▲ 图 7-20　患者修复完成后可以自然地微笑、发音和咀嚼食物，她对修复效果很满意

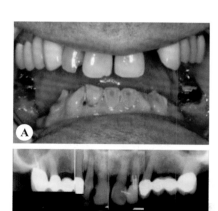

▲ 图 7-21　A. 患者 2 年前第一次前来就诊，口内问题繁多；B. 患者初诊时的 X 线片

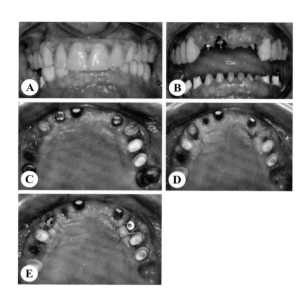

▲ 图 7-22　A. 患者初诊时上颌佩戴有可摘局部义齿；B. 摘下旧活动义齿后可见上颌中切牙区 1 颗种植体已失败，下颌过渡义齿也逐渐松动；C. 上颌有 4 颗牙齿和 1 颗旧种植体支持义齿，又植入 4 颗新的种植体，其中 2 颗新种植体已开始行使功能；D. 上颌右侧 2 颗种植体现已戴入基台，辅助支持过渡义齿，1 颗前牙种植体失败；E. 下一步治疗为拔除上颌尖牙后即刻种植

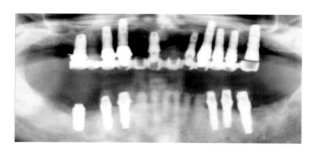

▲ 图 7-23　曲面体层片示上颌尖牙的基台就位，并且与支架结合良好。纯钛支架加强环的存在使得在术后的愈合期，可以佩戴同一副临时牙进行过渡

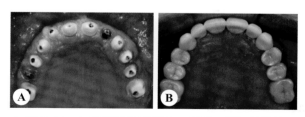

▲ 图 7-24　A. 种植体完成植入，保留 1 颗旧种植体和 1 颗天然牙，新种植体已戴入氧化锆 / 钛基底基台；B. 最终上颌行高强度氧化锆单冠修复，剩余 1 颗天然牙用玻璃离子粘接

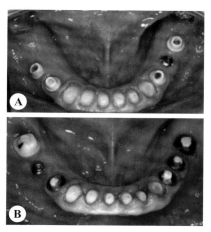

▲ 图 7-25　**A.** 患者就诊前，右下磨牙区已有 **1** 枚种植体脱落，其远中磨牙感染严重，后被拔除并彻底清创；**B.** 后续我们在该磨牙区重新植入 **1** 枚种植体，并取出原第二前磨牙种植体，重新植入更理想的位置

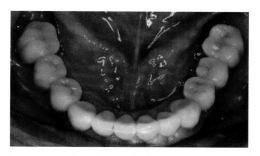

▲ 图 7-26　下颌最终修复方式为后牙区行单冠修复，**4** 颗切牙行联冠修复

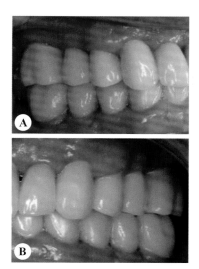

▲ 图 7-27　后牙咬合稳定，咀嚼功能良好，上下颌的咬合关系更加合适

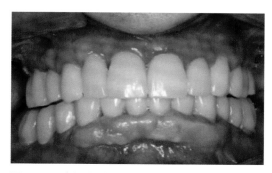

▲ 图 7-28　病例完成 **6** 年后，修复体依旧稳定，行使功能良好，患者口感舒适。患者表示，过去 **20** 年咀嚼、发音等口颌系统功能从未达到如此满意的效果

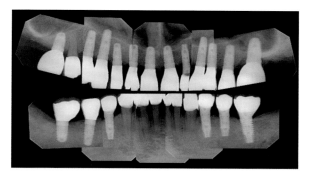

▲ 图 7-29　X 线片显示种植体未出现损坏及周围病变，骨结合良好

三、结论

种植修复的成功依赖于治疗过程中的每一步操作，其中包括牙齿拔除、位点保存、种植体精准植入、种植体周围软组织增量，以及骨结合过程中咬合负重的谨慎处理。

种植体完成骨结合后的步骤也尤为关键，包括从牙龈成形、戴入理想材质的基台，到最终戴入理想形态和功能的修复体。其中基台和冠之间的界面需要彻底清洁以保证种植体周围组织健康。

一些治疗细节同样关键。在治疗全程中注意随时调整方案，以终为始的原则指导治疗，目的是尽可能贴近最终理想的治疗效果。每个病例都各有特色，且具有挑战性，这令人振奋！

参 考 文 献

[1] *https://www.implantsconnect.com/*

[2] Hunt, P.; Bergler, Silvy; Ceccacci, Laura: Anatomy of the Maxillary Posterior Region with Implications for Implant Therapy : *Int Poster J Dent Oral Med 18* (2016), CAMLOG (14.10.2016))

[3] Hunt P.; Furlan, Chris; Flaherty, Peter; Bergler, Silvy and Ceccacci, Laura: Initial Report of 44 Consecutive Cases of Immediate Maxillary Molar Replacement : *Int. Poster J Dent Oral Med* 18 (2016), CAMLOG, Poster 1045

[4] Hunt, P. R.; Flaherty, P.; Furlan, P.; Ceccacci, L. M.; Bergler, S.: Initial Report of 42 Consecutive Cases of Immediate Mandibular Molar Replacement : *Int Poster J Dent Oral Med* 18 (2016), CAMLOG (14.10.2016)

[5] Bergler, Silvy; Ceccacci, Laura; Hunt, Peter: Adverse Sequelae in a Series of 86 Cases of Immediate Molar Implant Replacements : *Int Poster J Dent Oral Med* 18 (2016), CAMLOG (14.10.2016))

第三篇　牙槽嵴增量技术
Techniques To Augment The Alveolar Ridge

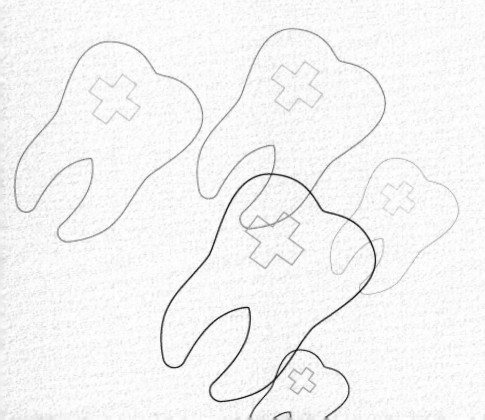

第8章 萎缩下颌后牙区垂直骨增量
Vertical Augmentation of the Atrophic Posterior Mandible

Alireza Modarresi 著

摘要

当下颌后牙区骨量不足时，常导致临床种植修复困难。在下颌骨垂直向萎缩的病例中，下颌管的位置成为牙种植修复的解剖学限制。几种外科手术已被提倡用于萎缩下颌骨的垂直骨增量，即引导骨再生术、牙槽嵴牵张成骨术、外置法植骨术、间置植骨术。但是，以上骨增量技术不可预见的移植骨材料吸收时有发生。三明治截骨术由于保留了舌侧骨膜，因此具有至关重要且更具活力的分段骨。骨块的血管化改建来自于舌侧及嵴顶附着的软组织。本章将描述应用三明治截骨术对萎缩下颌后牙区进行垂直向骨增量的临床疗效。

关键词

修复，垂直向骨增量，下颌骨，牙种植

下颌牙槽嵴良好的三维形态有利于获得种植修复的成功[1]。当下颌后牙区骨量不足时常导致临床种植修复困难[2]。在下颌骨垂直向萎缩的病例中，下颌管的位置成为牙种植修复的解剖学限制[1]。患者可以通过不同的垂直骨增量技术、下牙槽神经移位术或植入短种植体（≤6mm）获得治疗[2, 3]。

几种外科手术已被提倡用于萎缩下颌骨的垂直骨增量，即引导骨再生术（guided bone regeneration，GBR）、牙槽嵴牵张成骨术、外置法植骨术、间置植骨术（三明治截骨术）。但是，在这些骨增量技术中，不可预见的骨移植材料吸收时有发生[1, 4]。血管化是决定骨移植材料能否存活的主要因素[2]。

Harle 医生首次报道了在下颌前牙区通过矢状截骨进行骨增量的方法[5]。Schetteler 联合应用骨劈开术及骨移植进行萎缩牙槽嵴骨增量[6]。Peterson 和 Slade 对 Harle 的矢状截骨术进行了改良[7]。

三明治截骨术由于保存有术区舌侧骨膜，因此具有更具活力的骨片段。其舌侧及嵴顶附着的软组织更有利于骨块血管化改建。

压电骨刀手术是进行三明治截骨术的优选方法，由于其操作轻柔，可避免术中损伤软组织，如舌侧骨膜、颏神经及颊黏膜。压电骨刀截骨术骨切割精度高，并且术中出血少[8, 9]。压电骨刀截骨术由 Jacques 和 Pierre Curie 于 1880 年首次提出[10]。该技术的其他优点是可获得所需形状的骨切割、通过空化效应减少手术部位产热和降低噪声[11, 12]。

一、病例报道

患者女性，51岁，无牙颌，全身状况稳定，不吸烟，要求口腔义齿修复。临床检查发现，双侧下颌第二前磨牙至第二磨牙区存在严重的牙槽骨缺损和软组织萎缩（图8-1）。

影像学检查显示双侧下颌后牙区牙槽嵴严重萎缩。CBCT评估可用骨量：垂直向4～5mm，水平向7～10mm（宽牙槽嵴）。该患者已于其他医院完成上颌及左下颌前磨牙、右下颌第一前磨牙种植手术。右下颌第一前磨牙种植体周牙槽嵴顶骨吸收，因预后较差而不得不取出该种植体（图8-2）。

骨重建计划为，行双侧下颌后牙区垂直骨增量以满足后期种植体植入。应用三明治截骨术行萎缩下颌骨骨重建，其间填充从下颌骨外斜嵴获取的自体骨和同种异体骨块。

二、手术方法

采用含1：100 000肾上腺素的2%利多卡因行局部麻醉。在缺牙区口腔前庭作全厚切口，向后延伸至下颌后牙区的远中颊侧。术中注意完好保留舌侧和嵴顶的附着龈，同时仔细保存

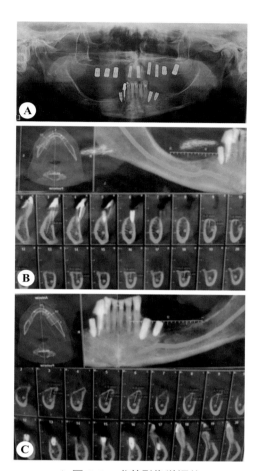

▲ 图8-2 术前影像学评估
A. 曲面体层片；B. 右侧下颌骨CBCT；C. 左侧下颌骨CBCT

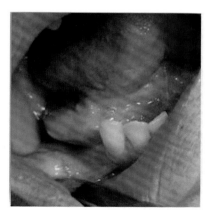

▲ 图8-1 术前口腔检查显示，下颌后牙区骨缺损及软组织萎缩

嵴顶和舌侧瓣冠方的血供。骨膜下翻开颊侧瓣并仔细分离颏神经。冠部组织瓣向嵴顶方向轻微翻起（约2mm）以显露垂直骨切开部位。使用压电骨刀进行截骨术，在缺牙区萎缩的牙槽骨形成分段骨。水平向骨切开位置要求位于下牙槽神经（inferior alveolar nerve，IAN）上方1.5～2mm，同时保证切口在牙槽嵴顶下方至少2mm。下颌节段性三明治截骨术包括近中和远中两个垂直向骨切开术。近中骨切开位置距最后一颗余留天然牙远中约2mm，远中骨切开位置则根据种植体植入位点而决定。用骨凿将骨离断，并将顶部活动骨片段垂直向上抬升5～10mm，最终完成截骨术（图8-3）。

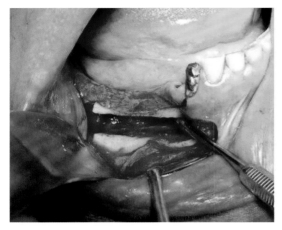

▲ 图 8-3 口腔前庭切口，水平和垂直向骨切开术，保留舌侧和嵴顶的附着，骨段向上抬高 7mm

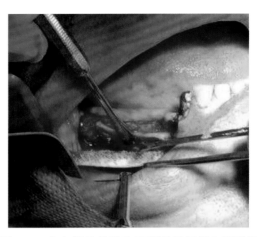

▲ 图 8-4 在上部骨片段和下颌基骨间插入同种异体移植骨块

术中小心保护舌侧软组织基部。如果松动的骨段抬升过程中存在阻力，可以轻柔松解下方基骨舌侧软组织附着。如此，完整的骨片段可以移位到预期的位置（骨片段附着于舌侧骨膜一并运动）。然后，在基骨与可移动的骨段之间插入移植骨块、自体和同种异体骨移植材料（图 8-4）。

在移植骨块与下颌骨之间的间隙内小心填塞矿化和脱矿同种异体骨颗粒，以及自体骨屑（通过皮质骨收集器采集）的混合物。自体单皮质骨块可取材于下颌骨外斜嵴、牙槽嵴顶（位于种植体位点后方）及下颌升支（图 8-5）。

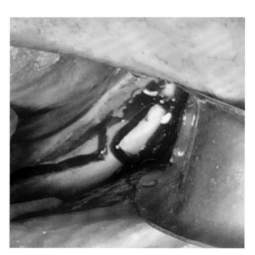

▲ 图 8-5 下颌骨外斜嵴获取自体骨移植物

术中使用微型夹板和螺钉坚固内固定。为避免神经损伤，通常选用双 Y 形微型钛板和单皮质骨螺钉固定（图 8-6）。

术区颊舌侧均需使用胶原膜作为屏障膜，将颊侧黏骨膜瓣的骨膜切开减张后，用 4-0 可吸收缝线仔细地将黏膜进行褥式缝合。术后 1 周、1 个月、3 个月复诊，检查软组织是否有炎症、感染或创口开裂等表现；定性评估口腔前庭及口腔卫生状况。通过下唇的感觉变化对颏神经和舌神经进行评估。术后曲面体层片显示骨增量后所获得的骨高度（图 8-7）。

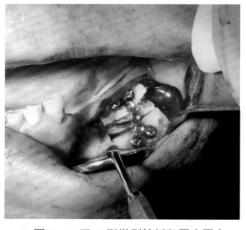

▲ 图 8-6 双 Y 形微型钛板坚固内固定

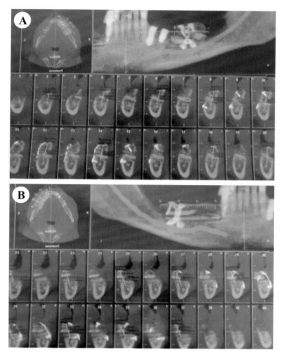

▲ 图 8-7　下颌骨垂直骨增量术后 4 个月 CBCT
A. 右侧下颌骨；B. 左侧下颌骨

局麻下行牙槽嵴顶切口，拆除微型夹板和螺钉，同期植入种植体（图 8-8）。

通过三明治截骨术最终获得 5～10mm 垂直向骨增量（图 8-9）。

可以在种植体植入后考虑进行软组织管理和干预，包括必要情况下的游离龈移植（free gingival grafting，FGG）。

三、结论

萎缩下颌后牙区垂直向增量仍被认为是口腔种植的挑战之一。解决这一问题有几种临床外科技术，即外置 / 嵌入法植骨术[13]、钛网引导骨组织再生术[14]、牙槽骨牵张成骨术（distraction osteogenesis，DO）[15]、下牙槽神经移位术[16]。

三明治截骨术联合应用间置植骨术是一种常用的垂直骨增量手术方式。这一技术由

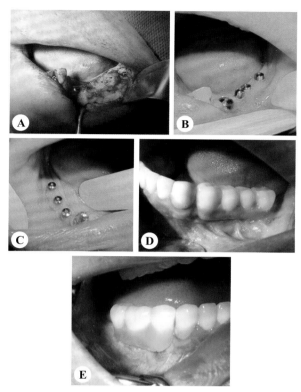

▲ 图 8-8　A. 拆除夹板、螺钉同期植入种植体；B. 左下颌种植；C. 右下颌种植，种植体周软组织质量良好；D. 左下颌义齿修复；E. 右下颌义齿修复

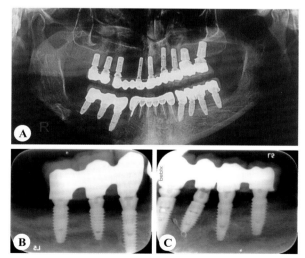

▲ 图 8-9　种植义齿修复 1 年后影像学评估
A. 曲面体层片；B. 左侧根尖片；C. 右侧根尖片

Schettle 和 Holtermann 于 1977 年首次提出[17]。从 20 世纪 70 年代末开始，许多外科医生都对此技术进行了改良[18-21]。

Politi 和 Robilony 报道[19]，与外置法植骨术相比，间置植骨术对嵌入的骨块可提供更丰富的血供。Jensen 等[20]明确阐述牵张成骨术和三明治截骨术同样能获得可预期的骨增量效果，但由于后者操作相对简单并能获得较好骨增量效果（3～6mm 的垂直向骨块移动），因此更为推荐。此外，不同于牵张成骨术，三明治截骨术后的患者不适感轻，并且无须昂贵的牵引器。

Egbert 等[21]提出，由于大多数下颌骨萎缩患者的下牙槽神经更偏向下颌骨的舌侧，因此往往缺乏足够的空间来保证采用三明治截骨术时不损伤神经。Jensen[20]报道，许多患者术后出现一定程度上的短暂感觉异常，并持续 6 周左右；这种感觉神经障碍可能与术中翻瓣牵拉颏神经有关。另外一些研究表明，与单纯骨移植或钛网引导骨再生术相比，三明治截骨术发生骨开裂的病例较少[2]。

Robiony 等建议，三明治截骨术顶部骨段的移动可超过 Jensen 推荐的 10mm，但是仅仅限于尖牙和前磨牙区。文献表明，该技术的应用有益于避免损伤舌侧血供，以及产生美学修复并发症[4, 19, 20, 22, 23]。通过三明治截骨术，下颌后牙区垂直骨高度可平均增加 6～7mm[21]。Bormann KH 等报道，垂直骨高度增加可多达 12mm[4]。

舌侧蒂能够维持顶部骨片段的活力，并为插入的自体移植骨块提供骨重建环境[25]。大量研究表明，三明治截骨术仅适用于下颌管上方骨高度至少有 6mm 的患者[24]。如果应用该技术，顶部可移动骨片段的厚度不可少于 5mm[26]。

因为移植骨块插入颌骨基骨和截开的骨片段之间，所以间置植骨术具有最佳的骨结合潜能。因此，来源于上下两侧的成骨细胞很容易聚集到嵌入的骨块中。此外，舌侧骨膜的完整性可给予移植骨块最理想的血供并减少其吸收。所以，与引导骨再生术及外置法植骨术中必须翻起舌侧瓣相比，嵌入法骨块移植术的操作方法是明显不同的[27]。

对于垂直骨增量，牵张成骨术具有最大骨增量潜能，有报道称可获得平均 9.9mm 的垂直骨增量（4～15mm）[28]。外置法植骨术显示具有相当多的骨吸收[13]。神经移位术则涉及永久性感觉障碍的较高风险[29]。

Moon 等[30]和 Sohn 等[31]表明，超声骨刀的优势在于术中可控制骨切开精度，以及可减少下牙槽神经和软组织的损伤。Choi 等[32]证实，术后 3 个月发现嵴顶少量骨吸收 [1.5mm（18%）～3.0mm（28%）]。以上研究报道中均未使用坚固内固定。Jensen[20]报道，下颌后牙区萎缩患者应用自体骨移植获得 4～8mm 垂直向骨增量，并且未发现骨吸收。Sohn 等[31]证实，与未使用内固定相比，坚固内固定病例表现出较低程度的分段骨吸收。下颌前牙区牙槽骨可获得多达 10mm 的垂直向骨增量（经过 5～6 年随访仍保持稳定）。自体骨移植是骨增量的金标准[30, 33]。获取足够量的自体骨是最重要的限制因素之一。为获得足量自体骨，有时需要开辟第二供区[34, 35]。大量研究证实在骨缺损区使用同种异体骨后的新骨形成[36-39]。三明治截骨术中应用骨移植材料填塞所创建的骨间隙是安全有效的[40]。本文病例中同时使用了自体骨和同种异体骨。与外置法植骨术相比，包括创口开裂和移植材料暴露的常见并发症在三明治截骨术中发生率相对较低（25% 术区）[41]。影像学评估及临床愈合结果均证实，下颌骨三明治截骨术是用于萎缩颌骨垂直骨增量的一种有效且简易安全的临床技术。

参 考 文 献

[1] Santagata M, Sgaramella N, Ferrieri I, et al. Segmental sandwich osteotomy and tunnel technique for three-dimensional reconstruction of jaw atrophy: a case report. *Int. J. Implant. Dent.* 3: 14, 2017.

[2] Laino L, Iezzi G, Piattelli A, et al. Vertical Ridge Augmentation of the Atrophic Posterior Mandible with Sandwich Technique: Bone Block from the Chin Area versus Corticocancellous Bone Block Allograft-Clinical and Histological Prospective Randomized Controlled Study. *BioMed Research Int.* 2014.

[3] Thoma D, Cha JK, Jung UW. Treatment concepts for the posterior maxilla and mandible: Short implants versus long implants in augmented bone. *J. of Periodontal and Implant Science* 47(1):2. February 2017.

[4] Bormann KH, Suarez-Cunqueiro MM, von See C, et al. Forty Sandwich Osteotomies in Atrophic Mandibles: A Retrospective Study. *J. Oral Maxillofac. Surg.* 69:1562–1570, 2011.

[5] Harle F, Visor osteotomy to increase the absolute height of the atrophied mandible. A preliminary report. *J. Maxillofac. Surg.* 1975 Dec;3(4):257–260.

[6] Schettler D. Sandwich technique with cartilage transplant for raising the alveolar process in the lower jaw. *Fortschr Kiefer Gesichtschir* 1976;20:61–63.

[7] Peterson LJ, Slade EW Jr. Mandibular ridge augmentation by a modified visor osteotomy: a preliminary report. *J. Oral Surg.* 1977;35(12):999–1004.

[8] Vercellotti T. Technological characteristics and clinical indications of piezoelectric bone surgery. *Minerva Stomatol.* 2004;53(5):207–214.10.

[9] Sohn DS, Ahn MR, Lee WH, et al. Piezoelectric osteotomy for intraoral harvesting of bone blocks. *Int. J. Periodontics Restorative Dent.* 2007;27(2):127–131.

[10] Curie J, Curie P. Contractions et dilatations produites par des tensions dans les cristaux hémièdres à faces inclines [Contractions and dilation produced by tensions in hemispherical crystals with inclined faces]. *CR Acad. Sci. Gen.* 1880;93:1137–1140.

[11] Sohn DS. Piezoelectric block bone graft in severely atrophic posterior maxilla with simultaneous implant placement. *Dent. Success* 2003;10:1208–1213.

[12] Vercellotti T. Piezoelectric surgery in implantology: a case report-a new piezoelectric ridge expansion technique. *Int. J. Periodontics Restorative Dent.* 2000;4:359–365.

[13] van der Meij EH, Blankestijn J, Berns RM, et al. The combined use of two endosteal implants and iliac crest onlay grafts in the severely atrophic mandible by a modified surgical approach. *Int. J. Oral Maxillofac. Surg.* 34:152, 2005.

[14] Simion M, Fontana F, Rasperini G, et al. Augmentation by expandedpolytetrafluo-roethylene membrane and a combination of intraoral autogenous bone graft and deproteinized anorganic bovine bone (Bio Oss). *Clin. Oral Implants Res.* 18:620, 2007.

[15] Bianchi A, Felice P, Lizio G, et al. Alveolar distraction osteogenesis versus inlay bone grafting in posterior mandibular atrophy: A prospective study. *Oral Surg. Oral Med. Oral Pathol. Oral Radiol. Endod.* 105:282, 2008.

[16] Ferrigno N, Laureti M, Fanali S: Inferior alveolar nerve transposition in conjunction with implant placement. *Int. J. Oral Maxillofac. Implants* 20:610, 2005.

[17] Schettler D, HoltermannW: Clinical and experimental results of a sandwichtechnique for mandibular alveolar ridge augmentation. *J. Maxillofac. Surg.* 5:199, 1977.

[18] Bell WH, Buckles RL. Correction of the atrophic alveolar ridge by interpositional bone grafting: aprogressreport. *J. Oral Surg.* 1978;36(9):693–700.

[19] Politi M, Robiony M. Localized alveolar sandwich osteotomy for vertical augmentation of the anterior maxilla. *J. Oral Maxillofac. Surg.* 1999; 57(11):1380–1382.

[20] Jensen OT, Kuhlke L, Bedard JF, et al. Alveolar segmental sandwich osteotomy for anterior maxillary vertical augmentation prior to implant placement. *J. Oral Maxillofac. Surg.* 2006; 64:290–296.

[21] Egbert M, Stoelinga PJ, Blijdorp PA, et al. The

"three-piece" osteotomy and interpositional bone graft for augmentation of the atrophic mandible. *J. Oraland Maxillofac. Surg.* 1986;44(9):680–687.

[22] Zhang Y, Zhang M. Synthesis and characterization of macroporous chitosan/calcium phosphate composite scaffolds for tissue engineering. *Journal Biomedical Material Research*, vol. 55, pp. 304–312, 2001.

[23] Hashemi HM, Javidi B. Comparison between interpositional bone grafting and osteogenic alveolar distraction in alveolar bone reconstruction. *Journal of Oral and Maxillofacial Surgery*, vol. 68, no. 8, pp. 1853–1858, 2010.

[24] Marchetti C, Trasarti S, Corinaldesi G, Felice P. Interpositional bone grafts in the posterior mandibular region: a report on six patients. *Int. J. Periodontics Restor. Dent.* 2007: 27: 547–555.

[25] Frame JW, Browne RM, Brady CL. Biologic basis for interpositional autogenous bone grafts to the mandible. *J. Oral Maxillofac. Surg.* 1982: 40: 407–411.

[26] Robiony M, Costa F, Politi M. Alveolar sandwich osteotomy of the anterior maxilla. *J. Oral Maxillofac. Surg.* 2006: 64: 1453–1454.

[27] Felice P, Barausse C, Pistilli R, et al. Guided "Sandwich" Technique: A Novel Surgical Approach for Safe Osteotomies in the Treatment of Vertical Bone Defects in the Posterior Atrophic Mandible: A Case Report. *Implant Dentistry* 2014: 23: 738.

[28] Chiapasco M, Consolo U, Bianchi A, Ronchi P. Alveolar distraction osteogenesis for the correction of vertically deficient edentulous ridges: a multicenter prospective study on humans. *Int. J. Oral Maxillofac. Implants* 2004: 19: 399–407.

[29] Hori M, Sato T, Kaneko K, Okaue M, Matsumoto M, Sato H, Tanaka H. Neurosensory function and implant survival rate following implant placement with nerve transpositioning: a case study. *J. Oral Sci.* 2001: 43: 139–144.

[30] Moon JW, Choi BJ, Lee WH, An KM, Sohn DS. Reconstruction of atrophic anterior mandible using piezoelectric sandwich osteotomy: a case report. *Implant Dent.* 2009;18(3):195–202.

[31] Sohn DS, Shin HI, Ahn MR, Lee JS. Piezoelectric vertical bone augmentation using the sandwich technique in an atrophic mandible and histomorphometric analysis of mineral allografts: case report series. *Int. J. Periodontics Restorative Dent.* 2010; 30(4):383–391.

[32] Choi BH, Lee SH, Huh JY, et al. Use of the sandwich osteotomy plus an interpositional allograft for vertical augmentation of the alveolar ridge. *J. Craniomaxillofac. Surg.* 2004;32:51–54.

[33] Szpalski M, Gunzburg R. Recombinant human bone morphogenetic protein-2: A novel osteoinductive alternative to autogenous bone graft. *Acta Orthop. Belg.* 2005; 71:133–48.

[34] Wood RM, Moore DL. Grafting of the maxillary sinus with intraorally harvested autogenous bone prior to implant placement. *Int. J. Oral Maxillofac. Implants* 1988; 3:209–214.

[35] Kalk WW, Raqhoebar GM, Jansma J, et al. Morbidity from iliac crest bone harvesting. *J. Oral Maxillofac. Surg.* 1996;54:1424–1429; discussion, 1430.

[36] Shin HI, Sohn DS. A method of sealing perforated sinus membrane and histologic finding of bone substitutes: a case report. *Implant Dent.* 2005;14:328–333.

[37] Callan DP, Salkeld SL, Scarborough N. Histologic analysis of implant site s after grafting with demineralized bone matrix putty and sheets. *Implant Dent.* 2000;9:36–44.

[38] Babbush CA. Histologic evaluation of human biopsies after dental augmentation with demineralized bone matrix putty. *Implant Dent.* 2003;12:325–332.

[39] Froum SJ, Tarnow DP, Wallace SS, et al. The use of a mineralized allograft for sinus augmentation: an interim histological case report from a prospective clinical study. *Compend. Contin. Educ. Dent.* 2005; 26(4):259–260, 262–264, 266–268.

[40] Laviv A, Jensen OT, Tarazi E and Casap N. Alveolar Sandwich Osteotomy in Resorbed Alveolar Ridge for Dental Implants: A 4-Year Prospective Study. *J. Oral Maxillofac. Surg.* 72:292–303, 2014.

[41] Mehta KS, Prasad K, Shetty V, et al. Effect of Alveolar Segmental Sandwich Osteotomy on Alveolar Height: A Preliminary Study. *J. Maxillofac. Oral Surg.* 2017.

第9章　上颌牙槽嵴水平向骨量不足的治疗

Management of Horizontal Deficiency of the Maxillary Alveolar Ridge

Reza Tabrizi　著

摘要

牙种植是一种理想的牙缺失修复手段。充足的牙槽嵴骨量对于牙种植治疗后上部修复体恢复功能和美观至关重要[1]。制订治疗计划前应该对牙槽骨结构进行评估。

牙槽骨宽度和高度不足的问题应该在种植体植入前得到解决。本章探讨了多种用于恢复上颌牙槽骨宽度的临床技术。

关键词

牙槽嵴缺损，增量，颌骨

一、概述

（一）拔牙后牙槽骨的生理吸收

众所周知，牙拔除后牙槽骨会发生骨吸收。拔牙后最初8周内拔牙窝发生维度变化，其间破骨细胞活性增强导致牙槽嵴顶部颊舌侧皮质骨吸收。由于颊、舌侧皮质骨表面陷窝中存在破骨细胞，因此造成水平骨丧失，进而导致骨高度的降低[2]。牙缺失后的3~12个月内，牙槽嵴维度分别减少约3.8mm和6.1mm[1]。拔牙窝颊舌侧骨壁出现两个重叠的骨吸收阶段。阶段1，束状骨吸收由编织骨取代。阶段2，颊舌侧皮质骨外表面骨吸收（图9-1）[2]。

根据来自个别选定的研究数据的显著变化，无论是影像学评估还是临床检查，均显示拔牙窝愈合过程中牙槽嵴宽度的丧失大于高度的丧失[3]。

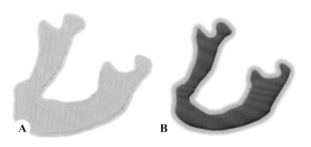

▲ 图9-1　拔牙后不久的无牙颌下颌骨（**A**），随时间推移快速发生的三维骨吸收（**B**）

（二）术前评估

术前正确评估骨量对制订一个合理的种植治疗计划十分必要。通过临床和影像学检查来完成初步评估。术前应评估颌位关系。例如，上颌唇侧外置法植骨术可以改善Ⅲ类错𬌗畸形患者上、下牙槽骨间的位置不调，但是同样的方法应用于Ⅱ类错𬌗畸形患者则反而会加重畸形程度。此外，对于严重的错𬌗畸形，常需要在种植体植入前进行外科手术予以矫正。咬合是种植手术前应考虑的另一要素。深覆𬌗患者的颌间距离减小，因此在种植体植入前就需要特殊考量。在上颌前牙区修复，对牙体显露程度及笑线位置的评估尤其重要。对于露龈笑患者，种植体精准植入及增量手术常常是必不可少的。测量缺牙间隙，从而确定种植体的直径及种植体与邻近天然牙间的距离。绘制骨形态图是一种简单、实用的方法，它有助于评价骨的结构和畸形程度。软组织的厚度和骨的宽度可以通过绘制骨形态图来确定。仅仅进行牙槽嵴形态绘制尚不足以准确预测用于种植体植入的可用骨量，还应该通过 CBCT 影像学数据来解读。结合 CBCT 进行牙槽嵴形态图可以显示牙槽骨的可靠信息[4]。通常来说，通过牙槽嵴形态图测量出的牙槽嵴颊舌向宽度与手术中显露骨组织后通过卡尺直接测量的数据一致[5]。关于影像学评估，根尖片可以显示局部病理性

损害或残留牙根。与相关解剖标志间的距离，如上颌窦和下牙槽神经，可以通过根尖片平行投照技术进行测量。然而，由于根尖片影像是二维成像，因此并不能确定骨宽度。曲面体层片（panoramic radiograph，OPG）展示了上下颌骨的广泛视野，可以评估病理性病变、残根、邻牙状况及与相关解剖标记间的距离。曲面体层片的主要缺陷在于不能确定骨宽度。

CBCT 影像能够提供关于颌骨结构及骨量和骨质的综合性信息（图 9-2）[6]。CBCT 测量也比曲面体层片更精确[7]。

（三）嵴扩张技术

嵴扩张（ridge expansion，RE）是一种简单可靠的增加牙槽嵴宽度的技术。该技术要求嵴顶宽度应达到 4mm 或以上。由于上颌骨骨密度较低，利用骨刀或骨扩张器较易进行牙槽嵴扩张，因此该技术更适用于上颌。颊侧黏

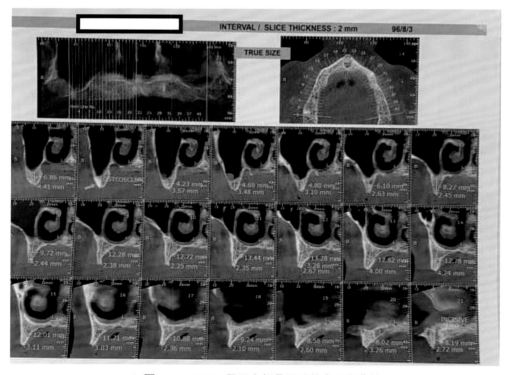

▲ 图 9-2 **CBCT 显示上颌骨严重的水平向萎缩**

骨膜瓣翻瓣，同时保持舌 / 腭侧软组织附着。这将有助于直视颊侧骨形态，以及必要时实施引导骨再生术。使用骨扩张骨刀将上颌后牙区牙槽嵴劈开，建议用 2mm 钻头进行种植位点预备，然后通过增加骨刀直径逐渐将其扩张。骨扩张后避免引导骨再生术或减少引导骨再生术时间是该技术的主要优势。

使用骨刀的噪声可能会使患者产生焦虑。因此在增加上下颌骨牙槽嵴宽度时使用骨扩张钻。逐步加力至 25～40N 实施骨扩张。无噪声及可控的扩张是骨扩张钻的优点。对于 D_1 型和 D_2 型骨，应谨慎使用骨扩张技术。当以上类型骨被过量扩张时，可能导致颊侧骨板骨折。文献报道，骨扩张平均 5 年后随访，种植体存活率为 93.95%[8]。

骨扩张可以和引导骨再生术同期进行。已有数据表明，采用骨刀行牙槽嵴扩张，联合引导骨再生术并同期植入种植体，是一种可靠且并发症发生率低的手术方法（图 9-3）[9]。

（四）牙槽嵴劈开术

牙槽嵴劈开术（alveolar ridge-split technique，ARST）是一种可用于增加牙槽嵴骨量的方法。通常，牙槽嵴劈开术与骨增量相关联。应用该技术时，在颊侧和舌 / 腭侧骨板被分开后，骨替代材料被放置于骨内间隙中。保存颊侧和舌 / 腭侧软组织附着十分必要，这有助于减少骨吸收和保持骨片稳定。该技术要求嵴顶宽度至少达到 3mm 或更多。双侧皮质骨板之间存在少量的松质骨。牙槽嵴劈开术其操作可以使用盘状锯片或超声骨刀；压电手术优于使用机械器械的方法（图 9-4）。

压电手术能够提供个性化的微创截骨术式[10]。牙槽嵴劈开术采用半厚瓣，超声骨刀可以成功减少即刻种植后边缘骨的丧失（图 9-5）[11]。

（五）外置法植骨术

当牙槽骨颊 / 舌腭向宽度较薄（＜3mm），外置法植骨术是一种合适的选择。该技术可以一步法（同期种植）或两步法（延期种植）完成。如果种植体植入后有足够的初期稳定性，也可以同期进行外置法植骨术（图 9-6）。

一壁型骨缺损（颊侧骨缺损）情况下推荐

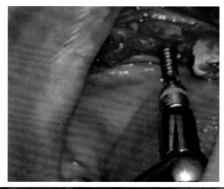

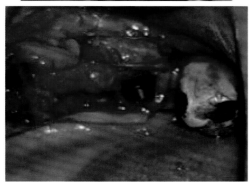

▲ 图 9-3　上颌后牙区骨扩张

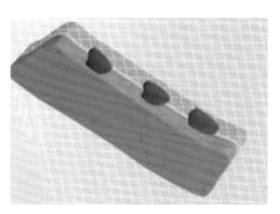

▲ 图 9-4　与牙种植相关的牙槽嵴劈开术示意

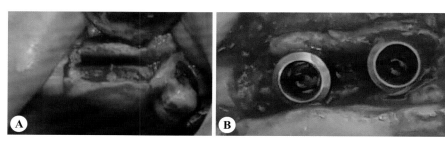

▲ 图 9-5　牙槽嵴劈开术同期种植体植入

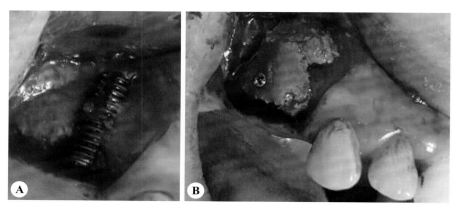

▲ 图 9-6　种植体植入与骨块移植同期进行

应用外置法植骨术。在两步法中，首先使用微型螺钉固定移植骨块（图 9-7）。

然后，术后 4～6 个月植入种植体。已经证实，水平向及垂直向骨吸收的缺牙区牙槽嵴经骨块移植重建后进行牙种植，其种植成功率及种植体存留率与在天然牙槽骨内种植相似。

垂直骨增量面临更多的外科挑战及术后并发症，因此在此类病例中使用短种植体可能是一种更好的选择[12]。延期种植（两步法）似乎比同期种植（一步法）更少发生边缘骨吸收及软组织退缩[13, 14]。

（六）引导骨再生术增宽牙槽嵴

采用引导骨再生术增宽牙槽骨的适应证与骨移植技术相似。如果牙槽嵴宽度≤3mm 且骨缺损范围小（如含 1～2 个牙位），则适合使用引导骨再生术。多种骨移植材料被用于引导骨

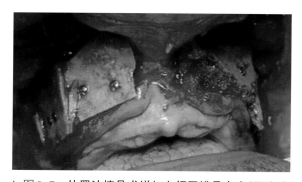

▲ 图 9-7　外置法植骨术增加上颌牙槽骨宽度（两步法）

再生术，如自体骨、同种异体骨、异种骨及异质移植物。在种植体植入前进行牙槽嵴水平骨增量时，无论是否使用自体骨，引导骨再生术均能获得理想效果[15]。该技术中，屏障膜的使用必不可少（图 9-8）。

引导骨再生术是通过阻挡非成骨组织进入，而只允许骨原细胞再次进入骨缺损区来实现骨增量[16]。此外，屏障膜有助于保持骨替

代材料的稳定。用于引导骨再生治疗的屏障膜应具有以下特性：细胞屏障特性、生物相容性、与宿主组织的整合、易于临床操作、空间维持能力、足够的机械和物理性能。不可吸收膜主要是膨体聚四氟乙烯膜（expanded polytetrafluoroethylene，e-PTFE），被确定为第一代屏障膜[17]。不可吸收膜需要通过二期手术去除。可吸收材料制成的第二代屏障膜被开发并广泛用于不同的临床病例。引导骨再生术与种植体植入可同期进行，或者两步法延期种植。通常，两步法延期种植可以在引导骨再生术术

后 4～6 个月进行（图 9-9 和表 9-1）。

二、结论

　　充足的牙槽嵴骨量对于种植义齿修复获得良好的功能和美学效果至关重要。制订治疗计划前应评估牙槽骨结构。在种植体植入前，必须解决骨宽度和高度不足的问题。牙槽嵴扩张术、外置法植骨术、牙槽嵴劈开术及引导骨再生术常用于修复上颌牙槽骨宽度不足，从而有效地为种植治疗提供合适的解剖条件。

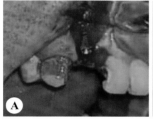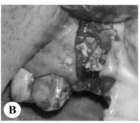

▲ 图 9-8　一步法引导骨再生术：种植体植入同期骨增量

表 9-1　牙槽嵴水平向骨增量技术临床应用总结

骨宽度	治疗选项
≥ 4mm	牙槽嵴扩张术
≥ 3mm	牙槽嵴劈开术
< 3mm	外置法植骨术
≤ 3mm	引导骨再生术

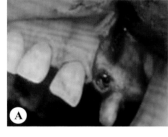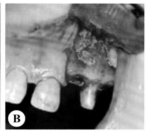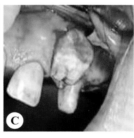

◀ 图 9-9　采用引导骨再生术进行颊侧骨缺损骨增量

参考文献

[1] Schropp, L., Wenzel, A., Kostopoulos, L., Karring, T. Bone healing and soft tissue contour changes following single-tooth extraction: a clinical and radiographic 12-month prospective study. *International Journal of Periodontics and Restorative Dentistry*, 2003; 23(4).

[2] Araújo, M. G., Lindhe, J. Dimensional ridge alterations following tooth extraction. An experimental study in the dog. *Journal of clinical periodontology*, 2005;

32(2):212-8.

[3] Van der Weijden, F., Dell'Acqua, F., Slot, D. E. Alveolar bone dimensional changes of post-extraction sockets in humans: a systematic review. *Journal of clinical periodontology*, 2009; 36(12): 1048-58.

[4] Allen, F., Smith, D. G. An assessment of the accuracy of ridge-mapping in planning implant therapy for the anterior maxilla. *Clinical oral implants research*, 2000;

11(1):34–8.

[5] Chen, L. C., Lundgren, T., Hallström, H., Cherel, F. Comparison of different methods of assessing alveolar ridge dimensions prior to dental implant placement. *Journal of periodontology*, 2008; 79(3): 401–5.

[6] Georgescu, C. E., Mihai, A., Didilescu, A. C., Moraru, R., Nimigean, V., Nimigean, V. R. et al. Cone beam computed tomography as a method of quantitative and qualitative analysis of alveolar crest in the frontal mandibular area. *Rom. J. Morphol. Embryol.*, 2010; 51(4): 713–7.

[7] Khongkhunthian, P., Jomjunyong, K., Reichart, P. A. Accuracy of cone beam computed tomography for dental implant treatment planning. *CMU J. Nat. Sci.*, 2017; 16(1):51–62.

[8] Koray, M., Senel, N., Senemtası, A., Özcan, I., Yaltırık, M. Changes in Alveolar Bone Width Following Bone Expansion. *Open Journal of Stomatology*, 2017; 7(07):305.

[9] Kolerman, R., Nissan, J., Tal, H. Combined osteotome-induced ridge expansion and guided bone regeneration simultaneous with implant placement: a biometric study. *Clinical implant dentistry and related research*, 2014; 16(5):691–704.

[10] Stübinger, S., Stricker, A., Berg, B.-I. Piezosurgery in implant dentistry. *Clinical, cosmetic and investigational dentistry*, 2015; 7: 115.

[11] Mahmoud, Z. T., El–Dibany, M. M., El–Ghamrawy, S. M., Osman, S. M., Troedhan, A. C. Mucosal Flap Versus Mucoperiosteal Flap In Ridge Splitting And Simultaneous Implant Placement Using PIEZOSURGERY (A RANDOMIZED Controlled Clinical Trial). *Alexandria Dental Journal*, 2017; 41(1):67–72.

[12] Aloy–Prosper, A., Penarrocha–Oltra, D., Penarrocha–Diago, M., Penarrocha–Diago, M. The outcome of intraoral onlay block bone grafts on alveolar ridge augmentations: a systematic review. *Medicina oral, patologia oral y cirugia bucal.*, 2015; 20(2):e251–8.

[13] Aloy–Prosper, A., Penarrocha–Oltra, D., Penarrocha–Diago, M., Camacho–Alonso, F., Penarrocha–Diago, M. Peri–implant Hard and Soft Tissue Stability in Implants Placed Simultaneously Versus Delayed with Intraoral Block Bone Grafts in Horizontal Defects: A Retrospective Case Series Study. *The International journal of oral and maxillofacial implants*, 2016; 31(1):133–41.

[14] Penarrocha–Diago, M., Aloy–Prosper, A., Penarrocha–Oltra, D., Calvo–Guirado, J. L., Penarrocha–Diago, M. Localized lateral alveolar ridge augmentation with block bone grafts: simultaneous versus delayed implant placement: a clinical and radiographic retrospective study. *The International Journal of oral and maxillofacial implants*, 2013; 28(3):846–53.

[15] Mendoza–Azpur, G., de la Fuente, A., Chavez, E., Valdivia, E., Khouly, I. Horizontal ridge augmentation with guided bone regeneration using particulate xenogenic bone substitutes with or without autogenous block grafts: A randomized controlled trial. *Clinical implant dentistry and related research*, 2019.

[16] Elgali, I., Omar, O., Dahlin, C., Thomsen, P. Guided bone regeneration: materials and biological mechanisms revisited. *European Journal of oral sciences*, 2017; 125(5):315–37.

[17] Liu, J., Kerns, D. G. Mechanisms of guided bone regeneration: a review. *The open dentistry Journal*, 2014; 8:56–65.

第 10 章　上颌骨三明治法植骨术垂直骨增量

Sandwich Bone Graft Technique for Vertical Augmentation of the Maxilla

Ali Hassani　Ali Fateh　著

摘要

对于上颌牙槽骨及基骨存在严重垂直向骨缺损的无牙颌患者，可在种植体植入前通过 LeFort 水平向截骨，垂直下降活动骨段并行间置植骨术（三明治技术）。本章中，我们将介绍这种技术用于牙槽骨骨量不足且要求种植治疗的无牙颌患者。

关键词

垂直骨增量，上颌骨量不足，增量，三明治技术

骨结合种植体修复缺失牙已经成为一种常规治疗方法[1, 2]。然而，如果牙槽嵴垂直和水平向骨量不足，并且牙槽骨已吸收至基骨，种植体则无法植入。这种情况下，需要在种植体植入前进行骨移植手术。

垂直和水平向骨量不足都可以采用间置植骨术来修复。骨移植既可以增加牙槽骨垂直高度，也可以增加水平宽度（如引导骨再生术）[3-5]。本章描述通过三明治技术对上颌骨严重萎缩导致的垂直向骨量不足进行骨增量，以适合种植体植入。

一、病例报道

50 岁男性无牙颌患者，要求上颌义齿修复治疗（图 10-1）。

根据影像学检查，发现可供种植体植入的上颌牙槽骨高度仅有 2mm。CBCT 显示上颌牙槽骨及基骨的严重骨丢失（图 10-2）。

最终决定全麻下进行牙槽骨垂直骨增量。

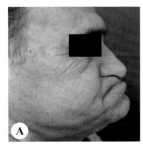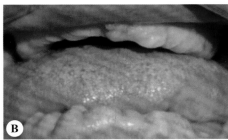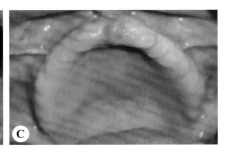

▲ 图 10-1　患者侧面观：垂直高度降低（**A**）；口腔视图：上颌骨垂直向严重骨吸收的无牙颌（**B** 和 **C**）

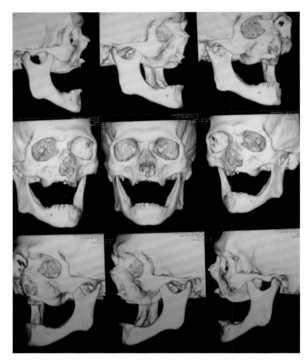

▲ 图 10-2 CT 三维成像，上下颌骨严重的骨缺损（注意：上颌骨严重的垂直向骨吸收）

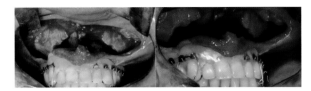

▲ 图 10-3 LeFort Ⅰ 型截骨术后上颌骨向下断裂松解，可直视鼻底

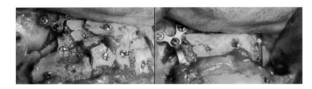

▲ 图 10-4 上颌骨三明治技术中，使用微型夹板和螺钉稳定和固定收集的骨

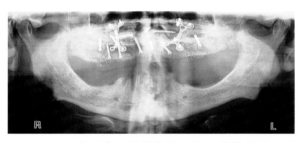

▲ 图 10-5 术后曲面体层片显示上颌移植的骨和固定夹板

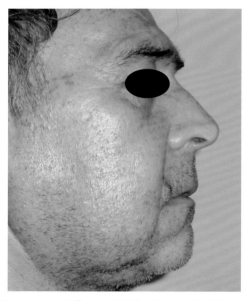

▲ 图 10-6 上颌骨"三明治"技术垂直骨增量术后患者侧面观

二、手术方法

完成一个经典的 LeFort Ⅰ 型截骨术。上下颌义齿用牙弓夹板固定以控制咬合（图 10-3）。

髂骨取骨并插入双侧上颌骨离断间隙及鼻中隔下方。在上下颌义齿处于咬合状态引导下，用微型夹板和螺钉双侧固定骨移植物和颧骨支柱及上颌窦壁（图 10-4 和图 10-5）。

创口冲洗后，使用 3-0 可吸收缝线连续缝合关闭创口。在前部区域，双侧鼻翼基底缩窄缝合以防止术后鼻翼变宽。缝合结束后解除颌间固定，去除义齿和咽部填塞物。

上颌骨恢复充足的骨量并获得足够的垂直高度（图 10-6）。

3 个月后上颌骨骨愈合，门诊局部麻醉下取出微型夹板和螺钉。6 个月后植入种植体，再 3 个月后完成上颌种植义齿修复。

三、结论

对于无牙颌上颌骨存在严重垂直向萎缩和上颌基骨骨吸收来说，本章描述的三明治技术已被证明是一种可成功用于骨重建的临床技术。该技术为种植固定修复提供了种植体锚定和骨结合所必需的骨组织。

参 考 文 献

[1] Adell, R., Branemark, P. I. A 15-year study of osseointegrated implant in the treatment of the edentulous jaw. *Int. J. Oral Maxillofac. Surg.*, 1981; 10:387–416.

[2] Albrektsson, T., Zarb, G., Worthington, P., Eriksson, A. R. The long-term efficacy of currently used dental implants: a review and proposed criteria of success. *Int. J. Oral Maxillofac. Implants*, 1986; 1:11–25.

[3] Cordo, L., Terheyden, H. *ITI treatment guide*, volume 7. Berlin: Quintessence Publishing; 2009. p. 54–55,76.

[4] Simion, M., Jovanovic, S. A., Tinti, C., Benfenati, S. P. Long-term evaluation of osseointegrated implants inserted at the time or after vertical ridge augmentation: a retrospective study on 123 implants with 1–5 year followup. *Clin. Oral Implants Res.*, 2001; 12(1): 35–45.

[5] Chiapasco, M., Romeo, E., Casentini, P., Rimondini, L. Alveolar distraction osteogenesis vs. vertical guided bone regeneration for the correction of vertically deficient edentulous ridges: a 1–3-year prospective study on humans. *Clin. Oral Implants Res.*, 2004; 15: 82–95.

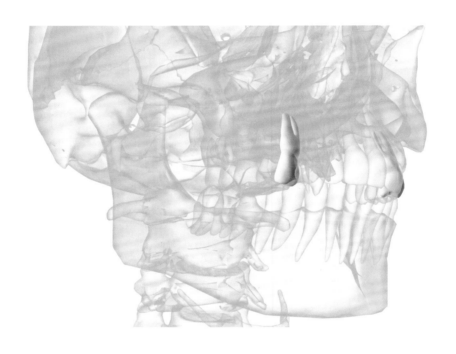

第四篇　上颌窦底提升术
Techniques to Augment the Maxillary Sinus

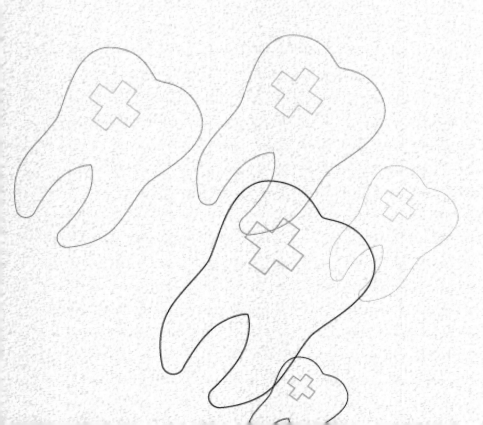

第 11 章　闭合式上颌窦底提升术

Closed Sinus Augmentation

Ali Fateh　Mohammad Hosein Kalantar Motamedi　著

摘要

上颌后牙区常由于骨量不足而成为牙种植的难点区域。在为解决上述解剖限制而提出的外科手术中，上颌窦底提升术已被证实是一种成功率高的安全术式[1]。1974 年，Hilt Tatum Jr. 博士最先施行了上颌窦底提升术，并在 1 年后首次予以报道。1975—1979 年，上颌窦底提升术大都采用导管扩张法完成。之后，适用于上颌窦膜抬升的器械得到进一步开发。1980 年，Boyne 和 James 对上颌窦内植入自体骨 6 个月后再植入种植体的技术进行了报道[2]。1986 年，Tatum 提出更加微创的经牙槽嵴顶上颌窦底提升术式，随后由 Summers 于 1994 年予以改良完善[3]。在上颌后牙和上颌窦区，无论是正确评估 CBCT[4]，制订治疗计划，还是手术操作，都需要了解上颌窦疾病和异常表现，以及上颌窦底提升技术的相关知识。急性上颌窦炎、根尖区病变、囊肿或肿瘤的任一体征出现都会增加手术的复杂性，需要进一步评估。因此，如果患者出现鼻塞、上颌窦炎、鼻炎或上呼吸道疾病的症状，需推迟手术。上颌窦底提升有 2 个基本术式，即开放式和闭合式。本章主要介绍闭合式上颌窦底提升术及其改良方案。

关键词

闭合式上颌窦底提升，上颌窦移植，上颌后牙区种植

上颌窦移植手术属于 Ⅱ 类切口手术，或者称为清洁 – 污染手术。此类手术的感染发生率为 10%～15%，但通过严格无菌操作及预防性抗生素的使用可使之降至 1%[5]。临床经验表明，窦内移植物的感染率可达到 20%[6]。由于阿莫西林对口腔细菌谱有杀菌作用且无毒，因此，将其作为上颌窦底提升时的预防性抗生素使用。阿莫西林因其易吸收、用药依从性好、成本低等优势成为预防性抗生素的首选药物。有青霉素过敏史的患者可用克林霉素替代。口服抗生素应至少在术前 1h 给药。鉴于抗生素水平必须足够高才能达到有效的血浆浓度，因此给药的负荷剂量是常规治疗剂量的 2 倍[5]。

一、手术方法

切口设计与翻瓣

根据上颌窦前壁的延伸范围，将垂直切口设计于上颌窦前壁之前，牙槽嵴顶切口可根据需要向后延伸至上颌结节。

闭合式上颌窦底提升术的常规操作方法有：冲顶法，植骨或不植骨；冲顶法，同期或延期植入种植体；冲顶法不植骨，同期植入种植体。

1. 冲顶法，植骨或不植骨

冲顶法上颌窦底提升术（osteotome sinus floor elevation，OSFE）旨在利用骨预备时所获取的骨来提升上颌窦底。通常适用于上颌窦底下方剩余骨高度至少为 3～5mm 时。自 Summers[3] 首次提出骨凿冲顶法后，许多学者介绍了经牙槽嵴顶行上颌窦底提升的各种改良术式。根据骨密度的不同，种植位点的骨预备方法可做相应调整。种植窝预备深度须止于上颌窦底下方 1～2mm。降低种植手机转速（低于 1000 转 / 分）能提高术者的触觉敏感度，利于术者感知到上颌窦底皮质骨板，以避免钻针不慎穿透上颌窦底壁。根据术前方案，种植窝预备至合适的最终直径。然后，选择与该直径相同、末端为平头或凹型的骨凿插入窝内[7]。轻轻敲击骨凿，止停深度为超出种植窝深度 2mm 并进入上颌窦。术后 6 个月（D2 型

骨和 D3 型骨）或术后 8 个月（D4 型骨），X 线显示窦内骨形成且致密时，可植入种植体（图 11-1）。

2. 冲顶法，同期或延期植入种植体

该方法适用于牙槽嵴高度不足 5mm，种植体需延期植入时。采用环钻预备种植窝（环钻内径与种植体直径相匹配），深度直达上颌窦底。然后，用外科锤轻轻敲击末端为凹面的骨凿，将环钻制取的圆形骨柱逐步向上推。上颌窦膜被骨柱向上抬起。填塞自体骨或骨替代材料直至整个制备通道均被充满。在用环钻预备种植窝时，应避免穿透上颌窦底（图 11-2）。

骨柱要维持与上颌窦膜黏附的状态并保持活性，为植骨区提供骨祖细胞和血供。术后 6～8 个月植入种植体。

3. 冲顶法不植骨，同期植入种植体

该术式的主要目的是收集种植窝预备过程中来自周围骨壁的所有自体骨，并将其向根方推进以提升上颌窦底。术前需通过 X 线测量剩余牙槽嵴高度。术中应避免器械尖端穿透上颌

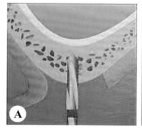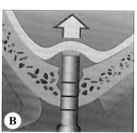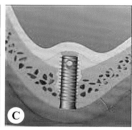

◀ 图 11-1　A. 种植窝预备深度必须止于上颌窦底下方 1～2mm；B. 选择与种植窝终直径相同的骨凿插入窝内，轻轻敲击骨凿，止停深度为超出种植窝深度 2mm 并进入上颌窦；C. 6 个月后，植入种植体

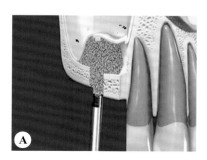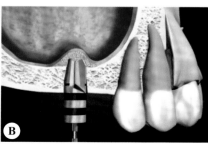

◀ 图 11-2　冲顶法上颌窦底提升并植骨，延期植入种植体（6～8 个月后）

窦底造成上颌窦膜穿孔，然后利用移植材料提升上颌窦底和上颌窦膜。骨凿的形态与直径应与所需种植体相匹配。

导致上颌窦膜撕裂的可能因素如下。

- 骨凿使用不当。
- 上颌窦膜薄。
- 大量的骨替代材料被快速填入[3]。
- 存在上颌窦分隔[8]。
- 预备钻止停位置与上颌窦底间距离＞2mm，导致用骨凿提升窦底密质骨时力量过大[8]。
- 种植位点的预备深度超过邻牙根尖水平4mm 以上[9]。
- 窦膜抬升高度超过 5mm[10]。

经牙槽嵴顶行上颌窦底提升术后，在新骨与上颌窦底间可见一明显分界。随着愈合时间延长，原上颌窦底的边界逐渐变得模糊难以分辨，X 线显示在原窦底上方可见一新的上颌窦底形成（图 11-3 和图 11-4）。

此外，当使用冲顶法提升上颌窦底时，由于黏骨膜瓣的翻瓣范围小，仅限于牙槽嵴顶区，因此减少了对上颌窦侧壁血供的影响[11]。少量临床研究报道了采用冲顶法进行上颌窦底提升后的一些并发症，如术中出血、上颌窦膜穿孔和术后上颌窦病理改变[11, 12]。

二、结论

经牙槽嵴顶的闭合式上颌窦底提升术（包括使用不同的骨凿冲顶技术、不同类型的种植

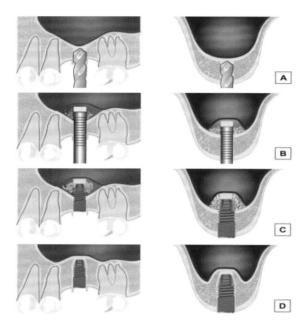

▲ 图 11-3　冲顶法上颌窦底提升不植骨，同期植入种植体

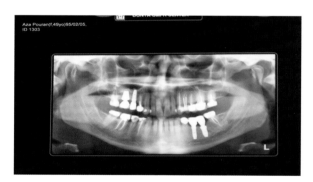

▲ 图 11-4　右上第一磨牙区新骨形成

体和移植材料）是一种高度可预期的手术，尤其是当剩余骨高度＞5mm 时。

该方法操作简单、微创，可显著提高上颌后牙区的种植成功率，术中和术后并发症少，并且不会引起上颌窦膜的临床改变。

参 考 文 献

[1] Hirsch, J. M., Ericsson, I. Maxillary sinus augmentation using mandibular bone grafts and simultaneous installation of implants. *A Surgical Technique, Clin. Oral Implants Res.* 1991 Apr–Jun;2(2):91–6.

[2] Christopher Riben, Andreas Thor, The Maxillary Sinus membrane elevation procedure: Augmentation of bone around dental implant without Graft, *A Review of a Surgical Technique*, 2012.

[3] Summers, R. B. A. *New concept in maxillary implant surgery: the osteotome technique Compendium.* 1994 Feb;15(2):152, 154–6, 158 passim; quiz 162.

[4] Sandler, N. A., Johns, F. R., Braun, T. W. Advances in the management of acute and chronic sinusitis, *J. Oral Maxillofac. Surg.* 54:1005–1013, 1996.

[5] Peterson, L. J. Antibiotic prophylaxis against wound infections in oral and maxillofacial surgery, *J. Oral and Maxillofac. Surg.* 48:617–620, 1990.

[6] Timmenga, N. M., Raghoebar, G. M., Boering, G. et al. Maxillary sinus function after sinus lift for the insertion of dental implants, *J. Oral Maxillofac. Surg.* 55:936–939, 1997.

[7] Zaninari, A. Rialzo del Seno Mascellare Prima parte [Maxillary Breast Lift First Part], *Tam Tam Dentale*, n.

2: 8–12, 1990.

[8] Reiser, G. M., Rabinovitz, Z., Bruno, J., Damoulis, P. D., Griffin, T. J. Evaluation of maxillary sinus membrane response following elevation with the crestal osteotome technique in human cadavers. *Int. J. Oral Maxillofac. Implants.* 2001 Nov–Dec; 16(6):833–40.

[9] Coatoam, G. W., Krieger, J. T. A four-year study examining the results of indirect sinus augmentation procedures. *J. Oral Implantol.* 1997; 23(3):117–27.

[10] Cavicchia, F., Bravi, F., Petrelli, G. Localized augmentation of the maxillary sinus floor through a coronal approach for the placement of implants. *Int. J. Periodontics Restorative Dent.* 2001 Oct;21(5):475–85.

[11] Nkenke, E., et al. The endoscopically controlled osteotome sinus floor elevation: a preliminary prospective study. *Int. J. Oral Maxillofac. Implants.* 2002 Jul–Aug; 17(4):557–66.

[12] Baumann, A., Ewers, R. Minimally invasive sinus lift. Limits and possibilities in the atrophic maxilla [Article in German]. *Mund Kiefer Gesichtschir.* 1999 May;3 Suppl. 1:S70–3.

第 12 章　开放式上颌窦底提升术
Open Sinus Augmentation

Mohammad Hosein Kalantar Motamedi　Ali Hassani

Mehdi Sezavar　Ali Fateh　Mohammad Hassani　著

摘要

在上颌后牙区，可能会发生上颌窦气化增大或牙槽嵴吸收。这使得在上颌后牙区行拔牙和种植体植入手术都变得更为复杂。当上颌窦下方的牙槽骨高度或宽度不能满足种植体植入条件时，进行上颌窦底提升则是必要的。拔牙后导致的牙槽骨吸收也可能会妨碍后续种植体的植入。本章我们介绍采用开放式上颌窦底提升术进行骨增量以实现种植体植入的操作步骤。

当上颌后牙区牙槽骨量不足导致无法植入种植体时，我们需要进行上颌窦骨增量，同期或延期（6～12 个月后）植入种植体。本章介绍开放式上颌窦底提升术的操作方法和优、缺点，并与其他上颌窦增量方法（如闭合式上颌窦底提升术）进行比较[1]。

侧壁开窗上颌窦底提升术最早由 Tatum 于 1977 年提出，随后 Boyne 于 1980 年进行了报道[2]。

虽然这种开放式上颌窦底提升术在多颗种植体植入时很有优势，但它同时也存在一些缺点，例如术后并发症增加，以及肿胀和血肿形成[3]。侧壁开窗术式的其他局限性还包括视野和进入上颌窦的通道受限，以及上颌窦膜穿孔的风险[2]。

缺牙后上颌牙槽骨量不足[1]可能由不同方向（即水平向和垂直向）上的牙槽骨吸收或上颌窦气化增大所致。这种骨量不足的情况（<5mm）妨碍了种植体植入和初期稳定性的获得，因此，需要进行骨移植并促进新骨形成。

一方面，自体骨因其具有骨引导和骨诱导的优势常被用于修复骨缺损[4]。但另一方面，自体骨也存在移植后的骨吸收、供区并发症及供骨量有限等缺点[5]。为克服这些不足，临床广泛采用骨替代材料作为自体骨的补充或替代品用于上颌窦底提升。

一、开放式上颌窦底提升术的操作程序

根据剩余骨量多少，可选择以下两种操作方法。

- 上颌窦底提升并植骨，同期植入种植体（当骨量大于 4～5mm，种植体能获得初期稳定性时）。
- 上颌窦底提升并植骨，6～12 个月后植入种植体（当骨量不足 4～5mm，种植体难以获得初期稳定性时）。

骨移植材料

脱蛋白牛矿物质（deproteinized bovine

mineral，DBBM）已被证实是骨再生过程中的良好骨替代材料[6-8]；它可单独使用，也可与自体骨或人工骨混合使用[9-12]。研究显示，脱蛋白牛矿物质具有生物相容性、骨引导性和缓慢吸收的特性[13-14]。然而，在上颌窦增量中使用脱蛋白牛矿物质时有失败，临床医生面临增量区的再生骨营养不足的情况；因此，应寻求一些新方法以提高上颌窦内成骨的质和量。

在骨替代材料中添加富血小板纤维蛋白用于上颌窦增量的方法已有报道[15]。研究发现，当使用脱蛋白牛矿物质和富血小板纤维蛋白的混合物时新骨形成率更高（与单纯使用脱蛋白牛矿物质相比）。

二、上颌窦增量的基本技术

- 当剩余骨量＞4mm 能使种植体获得初期稳定时，通常行上颌窦底提升并植骨，同期植入种植体。

（一）术前临床和影像学检查

麻醉后将黏骨膜瓣从牙槽嵴顶向颊侧和上方翻起，然后在无菌生理盐水冲洗下，用金刚砂球钻在上颌窦侧壁去骨开窗（图 12-1）。

骨窗须高出牙槽嵴顶数毫米，并且与种植体长度相匹配，以便容纳获取的自体骨或人工

骨替代材料，从而与所需种植体的长度和宽度相适应。

使用不同形状的合适器械，小心分离上颌窦膜，并将其从上颌窦侧壁和底部轻轻抬起，直至膜可以向内侧和上方移动（图 12-2）。

然后将脱蛋白牛矿物质颗粒与 II 型骨胶原（Dentium, Korea）和（或）自体骨的混合物置入窦底壁与提升后的上颌窦膜所形成的空间内（图 12-3）。在填充植骨材料前，也可先在抬升的上颌窦膜下方覆盖胶原膜。

沿着种植体植入方向放置移植材料。

然后，从牙槽嵴顶植入 1 颗或多颗种植体，并使种植体获得初期稳定性（图 12-4）。

关闭创口前，也可用胶原膜覆盖骨窗。然后用 3-0 或 4-0 缝线缝合关闭创口。6～12 个月后，X 线片显示出良好的骨愈合（图 12-5）。

- 上颌窦底提升并植骨，延期植入种植

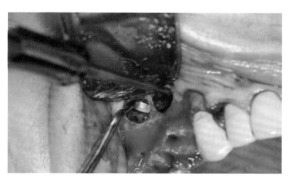

▲ 图 12-2　预备颊侧骨窗，向上向内推起上颌窦膜

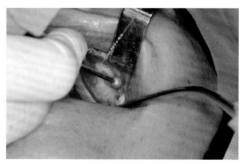

▲ 图 12-1　金刚砂球钻预备颊侧骨窗，注意避免上颌窦膜穿孔

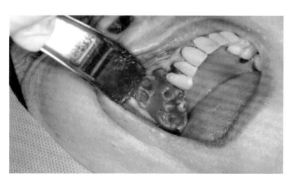

▲ 图 12-3　种植位点预备完成

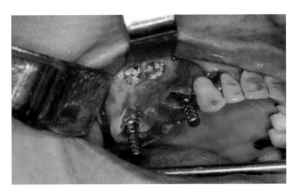

▲ 图 12-4　移植材料放置和种植体植入

体；此方案中窦底提升及移植材料放置方法与前述相同，待 6~12 个月骨愈合后植入种植体（该方法常用于骨量不足 5mm，种植体难以获得初期稳定性时）。

（二）膜穿孔的处理

上颌窦底提升术操作要求高，具有一定的技术敏感性。上颌窦的施耐德膜菲薄且易穿孔。因此，操作时需特别小心。术者须努力勤勉并保持足够耐心。一旦出现该并发症，可采取有以下几种处理方式。

对<5mm 的上颌窦膜穿孔，通常可采用直接缝合，覆盖胶原膜，或者仅使用纤维蛋白组织胶封闭而无须额外措施。对于更大的穿孔，则必须加以处置。

较大穿孔的处理需要应用其他技术。业界已提出多种建议使用的方法，如使用纤维蛋白组织封闭剂，缝合穿孔，以及覆盖合适的膜。有些学者则建议中止手术，将其推迟 6~9 个月，以使上颌窦膜愈合[16]（图 12-6）。

三、结论

一般而言，上颌窦底提升时，用聚四氟乙烯（polytetrafluoroethylene，PTFE）或胶原膜覆盖骨窗有助于防止移植材料移位，发挥

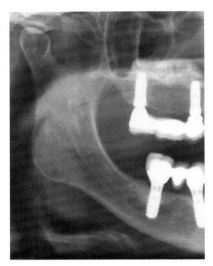

▲ 图 12-5　6~12 个月后，X 线片显示上颌良好的骨愈合

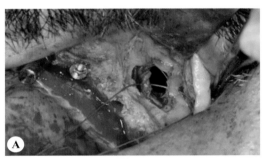

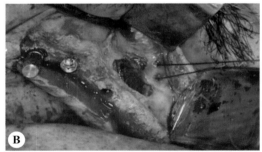

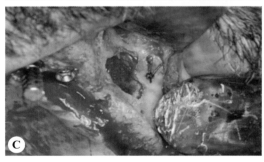

▲ 图 12-6　A. 较大穿孔的修复，缝合线从外部穿过第一个孔，朝向窦腔内部，并穿过窦膜；B. 缝合线从第二个孔穿出，牵拉缝合线，将上颌窦膜拉近骨面；C. 拉紧缝合线并在上颌窦壁外侧打结，穿孔被完全关闭

屏障作用以阻挡软组织长入，并可能有助于促进移植区新骨形成。有学者报道，在骨窗处覆盖胶原膜能够提高侧壁区域的成骨质量[17, 18]。

参 考 文 献

[1] Boyne PJ, James RA. Grafting of the maxillary sinus floor with autogenous marrow and bone. *J. Oral Surg.* 1980; 38: 613–616.

[2] Esfahanizadeh N, Rokn AR, Paknejad P, et al. Comparison of Lateral window and osteotome techniques in sinus augmentation Histological and Histomorphometric Evaluation. *Journal of Dentistry.* 2012; 9: 237–246.

[3] Caudry S, Landzberg M. Lateral Window Sinus elevation technique Managing challenges and complications. *J. of Canadian Dental Association.* 2013; 79: d101

[4] Cordaro L. Bilateral simultaneous augmentation of the maxillary sinus floor with particulated mandible. Report of a technique and preliminary results. *Clin. Oral Implants Res.* 2003; 14: 201–206.

[5] van den Bergh JP, ten Bruggenkate CM, Krekeler G, et al. Sinusfloor elevation and grafting with autogenous iliac crest bone. *Clin. Oral Implants Res.* 1998; 9: 429–435.

[6] Piattelli M, Favero GA, Scarano A, et al. Bone reactions to anorganic bovine bone (Bio-Oss) used in sinus augmentation procedures: a histologic long-term report of 20 cases in humans. *Int. J. Oral Maxillofac Implants.* 1999; 14: 835–840.

[7] Valentini P, Abensur D, Wenz B, et al. Sinus grafting with porous bone mineral (Bio-Oss) for implant placement: a 5-year study on 15 patients. *Int. J. Periodontics Restorative Dent.* 2000; 20: 245–253.

[8] Traini T, Valentini P, Iezzi G, et al. A histologic and histomorphometric evaluation of anorganic bovine bone retrieved 9 years after a sinus augmentation procedure. *J. Periodontol.* 2007; 78: 955–961.

[9] Hallman M, Lundgren S, Sennerby L. Histologic analysis of clinical biopsies taken 6 months and 3 years after maxillary sinus floor augmentation with 80% bovine hydroxyapatite and 20% autogenous bone mixed with fibrin glue. *Clin. Implant. Dent. Relat Res.* 2001; 3: 87–96.

[10] Valentini P, Abensur D, Densari D, et al. Histological evaluation of Bio-Oss in a 2-stage sinus floor elevation and implantation procedure. A human case report. *Clin. Oral Implants Res.* 1998; 9: 59–64.

[11] Yildirim M, Spiekermann H, Handt S, et al. Maxillary sinus augmentation with the xenograft Bio-Oss and autogenous intraoral bone for qualitative improvement of the implant site: a histologic and histomorphometric clinical study in humans. *Int. J. Oral Maxillofac. Implants.* 2001; 16: 23–33.

[12] Yildirim M, Spiekermann H, Biesterfeld S, et al. Maxillary sinus augmentation using xenogenic bone substitute material Bio-Oss in combination with venous blood. A histologic and histomorphometric study in humans. *Clin. Oral Implants Res.* 2000; 11: 217–229.

[13] Artzi Z, Tal H, Dayan D. Porous bovine bone mineral in healing of human extraction sockets: 2. Histochemical observations at 9 months. *J. Periodontol.* 2001; 72: 152–159.

[14] Simion M, Fontana F, Rasperini G, et al. Vertical ridge augmentation by expandedpolytetrafluoroethylene membrane and a combination of intraoral autogenous bone graft and deproteinized anorganic bovine bone (Bio Oss). *Clin. Oral Implants Res.* 2007; 18: 620–629.

[15] Zhang Y, Tangl S, Huber CD, et al. Effects of Choukroun's platelet-rich fibrin on bone regeneration in combination with deproteinized bovine bone mineral in maxillary sinus augmentation: a histological and histomorphometric study. *J. Craniomaxillofac. Surg.* 2012; 40: 321–328.

[16] Repair Hassani, A., Motamedi, M. H. K., Saadat,

S., Moshiri, R., & Shahmirzadi, S. (2012). Novel Technique to Repair Maxillary Sinus Membrane Perforations During Sinus Lifting. *Journal of Oral and Maxillofacial Surgery*, 70(11), e592–e597. doi:10.1016/j.joms.2012. 06.191.

[17] Avera SP, Stampley WA, McAllister BS. Histologic and clinical observations of resorbable and nonresorbable barrier membranes used in maxillary sinus graft containment. *Int. J. Oral Maxillofac. Implants.* 1997; 12: 88–94.

[18] Margolin MD, Cogan AG, Taylor M, et al. Maxillary sinus augmentation in the nonhuman primate: a comparative radiographic and histologic study between recombinant human osteogenic protein–1 and natural bone mineral. *J. Periodontol.* 1998; 69: 911–919.

第13章 颊脂垫瓣在开放式上颌窦底提升术中的应用❶

Use of the Buccal Fat Pad Flap in Open Sinus Augmentation

Ali Hassani　Morteza Moogahi Nezhad　Ali Fateh　Mohammad Hassani　著

摘要

在开放式上颌窦底提升中，利用颊脂垫覆盖骨窗能获得可接受的成骨效果。本章介绍在上颌窦底提升术中应用颊脂垫的一些经验，我们认为颊脂垫能够作为生物可吸收膜的合适替代品成功应用于引导骨再生术和上颌窦底提升术中；由于其具备丰富的细胞来源和良好血供，因此有助于促进骨再生和移植物成活。

关键词

牙槽嵴吸收，引导骨再生，开放式上颌窦底提升，颊脂垫

引导骨再生是一种利用骨替代物和屏障膜来诱导骨再生的过程[1-4]。在此过程中，骨再生依赖于成骨细胞和多能干细胞向骨缺损区迁移，同时阻止妨碍骨形成的上皮细胞和成纤维细胞长入[5-8]。确保引导骨再生术成功必须具备4个条件，即阻止结缔组织和上皮长入、维持成骨空间、稳定纤维蛋白凝块和创口一期愈合[9]。

上颌窦底提升术是恢复上颌后牙区骨高度的首选方法[4]。基于牙种植的上颌窦底提升/上颌窦增量手术主要采用以下两种技术：一种是侧壁开窗时采用的"两步法"，即需要经过一段愈合时间后再植入种植体；另一种是经牙槽嵴顶或侧壁开窗上颌窦底提升时同期植入种植体的"一步法"[10]。大量文献报道了这些技术在种植体植入中的成功应用[11, 12]。移植物的新生血管化是获得上颌窦骨移植成功的关键因素。

颊脂垫是位于双侧颊肌、咬肌、下颌支和颧弓之间的圆形、双面凸起的包被结构[13]。其血供来自颞浅、颞深动脉和上颌动脉。颊脂垫表面被膜中存在丰富的毛细血管床[14]。Egyedi首次报道用颊脂垫作为带蒂瓣修复口内缺损[15]。Liversdge 和 Wong 最早将颊脂垫用于上颌窦底提升术中。他们强调了把控上颌窦底提升和引导骨再生术获得成功的原则，即能够在带蒂的血管床内起到膜屏障和提供细胞来源的作用。研究表明，颊脂垫覆盖侧壁骨窗能够获得可接受的窦内骨增量效果，因此能作为可吸收膜的替代物[16]。我们将颊脂垫用于上颌窦底提升，并得出结论，颊脂垫可通过其丰富的细胞来源及良好血供促进骨再生和移植物的存活，

---

❶ 本章图片由 Dr. Ali Hassani 提供。

因此可作为生物可吸收膜的合适替代品用于引导骨再生术和上颌窦底提升术中。

一、病例 13-1

手术方法

患者预防性使用抗生素后，局部注射含有1/100 000 血管收缩药的麻醉药（无禁忌证情况下）。

然后，根据剩余骨高度情况，我们决定在上颌窦底提升的同时植入种植体。

在牙槽嵴顶偏腭侧做水平切口。增加垂直松解切口以便于翻瓣。向上翻起黏骨膜瓣至颧牙槽嵴水平（图 13-1），以允许动力钻或超声骨刀进行截骨操作（图 13-2）。

将上颌窦膜从上颌窦底剥离，向内和向下松解（图 13-3）。

如果计划同期植入种植体，则应同时制备种植窝。在植入种植体前，先将一半移植物放置在腭侧壁，剩余骨替代材料则在种植体植入后放置（图 13-4 和图 13-5）。

在上颌颧牙槽嵴外侧黏骨膜瓣的骨膜内做2cm 水平切口，显露颊脂垫。

向后延伸并越过上颌第二磨牙。钝性剥离使颊脂垫通过颊肌和周围松弛筋膜向外膨出。

钝性剥离后，颊脂垫的颊侧延伸段可轻轻移动（图 13-6）。操作时需注意不要侵犯血管丛和颊脂垫包膜。

剥离后，用血管钳夹住颊脂垫，逐步牵拉至能覆盖骨窗（图 13-7）。

通过水平褥式缝合可将 BFP 瓣固定在黏膜边缘（图 13-8），缝合黏膜层（图 13-9）。

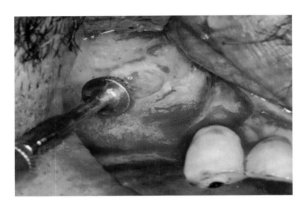

▲ 图 13-2　上颌窦外侧壁截骨

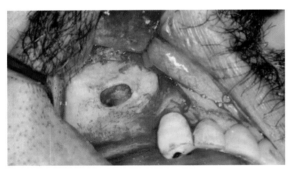

▲ 图 13-3　从窦底剥离上颌窦膜，向内、向下松解

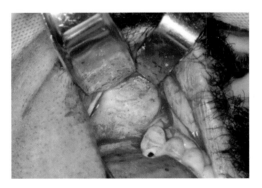

▲ 图 13-1　黏骨膜瓣被翻起至颧牙槽嵴水平，以便进行截骨操作

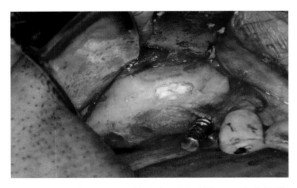

▲ 图 13-4　种植体植入前先在腭侧壁放置一半移植物，剩余骨替代材料在种植体植入后放置

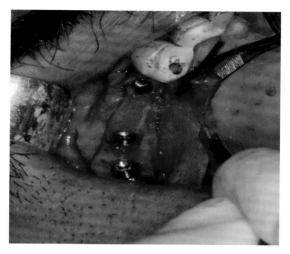

▲ 图 13-5　植入种植体

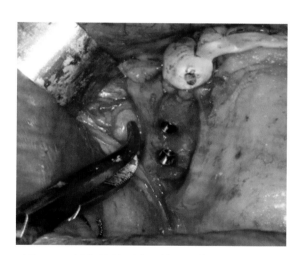

▲ 图 13-6　进行钝性剥离，使颊脂垫的颊侧延伸段可被移动

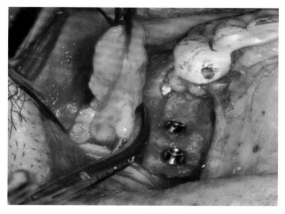

▲ 图 13-7　剥离后，用血管钳夹住颊脂垫，逐步牵拉至覆盖骨窗

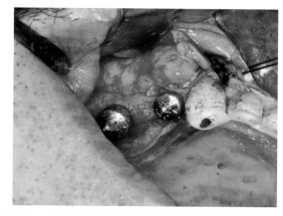

▲ 图 13-8　水平褥式缝合将颊脂垫瓣固定在黏膜边缘

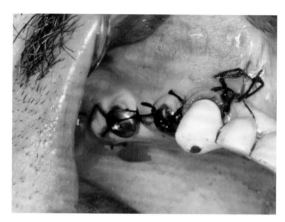

▲ 图 13-9　缝合黏膜层

二、病例 13-2（图 13-10 至图 13-23）

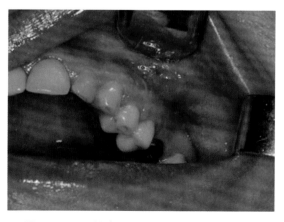

▲ 图 13-10　一位患者出现上颌窦感染并形成瘘管

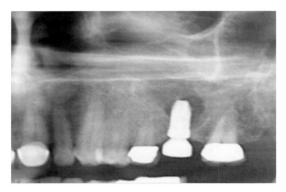

▲ 图 13-11　曲面体层片上可见放射线透射影

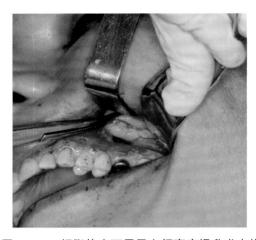

▲ 图 13-14　颊脂垫也可用于上颌窦底提升术中施耐德膜广泛撕裂时[17]

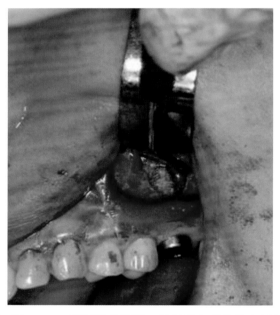

▲ 图 13-12　翻开黏骨膜瓣，清创并在感染位点局部应用抗生素

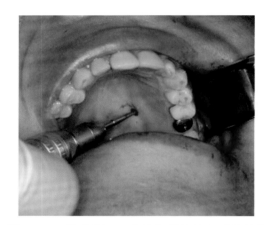

▲ 图 13-15　该情况下，牵拉颊脂垫使之延伸并盖过缺损区后，用裂钻（702）经骨窗钻孔进入上颌骨

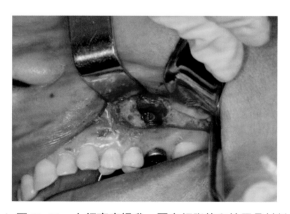

▲ 图 13-13　上颌窦底提升，固定颊脂垫和放置骨材料

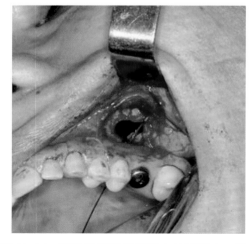

▲ 图 13-16　用钻针标记腭黏膜上的穿通点，并穿过钻孔，然后缝针穿过腭黏膜进入上颌窦，用镊子夹住

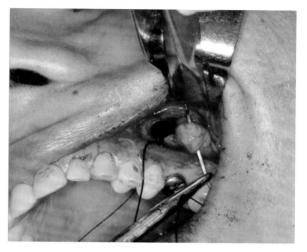

▲ 图 13-17　颊脂垫被拉入上颌窦，缝针再次穿过上颌窦和钻孔位点，然后缝线从腭侧牙龈下穿出

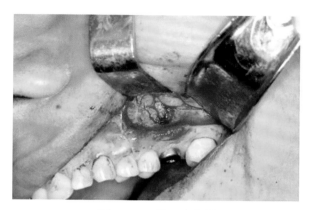

▲ 图 13-20　放置生物材料

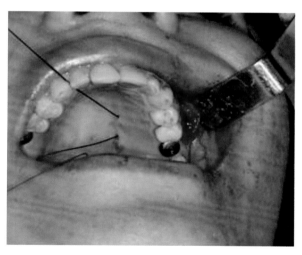

▲ 图 13-18　拉紧缝线

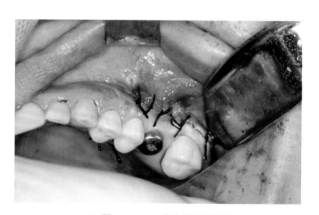

▲ 图 13-21　缝合黏骨膜瓣

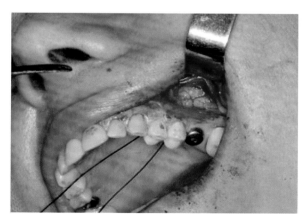

▲ 图 13-19　颊脂垫覆盖上颌窦膜并在植骨时起到生物膜的作用

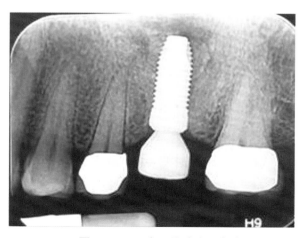

▲ 图 13-22　6 个月的随访根尖片

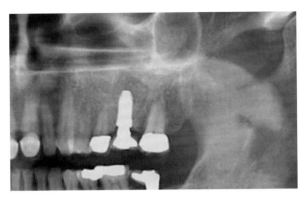

▲ 图 13-23　1 年随访时的曲面体层片

三、结论

颊脂垫瓣可作为生物膜用于上颌窦底提升术中，其丰富的细胞来源和良好血供能促进骨再生。

参 考 文 献

[1] Lekovic, V., Camargo, P. M., Klokkevold, P. R. et al. Preservation of alveolar bone in extraction sockets using bioabsorbable membranes. *J. Periodontol.*, 1998; 69: 1044-1049.

[2] Schropp, L., Wenzel, A., Kostopoulos, L. et al. Bone healing and soft tissue contour changes following single-tooth extraction: a clinical and radiographic 12-month prospective study. *Int. J. Periodontics Restorative Dent.*, 2003; 23: 313-323.

[3] Hansson, S. et al. Alveolar ridge resorption after tooth extraction: A consequence of a fundamental principle of bone physiology. *Journal of Dental Biomechanics*, 2012; 3(0).

[4] Tatum, H. Maxillary and sinus implant reconstruction. *Dent. Clin. North Am.*, 1986; 30:613-6.

[5] Dahlin, C., Linde, A., Gottlow, J. et al. Healing of bone defects by guided tissue regeneration. *Plastic Reconstruct. Surg.*, 1988; 81:672-6.

[6] Dahlin, C., Sennerby, L., Lekholm, U. et al. Generation of new bone around titanium implants using a membrane technique: an experimental study in rabbits. *Int. J. Oral Maxillofac. Implants*, 1989; 4: 19-25.

[7] Becker, W., Becker, B. E. Guided tissue regeneration for implants placed into extraction sockets and for implant dehiscences: surgical techniques and case report. *The Int. J. Periodont. Restorat. Dent.*, 1990; 10: 376-91.

[8] Becker, W., Becker, B. E., Handlesman, M. et al. Bone formation at dehisced dental implant sites treated with implant augmentation material: a pilot study in dogs. *The Int. J. Periodont. Restorat. Dent.*, 1990; 10: 92-101.

[9] Wang, H. L., Boyapati, L. "PASS" principles for predictable bone regeneration. *Implant. Dent.*, 2006; 15: 8-17.

[10] Bjarni E. Pjetursson et al. A systematic review of the success of sinus floor elevation and survival of implants inserted in combination with sinus floor elevation Part I: Lateral approach. *J. Clin. Periodontol.*, 2008; 35 (Suppl. 8): 216-240 doi: 10.1111/j.1600 051X.2008.01272.x.

[11] Khoury, F. Augmentation of the sinus floor with mandibular bone block and simultaneous implantation: a 6-year clinical investigation. *Int. J. Oral Maxillofac. Implants*, 1999; 14:557-64.

[12] Liversedge, R. L., Wong, K. Use of the buccal fat pad in maxillary and sinus grafting of the severely atrophic maxilla preparatory to implant reconstruction of the partially or completely edentulous patient: technical note. *Int. J. Oral Maxillofac. Implants*, 2002; 17: 424-8.

[13] Zhang, H. M., Yan, Y. P., QI, K. M., Wang, J. Q., Lui, Z. F. Anatomical structure of the buccal fat pad and its clinical adaptations. *Plast. Reconstr. Surg.*, 2002; 109:2509-18.

[14] Tostevin, P. M., Ellis, H. (1995) The buccal pad of

fat: a review. *Clin. Anat.*, 8(6): 403–406.

[15] Egyedi, P. Utilization of the buccal fat pad for closure of oraantral and/or ora–nasal communications. *J. Maxillofac. Surg.*, 1977; 5:241–4.

[16] Hassani, A., Khojasteh, A., Alikhasi, M., Vaziri, H. Measurement of volume changes of sinus floor augmentation covered with buccal fat pad: A case series study. *Oral Surg. Oral Med. Oral Pathol. Oral Radiol. Endod.*, 2009; 107:369–374.

[17] Hassani, A., Khojasteh, A., Alikhasi, M. Repair of the Perforated Sinus Membrane With Buccal Fat Pad During Sinus Augmentation, *Journal of Oral Implantology*, 2008; 34(6):330–333.

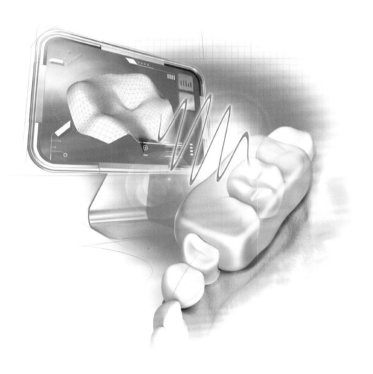

第五篇　颌骨重建与修复技术
Techniques for Reconstruction and Rehabilitation of Jaw Defects

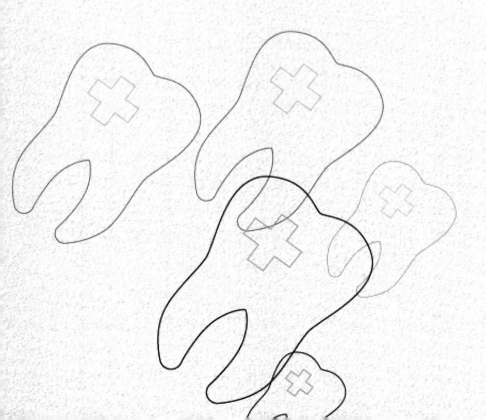

第 14 章　牙槽嵴缺损的种植修复

Implant Rehabilitation of Alveolar Ridge Defects

Hossin Kashani　Ulf Nanmark　Vladimir Lesnekhin　David Öhman　著

摘要

　　使用牙种植体进行缺失牙的修复是现代牙科治疗中最吸引人的方式之一，牙种植体在用于替代缺失牙齿的治疗中具有安全性、稳定性、可预测性和功能性。现代口腔种植学的时代始于大约 50 年前，当时种植体被用来代替缺失的牙列。这种治疗方法是安全的，并且种植体已经被证明具有很高的长期存留率。1983 年，Brånemark 等建立了用牙种植体治疗缺失牙列的基础，他提出"骨结合"的概念。当时，Brånemark 教授在一名无牙颌患者身上植入了 4 颗牙种植体，漫长旅程的第一步才刚刚开始。从那时起，大量难度更高的无牙颌患者得到了治疗。如今，种植牙不仅可以修复牙列缺失后的简单病例，还可以在更具挑战性的情况下以极高的成功率应用种植技术，而在种植体出现之前，上述情况通常会面临失败。在本章中，我们通过牙种植技术介绍了 5 个不同的病例，来阐明在不同的情况下种植技术的广泛用途和多变性。

关键词

修复，牙槽嵴，牙种植体，骨缺损

　　随着越来越多的牙种植体被用于替代缺失的牙齿，人们首先想到的是，老年人的种植牙使用率一定非常高。尽管老年患者的数量仍在增加，但大部分老年人与更倾向于固定义齿或可摘局部义齿修复，选择种植修复的老年患者数仍微不足道[1-4]。最近有几项研究测量了接受牙种植治疗老年人的认知程度，有种植牙治疗意识的人数从美国的 17% 到欧洲的 68% 不等[5, 6]。这可能就是为什么老年种植患者没有达到应有数量的原因。对于更复杂的病例，如严重萎缩的剩余牙槽嵴，必须使用骨增量手术进行治疗。根据瑞士联邦统计局 1982—2012 年发布的数据显示，医疗保健的进步能使老年患者的寿命得到大幅度延长[7]。因此，在未来较短的一段时间内，将有更多的长寿老年患者需要修复缺失的牙齿，其中相当一部分临床条件较差的患者需要进行高难度且复杂的治疗。在这些情况下，使用髂骨、颏部颌骨、腓骨等移植物为种植手术中提供足够的骨量至关重要。为了在这一具有挑战性的群体中取得良好的治疗结果，在规划种植牙手术时，必须考虑到涉及骨血管化、正颌外科、种植手术的广泛知识，以及用于复杂病例处理的骨移植技术[8]。在制订牙种植修复手术方案时必须考虑患者的健康状况随年龄而变化[9, 10]。随着年龄的增长，患者罹患疾病（如血液、造血、呼吸、消化和肾脏的问题）的风险增加。患者可能正在服用某些药物。需要牢记的是，在给老年患者植入种植体时，有一种作为骨质疏松症或癌症治疗时抗骨吸收的药物具有发生药物相关性颌骨坏死（medication-related osteonecrosis of the jaw，MRONJ）的风险。与普通种植手术相比，为治疗骨质疏松症而服用药物的人术后发生药物相关性颌骨坏死的风险将会增加 100 倍。Mauri 等在 2009 年的研究表明，当患者接受唑来膦酸盐治疗时，药物相关性颌骨坏死的风险约为 1%，而接受安慰剂治疗的患者风险为 0.02%[11]。本系列的第一个病例是一名需要多次手术治疗的患者，他正在服用抗骨吸收药物治疗骨质疏松症。

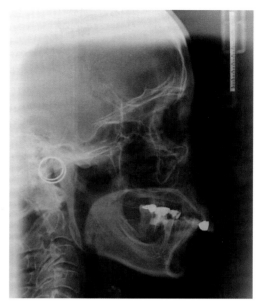

▲ 图 14-1　头影侧位片显示患者为骨性二类 I 分类及深覆𬌗

一、病例报道

（一）病例 14-1

患者女性，65 岁，无吸烟史，多年来一直戴用可摘局部义齿，来到门诊后，抱怨假牙佩戴不适。患者患有骨质疏松症、心脏病和血压紊乱病史。所有病情均得到药物控制且稳定。患者一直在服用抗骨吸收药。当转至本科室时，服用阿仑膦酸钠已有 7 年多（图 14-1 至图 14-3）。口内临床检查显示，患者为骨性二类 I 分类，深覆𬌗导致下切牙牙龈损伤。患者了解到种植牙的治疗方式，希望通过种植治疗恢复功能性咬合。患者口腔黏膜健康，无其他口腔病损（图 14-4 至图 14-7）。曲面体层片显示没有与种植禁忌证相关的解剖学异常。与口腔修复专家商讨治疗计划，其中包括在颌骨手术前采用临时冠桥恢复咬合关系。这些临时冠桥附带颊面钩，用于手术中的颌间固定（图 14-8 至图 14-10）。双侧矢状劈开截骨术（图 14-11）使

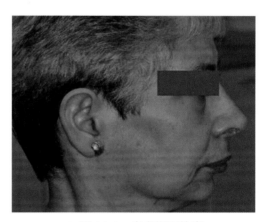

▲ 图 14-2　患者侧面轮廓

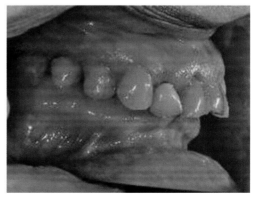

▲ 图 14-3　口内右侧咬合关系

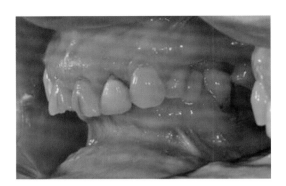

▲ 图 14-4　口内左侧咬合关系

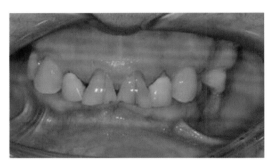

▲ 图 14-5　口内显示患者呈深覆𬌗咬合关系

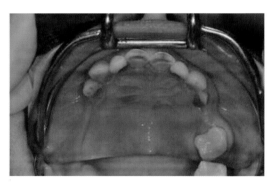

▲ 图 14-6　上颌牙列𬌗面观

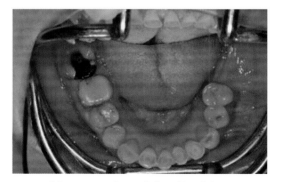

▲ 图 14-7　下颌牙列𬌗面观，磨耗严重

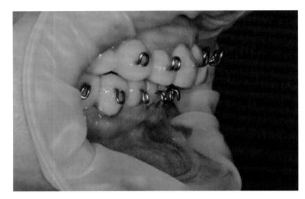

▲ 图 14-8　双侧下颌矢状劈开正颌手术前粘固临时修复体

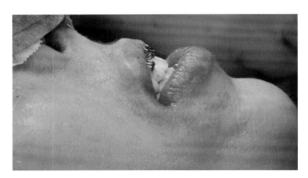

▲ 图 14-9　双侧下颌矢状劈开截骨术后即刻患者侧面轮廓

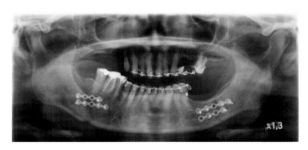

▲ 图 14-10　术后曲面体层片

下颌前移。将种植体植入在上颌和下颌缺牙区，在种植体愈合后制作最终修复体（图 14-12 至图 14-14）。

1. 手术过程

骨膜下翻瓣沿升支前缘向上剥离至冠状突。通过使用乙状切迹牵开器，抬高升支上方的软组织。在下颌升支内侧，轻柔牵开软组织，以避免损伤下牙槽神经。识别下牙槽神经

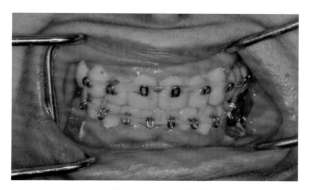

▲ 图 14-11　术后 6 周

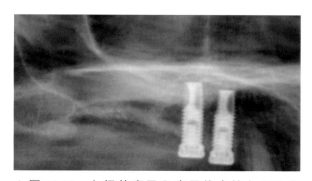

▲ 图 14-12　上颌前磨牙和磨牙位点植入 MK Ⅲ Brånemark 系统 3.75mm×13mm 种植体，咬合力将沿种植体轴向分散负载

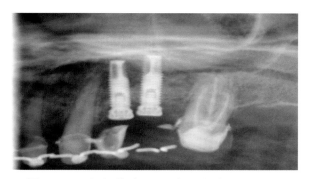

▲ 图 14-13　上颌前磨牙和磨牙位点植入 MK Ⅲ Brånemark 系统 3.75mm×13mm 种植体（X 线片）

血管入口，并采用内侧牵引器保护。通过使用 Lindemann 裂钻识别切开内侧皮质，并延伸至位于下牙槽神经血管束上方约 2mm 处的舌上后方，完成矢状劈开截骨。下颌骨内侧截骨术完成后，将截骨切口从升支前外侧面延伸至第二磨牙后方。最后，从大约第一磨牙与第二磨牙

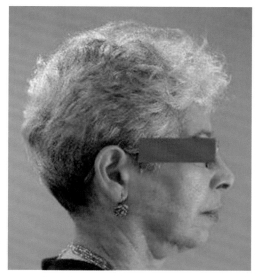

▲ 图 14-14　患者侧面轮廓照片显示下颌已完成向前移动

之间垂直向下截骨，截骨线保持在颊侧皮质内，止于下颌骨底部。截骨术中应包括下颌骨基底的内侧部分。切割完成后，立即进行逐层分离。在对侧进行了同样的操作。在下颌骨前移后，将下颌骨固定在新的正中位置之前，先使用修复医生在临时桥上设计的颊面钩进行颌间固定。根据制造商（Nobel Biocare, Sweden）描述的标准方案进行植入手术。在双侧下颌矢状劈开截骨术后 6 个月植入种植体（Brånemark System MK Ⅲ Groovy RP 3.75mm×13mm）。患者戴入永久修复体后，临床效果良好。

2. 下颌发育不足和深覆𬌗

（二）病例 14-2

患者男性，26 岁，非吸烟者，冰球运动员，在一场冰球比赛中因下颌骨多处骨折导致面部创伤后转诊到我们科室。患者的脸被冰刀划伤。急诊室的第一次检查显示，从左侧嘴角到下巴左侧有一处面部贯穿性伤口，伤口从皮肤经皮下和肌层开放至左侧口腔前庭（图 14-15）。

检查期间伤口未出血。伤口中有 34 牙和

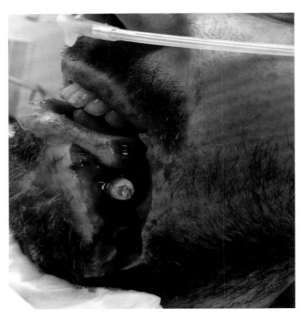

▲ 图 14-15 口外照片显示左下唇严重软组织损伤，伤口很严重，对面神经造成一定影响

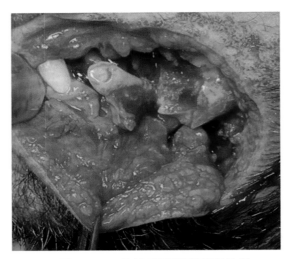

▲ 图 14-16 术中可见下颌粉碎性骨折

一些显露的骨折片。根据临床检查和 X 线片检查结果，可以观察到左侧下颌骨体部多处骨折。拟对患者进行下颌骨骨折的切开、复位和固定骨折断端，以及软组织损伤的修复。下牙槽神经完全切断。34 牙和 35 牙嵌入 34 位点的牙槽骨内，牙齿在 0.9% 的无菌生理盐水溶液中保存超过 2.5h，虽然预后不佳，但仍有治愈的机会（将其用于维持空间，如图 14-16 所示）。

使用直径 0.4mm 的钢丝和 Ehrlich 牙弓夹板结扎固定牙齿。微型板用于下颌骨骨折的复位和固定（图 14-17）。

咬合关系是可以接受的。然后，仔细对位前庭口轮匝肌，用 Vicryl 4-0 合成可吸收缝线分层缝合，然后用 Monosof 5-0 不可吸收尼龙线缝合发红的皮肤，临近嘴唇处采用 6-0 缝线，尤其在唇红处要注意对位的准确性。唇内侧用 Vicryl 5-0 合成可吸收缝线缝合。术后 1 周使用抗生素。手术后 2 个月，在临床检查中观察到 34 牙、35 牙松动（图 14-18）。

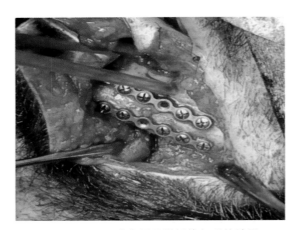

▲ 图 14-17 术中显示骨折修复后的结果

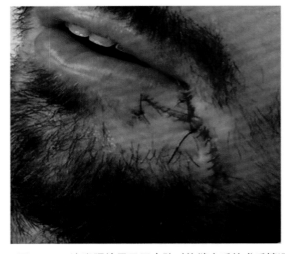

▲ 图 14-18 这张照片显示了皮肤对位缝合后的术后情况

放射学检查显示 34 牙和 35 牙有吸收迹象。X 线还显示在 34～35 牙区域有透射暗影。根据牙髓治疗专科诊所的最新临床检查和 X 线评估，确定 34 牙和 35 牙根有吸收，并且牙髓治疗预后不佳。随后，拔除了 34 牙和 35 牙。在 2 个月的愈合时间后，通过 DTX Studio™ 软件对 2 颗缺失牙进行数字化导板设计，然后植入 2 颗 Nobel parallel CC 3.75mm×10mm 种植体。种植体有良好的初期稳定性，并且无并发症（图 14-19）。

X 线检查显示，有足够的骨可以植入种植体。然而，颊侧有一个凹陷需要调整。最终决定从上颌腭部获取的黏膜移植物来改善美学效果。进行额外的软组织移植术用来增加软组织的体积[12]。请注意改善后的软组织结构。几周后，修复医师为患者制取印模，安装联冠修复体后恢复了其良好的美学和功能效果（图 14-20 至图 14-33）。

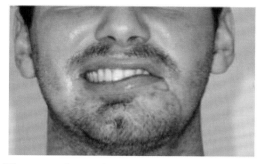

▲ 图 14-21　术后 3 个月口外照表现出面神经功能未完全恢复

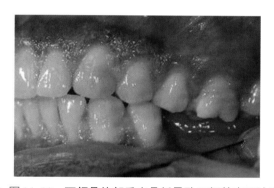

▲ 图 14-22　下颌骨体部垂直骨折导致下颌前磨牙缺失

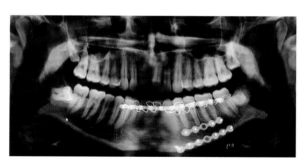

▲ 图 14-19　术后下颌曲面体层片

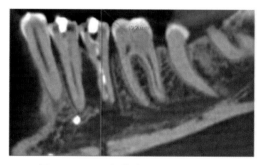

▲ 图 14-23　下颌前磨牙拔除前根尖影像

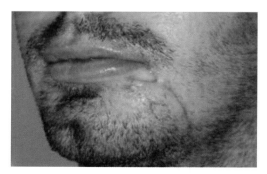

▲ 图 14-20　术后 3 个月口外照

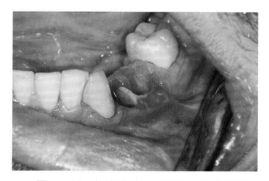

▲ 图 14-24　临床照片显示将要去除的死骨

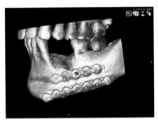

▲ 图 14-25 影像学检查和照片显示原位的死骨被摘除

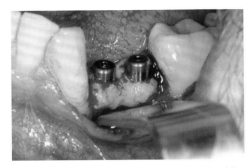

▲ 图 14-29 使用黏膜移植物充填颊侧缺损

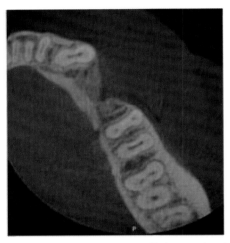

▲ 图 14-26 三维图像显示下颌前磨牙拔除后颊侧存在骨缺损

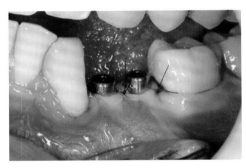

▲ 图 14-30 采用腭侧的黏膜移植物覆盖颊侧缺损。在移植前，清除黏膜深部的全部脂肪组织。根据缺损区修整移植物外形后固定在下方的牙槽骨上

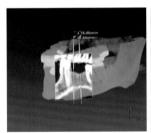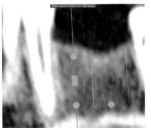

▲ 图 14-27 设计种植外科导板

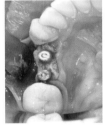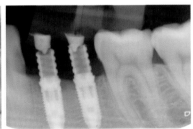

▲ 图 14-31 根据术前设计及术中引导，于下颌骨植入 2 颗种植体。在 2 颗种植体之间转带蒂的微型瓣至以保证创口的初期关闭及保存角化组织宽度

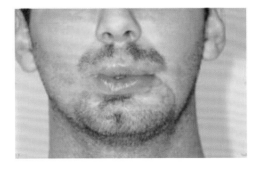

▲ 图 14-28 2 个月后面部表情改善

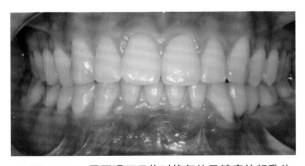

▲ 图 14-32 唇面观可见临时修复体及健康的龈乳头

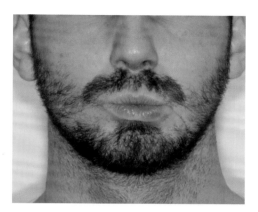

▲ 图 14-33　术后 6 个月面神经功能几乎恢复正常

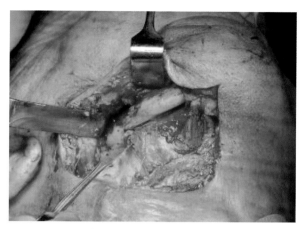

▲ 图 14-35　术中切除全部肿瘤，采用腓骨移植重建

（三）病例 14-3

患者男性，22 岁，被转诊到本科室，因为患者的牙医在常规 X 线检查中发现，在下颌骨右侧的 45～48 牙区域有一个 X 线透射区。通过软组织和硬组织活检评估疾病的变化。X 线检查、组织学和临床检查证实该患者患有成釉细胞瘤（图 14-34 和图 14-35 ）。

支持采用根治性方法治疗成釉细胞瘤的学者认为，尽管在组织学上成釉细胞瘤是良性的，但它们在临床表现上具有局部侵袭性[13]。Vohra

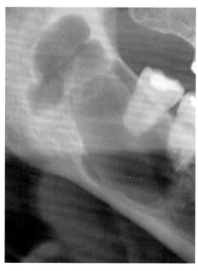

▲ 图 14-34　X 线显示常规检查中发现了右下颌成釉细胞瘤

等在一篇综述文章中提出，没有皮质穿孔的大型病变可以保守治疗（刮除术），而已穿通皮质的病变应该采取切除术，包括切除覆盖其上的软组织[14]。Satkin 和 Hoffmeister 对 20 例成釉细胞瘤进行了回顾性研究，发现切除术后复发率为 19%[15]，刮除术后复发率为 86%[13]。于是，该患者被安排肿瘤切除手术，同时切除肿瘤区域的下颌骨，并用腓骨移植重建下颌骨（图 14-34 和图 14-35 ）。手术效果显著。患者已随访 4 年以上，肿瘤未复发。大约 5 年后，患者要求对缺失的牙齿进行种植治疗。由于腓骨对于种植治疗来说长度相对不足，因此决定通过对腓骨移植物的牵张成骨来增加骨量。Ilizarov 表明，一段骨骼可以沿骨长轴方向横向牵引，随后形成新骨[16-17]。这种治疗效果非常好（图 14-36 至图 14-39 ）。2007 年，Aghaloo 等报道称，牵张成骨是获得种植体植入所需骨量的有效方法[18]。完成骨牵张后，在移除牵张器的同时，在下颌骨右侧植入 2 颗种植体（Nobel Biocare MK Ⅲ 3.75mm×15mm ）（图 14-40 ）。种植体与下颌骨结合良好，患者按计划进行牙冠修复（图 14-41 ）。然而，他从瑞典搬到了另一个国家，就此再也没到医院复诊。因此，我们没有修复完成后的照片。

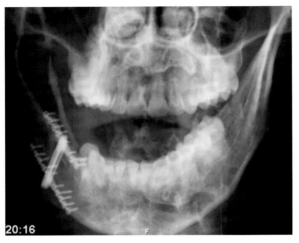

▲ 图 14-36　牵张成骨术后 **4** 周拍摄 **X** 线片，术后显示没有骨形成迹象。4 周后，在下颌骨两端出现了一些平行柱状影像

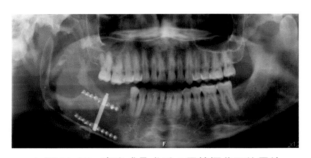

▲ 图 14-37　牵张成骨术后 **8** 周拍摄曲面体层片

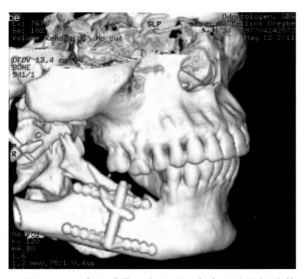

▲ 图 14-38　牵张成骨 **4** 个月后，在牵引装置拆除前拍摄三维影像

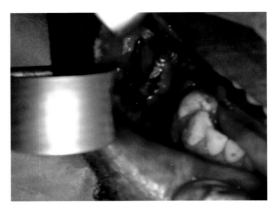

▲ 图 14-39　术中显露并拆除牵引器时的照片

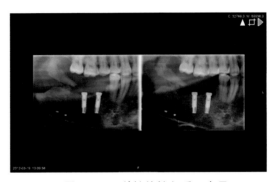

▲ 图 14-40　种植体植入后 **6** 个月

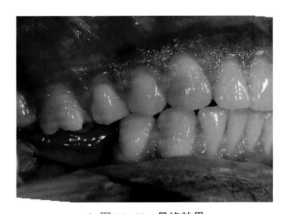

▲ 图 14-41　最终效果

（四）病例 14-4

患者男性，49 岁，因右上颌病变被转诊到我们门诊。症状较轻微，主要症状是鼻塞和咀嚼时不适。影像学诊断包括 MRI 和 CT（图 14-42和图 14-43）。活检得出结论，该肿瘤为丛状成

釉细胞瘤。除此之外，患者身体健康，没有服用药物或烟草，也没有其他疾病。

采用 Weber-Ferguson 方法进行了大范围的肿瘤切除。肿瘤边界超出了上颌骨的翼突，但有包膜，因此不影响翼腭间隙的主要结构。肿瘤一直延伸到眶下缘，右上颌窦也被肿瘤包围（图 14-44）。

肿瘤全切除后，在颧骨体内植入 2 颗颧种植体（Southern Implants, SA），种植体有良好的初

期稳定性。在尖牙区植入了的另一颗 CoAxis 12° 种植体（Southern Implants, SA），也具有良好的初期稳定性。按照我们的常规，在植入种植体后，使用 Honigum Fast 硅橡胶（亲水性聚乙烯硅氧烷、DMG、DE）印模覆盖螺钉。用现有的软组织关闭创口，并覆盖种植体（图 14-45 和图 14-46）。

足够的愈合期后，进行小切口以安装愈合基台。取模完成修复体支架结构，口内桥体的试戴就位非常顺利。修复体上瓷完成后，咬合关系和关节功能良好（图 14-47），患者非常满意；然而，由于新的解剖结构可能使患者难以正确清洁该区域，因此有必要转诊给洁牙师做诊室洁治。

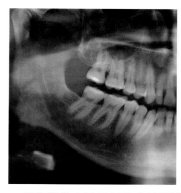

▲ 图 14-42　影像学检查显示了肿瘤的区域自上颌 15 区延伸至右侧上颌结节

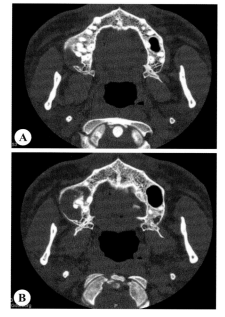

▲ 图 14-43　水平面观，肿瘤（成釉细胞瘤）自牙槽嵴延伸至眶下缘

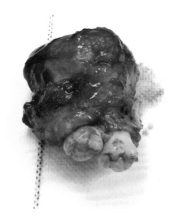

▲ 图 14-44　完整切除肿瘤。为了给种植修复提供空间和稳定性，13 牙、14 牙、15 牙必须拔除

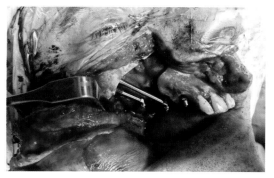

▲ 图 14-45　在右侧颧骨内植入 2 颗种植体，以及 1 颗 CoAxis 12° 种植体（Southern Implants, SA）

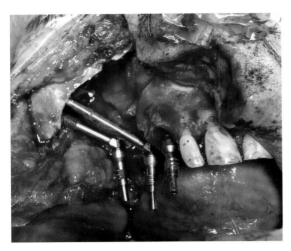

▲ 图 14-46　植入种植体后立即制取印模

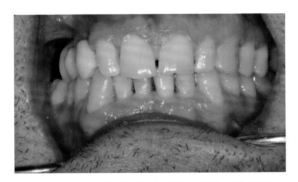

▲ 图 14-47　术后 2 周患者戴上了临时修复体

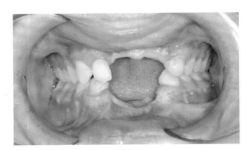

▲ 图 14-48　口内照显示上下颌前牙区的骨丧失情况

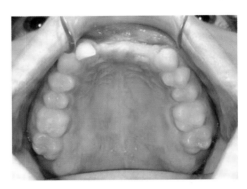

▲ 图 14-49　上颌前牙区的临床检查显示了骨缺损的情况

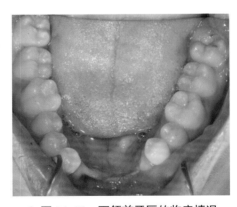

▲ 图 14-50　下颌前牙区的临床情况

（五）病例 14-5

患者男性，18 岁，因严重创伤被送往口腔颌面外科。患者的外伤包括部分嘴唇撕脱伤、上下颌牙槽骨损伤，以及伴有骨丧失的下颌正中联合对应部位骨折。图 14-48 显示了使用接骨板复位和固定后的咬合状态。

由于患者有广泛的骨损伤，因此决定先治疗颌骨骨折，等待愈合后再进行种植体植入前的骨增量手术。图 14-49 和图 14-50 显示了下颌骨骨折愈合后的口内情况。

从照片中可以看出，双颌的牙槽嵴有大量骨量丧失。图 14-50 还显示了下颌前部的牙槽嵴非常狭窄。曲面体层片和 CT 证实了这些临床表现。为了改善前牙区的骨量，决定在下颌骨进行牵张成骨，并使用从下颌后方获取的自体骨通过外置法植骨技术行上颌骨增量（图 14-51）。进行牵张成骨的一个优点是，我们可以同时获得软组织和硬组织，而不会对软组织产生任何张力[19-21]。

在局麻下翻起黏骨膜瓣，暴露牙槽嵴骨面，

移除钛板（图 14-52）。

用具有安全边缘的来复锯进行块状截骨术。然后，安装用于垂直向延长下颌牙槽嵴的口内牙槽骨牵张器（Depuysynthes, Johnsson-Johnsson）（图 14-53 至图 14-55）。

1 周后，骨膜处于愈合中，开始以每天 1mm 的速度启动牵张。14 天后，对延长 14mm 的骨巩固固定 16 周（图 14-56）。

在进一步稳定 4 个月，直至透射区域完全消失后，移除牵引装置[21]。然后在下颌前牙区植入 3 颗 11mm 长的螺纹状牙种植体（Astra Tech AB, Göteborg, Sweden, 3.5mm×11mm）（图 14-57）。

在钻孔过程中感觉到较硬的骨组织，种植体的尖端牢固地植入硬骨中，获得了种植体的初期稳定性。牵张的区域得到了巩固，因此，植入该区域的种植体骨结合良好（图 14-55）。

为了在种植体周围获得更多体积和更好质量的软组织，种植体植入 3 个月后使用 Geistlich Mucograft 黏膜移植物进行软组织增量[12]。

同时，在上颌骨前部进行口内块状骨外置法植骨，移植物主要来源于下颌升支获取的自体骨。自体块状骨移植物主要用于上颌牙槽嵴

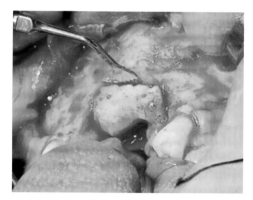

▲ 图 14-53 术中照显示术者正在进行截骨

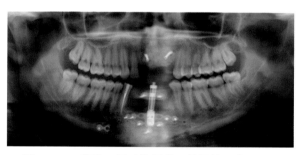

▲ 图 14-51 牵张 2 周后拍摄曲面体层片，未见骨形成影像。牵张 4 周后，在骨两端出现一些平行的柱形条索

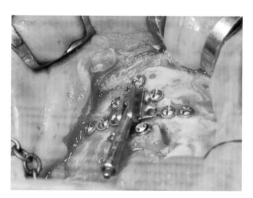

▲ 图 14-54 在原位的牵张成骨器

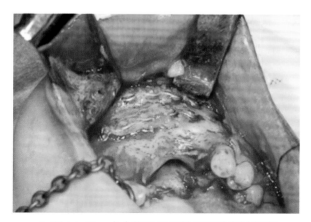

▲ 图 14-52 术中照显示了钛板移除前的状态

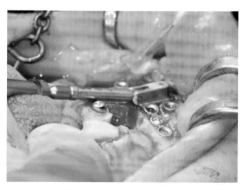

▲ 图 14-55 开始牵张成骨

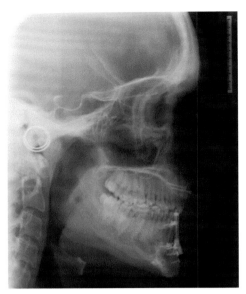

▲ 图 14-56 牵张 2 周后拍摄头影侧位片

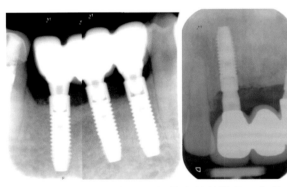

▲ 图 14-57 植入上颌及下颌骨内的种植体，美观及功能均得到非常好的效果

的垂直骨增量[22]。4 个月后，在外置法植骨获得的骨中植入牙种植体。自体口内骨块移植是一种传统的骨移植技术[18]。

取下颌升支骨移植块，修整成与受植床匹配的外形后固定。受植区钻孔去皮质化，松质骨提供了一个血供丰富的受植床。最后，用微型螺钉固定骨移植块。Bio-oss 骨移植材料与自体骨混合。用 Bio-Gide 生物膜覆盖骨移植物。愈合 4 个月后，在下颌前牙区植入 2 颗 13mm 长的螺纹状种植体（Astra Tech AB, Göteborg, Sweden, 3.5mm×13mm），几个月后

进行上部结构修复。

（六）病例 14-6

患者女性，因右脸颊肿胀从耳鼻喉科专家处转诊（图 14-58）。因脸颊肿大，所以她的牙医给她开了抗生素。服用后血液样本的指标没有得到改善，口内 47 牙的前庭区域出现肿胀。X 线检查显示 47 牙周围的牙周膜缺失，有明显的慢性根尖周炎表现。44 牙的根尖周围出现根尖周组织破坏（图 14-59）。

3 周后，医生判断患者 47 牙的预后很差，因此予以拔除（图 14-60）。2 周后，患者再次出现脓肿和肿胀。脓肿被切开引流。

4 个月后，患者再次出现腮腺区和下颌后区疼痛，无波动感。活检结果显示为颌骨骨髓

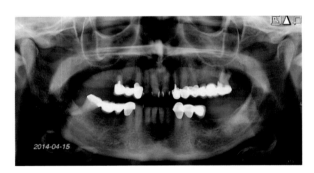

▲ 图 14-58 患者入院时的曲面体层片

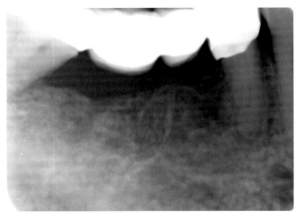

▲ 图 14-59 整个牙根根周的牙周膜消失，可见轻度弥漫性根尖周破坏，因此进行了牙髓治疗

炎，细菌样本显示轻型链球菌稀疏生长，消化链球菌和普氏杆菌极为稀疏生长（图 14-61 和图 14-62）。

我们决定为患者进行紧急手术并切除颌下腺。此时发现喙突和下颌支被破坏，并通过 CT 证实有骨溶解性改变（图 14-63）。

在下颌骨和升支去皮质化后，患者被安排接受高压氧治疗。在这次手术中，获取了新的活检样本，包括新的细菌样本。最后一次手术后 1 个月，患者下颌骨坏死，存在颌骨骨折的风险（图 14-64）。

采集的感染样本显示浆细胞数量增多，这

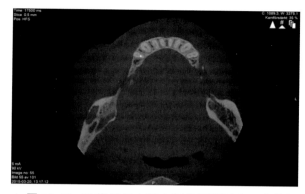

▲ 图 14-62　X 线显示右侧大部分下颌骨出现非特征性变化

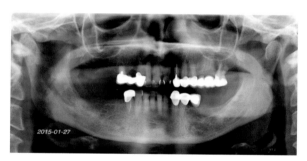

▲ 图 14-60　拔除 47 牙后的曲面体层片

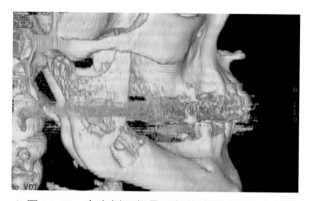

▲ 图 14-63　在右侧下颌骨后部的磨牙后区，有不规则的骨改变和不规则的硬化，还有一个皮质骨缺失的溶骨性区域

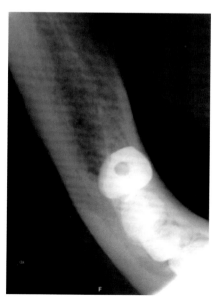

▲ 图 14-61　冠状面观，文中所描述的变化主要与慢性炎症 / 感染过程有关

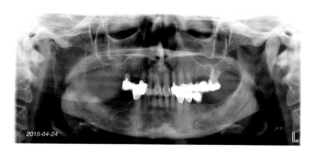

▲ 图 14-64　骨破坏从右下颌骨体一直延伸到喙突

增加了疾病为 B 细胞淋巴瘤的可疑性。同时，活检分析显示，在不能排除淋巴瘤的地方，存在足量的 CD79a 阳性的原始细胞。病理学家需要新的样本，因此再一次施行活检手术。切除下颌骨坏死的部分，并用临时下颌人工关节替换（图 14-65 和图 14-66）。

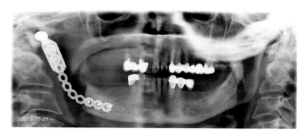

▲ 图 14-65　曲面体层片显示临时人工关节就位

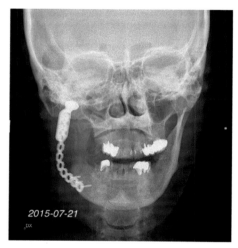

▲ 图 14-66　头颅正位片显示下颌角及髁突切除术后临时人工关节就位情况

新样本证实淋巴结形态异常，严重怀疑为 B 细胞淋巴瘤。咨询了血液学家后，计划让患者在血液科接受 R-CHOP 治疗弥漫大 B 细胞淋巴瘤。

恶性肿瘤治疗成功 3 个月后，计划为患者使用个性化的下颌人工关节进行永久性关节置换（Biomet Microfixation, Zimmer Biomet, Jacksonville, USA）（图 14-67 至图 14-70）。

该个性化支架材料上设计了额外的移植孔，为将来下颌后区骨移植提供固定点。近期，患者接受了种植治疗（45 牙位植入 1 颗 3.3mm×10mm，窄颈，钛锆亲水的 Straumann 骨水平种植体，46 牙位植入 1 颗 4.1mm×10mm，常规颈，钛锆亲水的 Straumann 骨水平种植体）（图 14-70 和图 14-71）。

联冠修复完成，患者实现了功能性咬合（图 14-72）。计划对上颌进行种植治疗。图 14-73 显示了完成治疗后右侧面部的外观。

仅在瑞典，每年就有超过 10 万颗种植体植

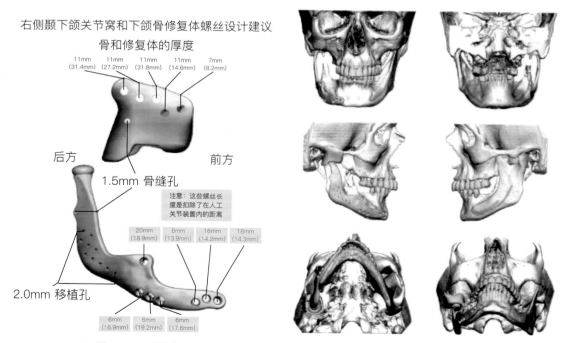

▲ 图 14-67　通过 Biomet 软件设计用于替换右下颌窝和下颌角的完整人工关节

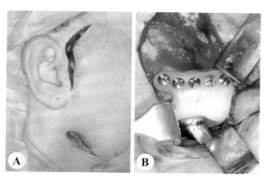

▲ 图 14-68　术中视图，耳周入路和下颌下入路用于放置下颌骨修复体

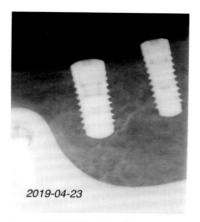

▲ 图 14-71　X 线片显示，在二期手术前，Straumann 种植体已完成的骨结合

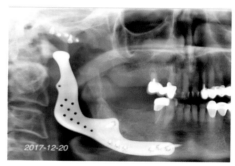

▲ 图 14-69　原位固定新的永久性关节

注意在修复体上预制的移植孔，以防后期需要腓骨移植

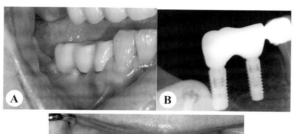

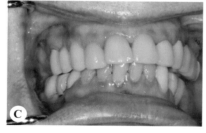

▲ 图 14-72　图中显示修复体可正常行使功能，获得良好的美学效果

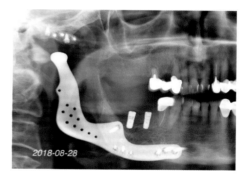

▲ 图 14-70　种植体植入术后的 X 线片检查

引自 Straumann, Institute Straumann AG

入人体。最初只有接受过正规牙学院课程学习并再接受专业培训的专科医生才能够开展种植治疗，而在美国大多数种植治疗都是由私人医生完成的[23]。

　　与以往的种植体表面相比，已证明新方法处理的种植体能提供更好的临床效果，尤其是

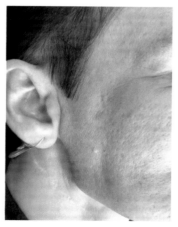

▲ 图 14-73　颞下颌人工关节再植术后 2.5 年右下颌口外视图

在复杂的临床情况下[24]。在需要进行骨移植的严重骨吸收病例中，可以获得更好的临床效果。过去认为，口腔种植治疗成功率很低。大学也没有对学生进行种植学课程的培训。但是，大多数牙学院已意识到为缺牙患者提供种植治疗的重要性。因此，种植牙科教育已成为牙科学生教育课程的常规部分，包括外科、修复治疗，以及种植体修复后的护理。Brånemark 教授在20 世纪 60 年代发现了骨结合的现象。在基础动物实验后，第一位患者于 1965 年接受了手术。最初，临床结果并不完全成功。必须要看清的事实是，这些外科手术是新开发和初步尝试的。许多患者有严重的骨吸收或创口愈合不良的情况，由于这些原因，骨结合最初根本没有被瑞典牙科领域所接受。相反，接下来是激烈学术斗争的 10 年。直到 1977 年，当时的国家卫生委员会委派 3 名来自瑞典于默奥大学的教授组成委员会来评估种植治疗的疗效后，种植治疗才在瑞典获得了批准。

北欧国家的种植手术始于 20 世纪 70 年代末。在 1982 年多伦多举行的国际会议之后，骨结合技术取得了最后突破。今天，种植治疗已成为在学术界和私人执业牙医中的常规临床方法。在单个临床病例中，甚至在更高级的临床实践中，对缺失牙齿的种植治疗已成为常规方法，种植治疗也已进一步被用于条件更差的临床病例[25]。这些临床上更严重的病例需要更多的处理和住院治疗。这可能包括患有严重颌骨疾病的患者，如遭受颌骨创伤的患者；或者患有更严重疾病，如恶性或良性肿瘤切除术后的患者。在本章中，我们试图展示一些不同的

病例，这些病例可以通过牙种植进行治疗，在这些病例中，还需要其他高级别手术获得最佳效果。

二、结论

采用复杂的手术方法和充分的术前计划，为损伤严重的病例修复缺失的牙齿是一种可预测的外科手段。所有需要接受复杂颌骨手术的患者都应该接受临床和放射学评估，以检测可能影响临床结果的任何情况。这种方法将降低并发症和失败的风险[26]。

总之，牙种植体的历史是一段壮丽而迷人且持续不断的旅程。随着时间的推移，人们对牙种植体进行了更多的研究，从材料、表面涂层到种植体形态都得到了研发和整合，以便为牙列缺损、缺失患者获得最佳治疗方法提供更多的可能性。除了牙科材料的发展，医学和牙科领域的其他技术也得到了改进，因此可以将这些技术结合起来，以便处理更复杂的病例。为了获得理想的美学效果，必须改善软、硬组织质量，再考虑修复阶段。修复方案对种植术前和术后治疗阶段均有影响。如果在最初的治疗计划中没有对软、硬组织质量进行评估及处理，就不可能获得一个满意的结果。尽管牵张成骨的方法存在一些局限性，但仍然是一种很有前途的下颌骨重建方法。用于延长骨的牵张成骨术似乎是下颌骨重建的良好选择。这种下颌骨重建方法有很多优点。总之，我们想强调的是，一支经验丰富、训练有素的联合专业团队及最佳的规划是取得良好临床效果的关键因素。

参考文献

[1] Brånemark PI, Hansson B-O, Adell R, Breine U, Lindström J, Hallén O, Öhman A. Osseointegrated implants in the treatment of edentulous jaw. Experience from a 10-year period. *Scand J Plast Reconstr Surg Suppl* 1977; 16: 1–132.

[2] Brånemark PI. Osseointegration and its experimental background. *J Prosthet Dent* 1983; 50 (3): 399–410.

[3] Brånemark PI. Osseointegration and its experimental background. *J Prosthet Dent* 1983; 50 (3): 410–425.

[4] Kapur KK. Veterans administration cooperative dental implants study-comparisons between fixed partial dentures supported by blade vent implants and removable partial dentures. Part II: Comparisons of success rates and periodontal health between two treatment modalities. *J Prosthet Dent* 1989; 62: 685– 703.

[5] Tepper G, Haas R, Mailath G, Teller C, Zechner W, Watzak G, Watzek G. Representative marketing-oriented study on implants in the Austian population I. Level of information, sources of information and need for patient information. *Clin Oral Implants Res.* 2003 Oct;14(5):621–33.

[6] Tepper G, Haas R, Mailath G, Teller C, Bernhart T, Monov G, Watzek G. Representative marketing-oriented study on implants in the Austian population II. Implant acceptance, patient-perceived cost and patient statisfaction. *Clin Oral Implants Res.* 2003 Oct; 14(5):634–42.

[7] *SF1 Barg Implant Abutments: Sterngoid Dental* LLC 13 March. Available from http://www.accessdata.fda. gov/cdrh_docs/pdf13/K130 183.pdf.. 2013.

[8] Albrektsson T, Zarb G, Worthington P, Eriksson A. The long term efficacy of currently used dental implants: Review and proposed criteria of success. *Int J Oral Maxillofac Implants* 1986; 1: 11–25.

[9] Smithloff M, Fritz ME. The use of blade implants in a selected population of partially edentulous adults, a 15-year report. *J Periodontol* 1987; 58: 589–93.

[10] Åstrand P, Ahlqvist J, Gunne J, Nilson H. Implant treatment of patients with edentulous jaws: A 20-year follow up. *Clin Implant Dent Relat Res* 2008; 10: 207–17.

[11] Mauri D, Valachis A, Polyzos IP, Polyzos NP, Kamposioras K, Pesce LL. Osteonecrosis of the jaw and use of bisphosphonates in adjuvant breast canser treatment: a meta-analysis. *Breast Cancer Res Treat.* 2009 Aug;116(3):433–9.

[12] Esposito M, Maghaireh H, Grusovin MG, Ziounas I, Worthington HV. Interventions for replacing missing teeth: management of soft tissues for dental implants. Cochrane Database. *Syst Rev.* 2012 Feb.

[13] Hong J, Yun PY, Chung IH, Myoung H, Suh JD, Seo BM, Lee JH, Cheung PH. Longterm follow up on recurrence of 305 ameloblastoma cases. *Int J Oral Maxillofac Surg* 2007; 36: 283–8.

[14] Vohra F.A, Hussain M, Mudassir M.S. Ameloblastomas and their managment: A review. *Journal of Surgery Pakistan* (International) 14 (3) July–September 2009.

[15] Shatkin S, Hoffmeister FS. Ameloblastoma: a rational approach to therapy. *Oral Surg* 1965;20 : 421–35.

[16] Illizarov GA. The tension –stress effect on the genesis and growth of tissues. Part I. The influence of stability of fixation and soft tissue preservation. *Clin Orthop Related Res* 1989; 238: 249–281.

[17] Illizarov GA. The tension –stress effect on the genesis and growth of tissues. Part II. The influence of the rate and frequency of distraction. *Clin Orthop Relat Res* 1989; 239: 263–285.

[18] Aghaloo TL, Moy PK. Which hard tissue augmentation techniques are the most successful in furnishing bony support for implant placement? *Int Oral Maxillofac Implants* 2007;22(suppl):49–70.

[19] Esposito M, Grusovin MG, Felice P, Karatzopoulos G, Worthington HV, Coulthard P. Interventions for replacing missing teeth: horizontal and vertical bone augmentation techniques for dental implant treatment. *Cochrane Database Syst Rev.* 2009 Oct 7;(4): Review.

[20] Zakhary IE, El-Mekkawi HA, Elsalanty ME. Alveolar ridge augmentation for implant fixation: status review. *Oral Surg Oral Med Oral Pathol Oral Radiol.* 2012 Nov;114 (5 Suppl): S179–89. Epub 2012 May 12. Review.

[21] Saulacic N, Iizuka T, Martin MS, Garcia AG. Alveolar distraction osteogenesis: a systematic review. *Int J Oral Maxillofac Surg*. 2008 Jan; 37(1):1–7. Epub 2007 Sep 5. Review.

[22] Rachmiel A, Emodi O, Aizenbud D. Reconstruction of the alveolar ridge by osteodistraction for implant placement. *Refuat Hapeh Vehashinayim* (1993). 2011 Jul; 28(3):30–6, 69.

[23] Linkow LI, Dorfman JD Implantology in dentistry. A brief historical perspective. *N Y State Dent J*. 1991 Jun–Jul; 57(6):31–5.

[24] Celeste M Abraham. *A Brief Historical Perspective on Dental Implants*, Their Surface Coatings.

[25] Albrektsson T, Brånemark PI, Hansson HA, LindströmJ. Osseointegrated titanium implants. Requirements for ensuring a long-lasting direct bone–to–implant anchorage in man. *Acta Orthop Scand* 1981; 52: 155– 70.

[26] Chvartszaid D, Koka S, Zarb G. *Osseointegration failure*. Pp. 157–164 in Osseointegration, Quintessence Co 2008, ed by G Zarb, T Albrektsson, G Baker, S Eckert, C Stanford, D Tarnow, A Wennerberg, 2008.

第 15 章　全牙列缺损的修复
Rehabilitation of Full Arch Defects

Seied Omid Keyhan　Hamid Reza Fallahpt　Amin Motamedi

Behzad Cheshmi　Reza Godazpour　Parisa Yousefi　著

摘要

在不同的国家，全牙列缺失患者的比例存在很大差异。随着预期寿命的延长，人类的寿命逐年增加。在过去，无牙颌患者的修复只能通过使用传统的全口义齿来实现。

由于传统的可摘义齿成本尤其低廉，因此其仍然是无牙颌患者最常见的治疗方法。然而，它们的固位力和稳定性较差（尤其在下颌），可能会对咀嚼和语音产生不良影响，导致慢性功能障碍、自尊心低下和生活质量较差。种植支持的覆盖义齿增加了义齿固位力，减少了对腭板部分的覆盖，提高了患者满意度和咀嚼效率。这些治疗方案的提供为患者提高了治疗的满意度，对他们的生活质量产生了积极影响。在此，我们报道 2 例应用种植支持的全牙列修复方案进行治疗的病例。

关键词

无牙颌，全牙列，颌骨缺损，修复，种植支持的修复体

一、概述

（一）无牙颌

在不同的国家，无牙颌患者的比例存在很大差异。随着预期寿命的延长，人类的寿命逐年增加[1, 2]。尽管无牙颌的患者比例一直在稳步下降，但由于 65 岁及以上人口数量的持续增长，导致在未来几十年中，无牙颌患者的数量将保持不变，甚至增加[3]。

（二）历史回顾

在过去，无牙颌牙弓只能通过使用传统的全口义齿修复[4]，有一些病例会使用骨膜下种植体支持的义齿进行修复[5-7]。

（三）背景介绍

传统的可摘义齿仍然是无牙患者最常见的治疗方法，主要由于其成本较低[8]。然而，可摘义齿的固位力和稳定性较差，可能会对咀嚼和语音产生不良影响（尤其是位于下颌骨时）[9]，导致慢性功能障碍、自尊心低下和生活质量降低[10]。义齿不稳定、功能不良和不适通常与全牙列缺失后进行性颌骨萎缩及其组织结构的变化有关[11]。

（四）种植修复体

种植支持的覆盖义齿增加了义齿固位力，减少了对上颌腭板的覆盖，提高了患者满意度

和咀嚼效率[12, 13]。这些治疗方案为患者提供了较高的满意度和更好的生活质量[14]。

二、种植义齿的优点

与传统的无牙颌修复模式相比，种植义齿保留了传统义齿的许多优点。与传统义齿相比，使用种植义齿的患者表现出神经感觉和触觉功能的增强，类似自然牙列的感觉[15]。长期临床研究表明，这种修复方法能够获得长期良好的治疗效果[16-18]。对于解剖结构改变、神经肌肉疾病、明显的呕吐反射或剩余牙槽嵴严重吸收的患者，种植支持的覆盖义齿可能更加合适[19]。与传统义齿相比，种植支持的覆盖义齿具有更好的固位力和稳定性[12, 20]。此外，种植支持的覆盖义齿可以减少剩余牙槽嵴的吸收，改善患者的营养状况、语言功能并恢复自信[21, 22]。尽管如此，世界各地的许多患者并没有享受到种植修复治疗带来的好处，只能勉强用传统假牙。自20世纪80年代以来，种植修复已成为一种被广泛接受的无牙颌治疗方式[22]。使用固定式[23-26]或可摘[27-30]种植修复体进行全牙列修复已成为一种流行的修复方案[4]。

（一）结果

成功的义齿修复可以通过使用种植固位的、种植支持的活动义齿，或种植体支持的固定修复体来实现[31]。治疗的成功与否取决于多种因素，其中一些与医师的经验有关，另一些与患者的状况有关。这些因素包括硬组织和软组织的状况，以及剩余牙槽嵴的质量和体积。其他因素取决于决策方案和治疗者的水平。与种植体相关的一组因素包括材料选择、数量、长度、放置位置、直立或倾斜位置、固位方式等。另

一组因素可能与种植体无关，但对治疗的成功起着重要作用，包括正确的诊断、精准的治疗计划、骨量保存、骨增量、准确的印模、咬合调整、对细节的细致关注，以及对依赖于临床经验的修复体部件及组成的全面了解[32]。在治疗前、治疗中和治疗后，确保长期治疗成功的其他考虑因素包括美观、患者满意度、后期维护等。种植支持的全牙列修复中精确度是至关重要的[33-35]。从诊断角度来看，在开始全牙弓修复之前，建议使用CT，以确定骨质（密度）、骨量和位置，并指导种植体的植入[36]。对于影响治疗质量和成功的许多条件和因素（种植体长度和数量，如何选择最合适的无牙颌修复方案等），目前还没有普遍共识[37]。

（二）并发症

覆盖义齿最常见的并发症多与附着体有关，可能需要更换或重新维护[4, 38, 39]，机械并发症包括崩瓷、基台或上部结构的脱落或断裂、螺丝松动或断裂，以及支架断裂[23, 40]。种植体支持的固定桥的一个主要缺点是，一个种植体的失败会危及另一个甚至全口修复体的存留。在种植固定修复后，维持良好的口腔卫生可能较为困难，这被认为可能是导致骨丢失及治疗失败的主要因素[41]。

（三）评估

综上所述，尽管可以认为通过种植修复对全口无牙颌患者进行治疗会更加复杂、昂贵、难度更大，但获得的治疗效果更好、使用时间更长、并发症更少。换句话说，种植修复治疗的优点远大于缺点。此外，治疗方法的进步和改良会使种植修复更好地应用于无牙颌患者。下面，我们将介绍几个严重萎缩颌骨的无牙颌患者的治疗案例。

三、病例报道

（一）病例 15-1

患者男性，63 岁，转诊到本科室进行全口修复。他已经丢弃了总义齿，正在寻找更好的修复体来恢复进食和咀嚼功能。不幸的是，其他来自不同国家的医生因为他严重的颌骨萎缩而拒绝给予治疗，他很失望。我们对他进行了完整的病史采集和准确的口腔检查。拍摄曲面体层片和全牙列 CBCT。对患者上下颌牙列制取藻酸盐印模作为诊断印模，然后灌制模型，并拍摄了术前照片（图 15-1 和图 15-2）。

1. 手术阶段

(1) 一期手术：患者心脏科医生未明确告知患者可否进行全身麻醉，因此我们无法安排他进行髂骨移植或其他主要的颌骨重建术等。

我们计划对患者进行两阶段手术，第一阶段口内骨移植术和上颌窦底提升术，第二阶段植入种植体。在第一阶段，我们计划在右上侧切牙至第一前磨牙的区域使用下颌升支自体骨移植，并通过异种移植物（Cerabone，粒径 1.0～2.0mm）和同种异体移植物（Cenobone，粒径 150～2000μm）材料的混合物进行上颌窦

底提升术。对左侧进行相同手术（图 15-3 和图 15-4）。

(2) 二期手术：6 个月后，对患者进行 X 线和全口 CBCT 检查（图 15-5）。第一步治疗幸运地获得了成功，我们决定为患者植入 12 颗种植体（Straumann）（6 颗用于上颌；6 颗用于下颌，位于两侧颏孔之间）；3 个月后进行了二期手术和安装愈合基台。

2. 修复阶段

在上下颌均制取开窗式种植体水平印模后，制作基台水平印模和个别托盘，然后制作定位记录、基托和蜡堤，并在口内进行调整。将模型安装在𬌗架上，在口内进行排牙并检查。基台的位点和位置是根据𬌗架上牙列的数字扫描信息确定的。基台由钛合金（4 型）数字化个性定制。在模型上放置个性化定制的基台后，制作临时牙冠。

在口内对基台进行再次检查后，制作新的定位记录。临床评估理想的牙冠轮廓和位置，并在𬌗架上进行确认。这些临时牙冠再次进行数字扫描，然后使用 CAD-CAM 制作个性化支架。设计上颌骨全牙列支架和下颌双侧后牙区悬臂全牙列支架。3D 打印制作树脂支架。在口内测试垂直高度和舒适性，制作出最终的支架，并口内试戴。最后进行了饰瓷和调色。在上釉和个性化装饰后，烧结（图 15-6）。

对患者进行术后 X 线片检查及拍摄照片，并为患者提供戴牙后维护指导（图 15-7 和图 15-8）。

（二）病例 15-2

患者男性，50 岁，无吸烟史，无系统性疾病史，上颌牙列缺失，下颌牙列缺损，口内仅存的下颌 6 颗前牙无保留价值。初诊 2 个月后，患者再次前来就诊，主诉种植体失败，骨块移

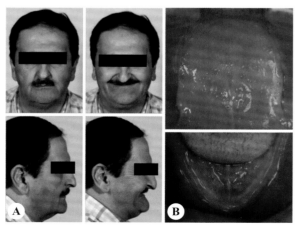

▲ 图 15-1　术前照片

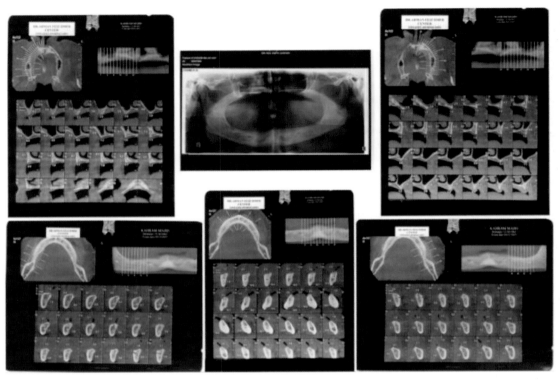

▲ 图 15-2　术前曲面体层片及 CBCT

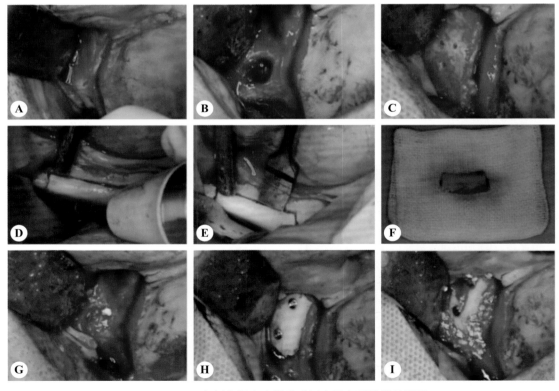

▲ 图 15-3　右侧上颌窦底提升术及水平向牙槽嵴骨增量

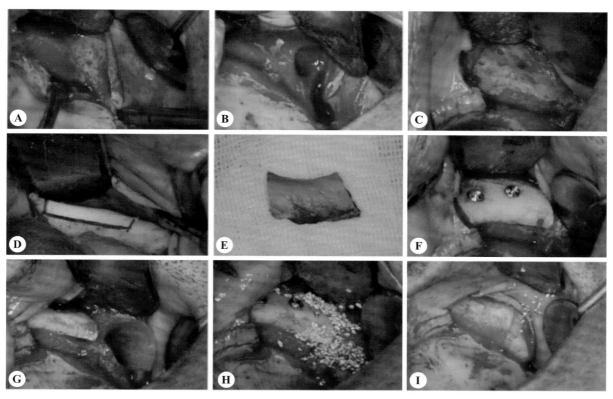

▲ 图 15-4　左侧经前外侧壁开窗上颌窦底提升术及水平向牙槽嵴骨增量

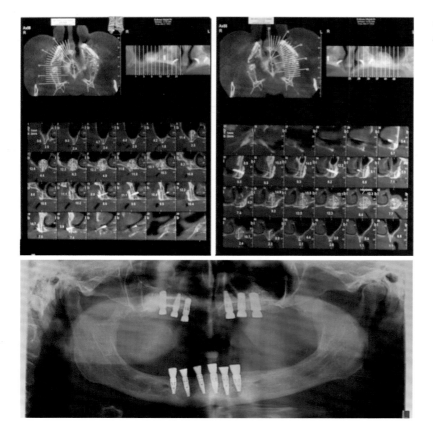

◀ 图 15-5　骨增量后 CBCT 及 12 个月后上下颌种植体

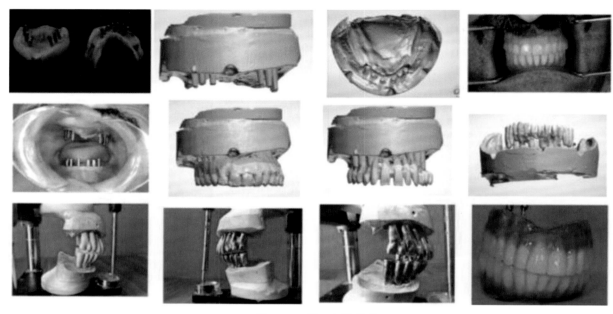

▲ 图 15-6　技工制作阶段

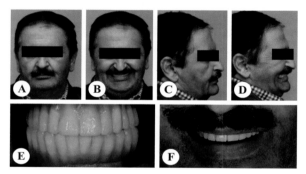

▲ 图 15-7　术后照

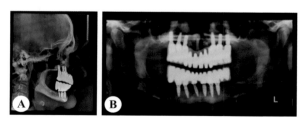

▲ 图 15-8　术后 X 线片

植失败、感染，伴有肿胀及持续的严重疼痛，下颌两侧伤口裂开，舌侧牙龈处固定螺丝穿出（图 15-9 至图 15-11）。

　　在开始手术 – 修复阶段之前，进行了紧急治疗，包括应用抗生素、引流、感染部位清创

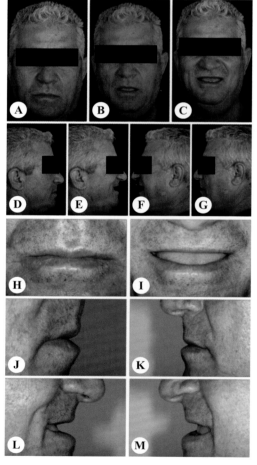

▲ 图 15-9　口外面部照

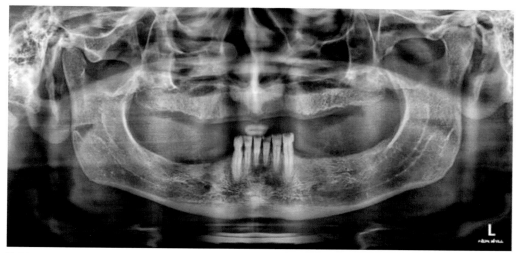

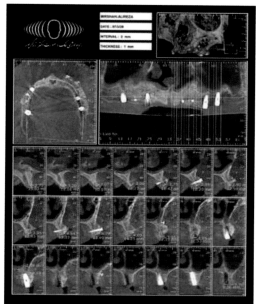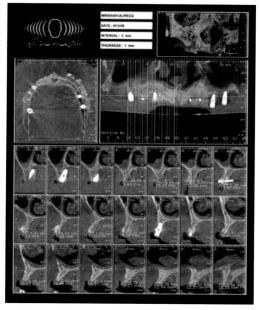

▲ 图 15–10　术前 X 线片

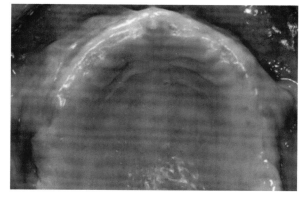

▲ 图 15–11　种植及骨增量手术失败后 2 个月的上颌口内照

和修整显露在外的螺丝尖端，这些螺丝尖端对口腔和舌黏膜表面造成了创伤。

1. 手术阶段

下面将介绍上颌手术和临时即刻修复的步骤。于牙槽嵴顶切开牙龈，向颊侧及腭侧翻开全厚瓣，取出所有失败和移位的种植体；彻底清除未整合的纤维包裹的自体皮质及松质骨块和颗粒状骨移植材料（图 15–12）。

由于牙槽嵴顶宽度较窄，根部逐渐增厚，

127

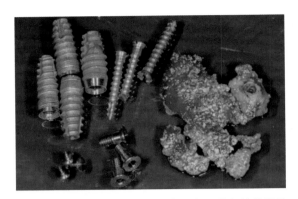

▲ 图 15-12　4 颗失败移位的种植体及不完整的骨块，注意种植体周围的颗粒状组织

根据 Joao Carames 教授的全牙弓分类法（图 15-13），使用超声波、手动和机用器械对牙槽嵴进行了修整，以获得理想的牙槽嵴宽度，从而将上颌牙槽嵴转换为 Carames 分类 II 类。

在左右两侧的侧切牙、第一前磨牙和第一磨牙区对称放置 6 个锥形种植体[41]。由于侧切牙和右侧第一前磨牙区域的牙槽骨相对狭窄；植入窄直径的钛锆种植体以保留牙槽骨，钛锆种植体具有更高的强度。尽管骨量和松质骨质量相对局限，但为了获得良好的初期稳定性和至少 35N·cm 的植入扭矩，以实现成功的即刻修复，我们进行了牙槽骨截骨术，其目的是利用鼻底和窦底的坚固皮质骨，以使选择的种植体能达到可用骨高度的全长，实现种植体的双皮质稳定固位[42]。

在开始手术之前，用患者的血液制备 LPRF 膜和液体，与同种异体移植物颗粒混合，形成黏性骨移植材料，用于颊侧骨增量、软组织塑形，维护骨和软组织稳定性及良好的组织 - 修复体界面，利于维护良好的口腔卫生。骨移植材料表面至少覆盖 2～3 层 LPRF 膜，有助于软组织更好、更快地愈合。进行骨膜切口，龈瓣边缘使用根尖区褥式缝合减张（图 15-14 至图 15-16）。

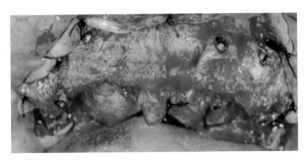

▲ 图 15-14　以修复为导向制作手术导板，导板引导下植入种植体

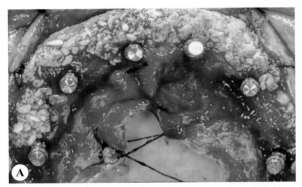

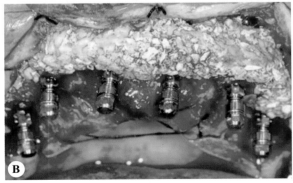

▲ 图 15-15　利用自体骨制作 LPRF 骨块进行颊侧骨增量，获得更好的软组织支撑

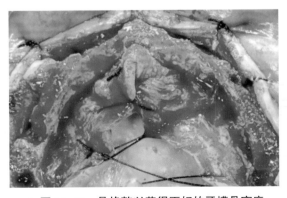

▲ 图 15-13　骨修整以获得更好的牙槽骨宽度

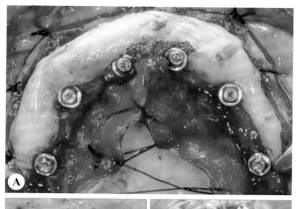

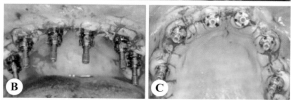

▲ 图 15–16　置入螺丝固位的基台，用 LPRF 膜覆盖骨块获得良好的软组织愈合

2. 修复阶段

螺丝固位临时修复体的被动就位至关重要，因此转移杆应用夹板固定在一起。将无悬臂的丙烯酸临时修复体利用螺丝拧紧就位（图 15–17）。

进行修复治疗的诊断设计，以确定垂直高度、唇部支撑、微笑和切牙中线、下颌矢状面关系，并根据牙齿位置设计精确的种植手术导板，以实现理想的美学、健康和功能修复效果（图 15–18 和图 15–19）。

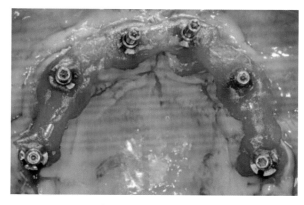

▲ 图 15–17　用夹板固定转移杆有利于制取更精确的印模，临时修复体的被动就位至关重要

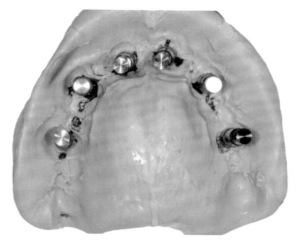

▲ 图 15–18　种植术后即刻进行种植体印模制取

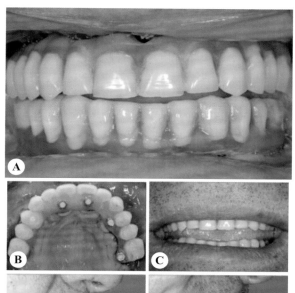

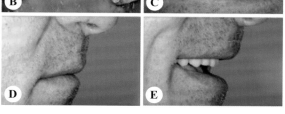

▲ 图 15–19　戴入全口丙烯酸临时修复体

术后 5 个月，拍摄照片和 X 线片（图 15–20 和图 15–21）。

四、结论

综观目前的研究，可以得出结论：到现

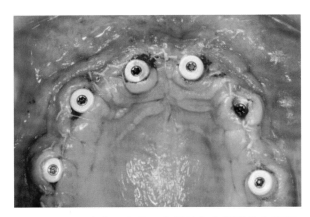

▲ 图 15-20　愈合 5 个月，宽厚的角化龈覆盖在颊侧，保证软、硬组织稳定

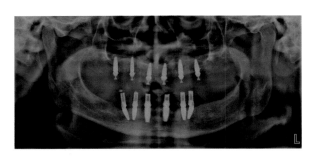

▲ 图 15-21　手术后曲面体层片

在为止还没有种植治疗中颌骨重建的具体指南。在很大程度上，态度、知识、经验和医师的专业知识有助于治疗的成功[37, 43, 44]。但另一方面应注意的是，对影响种植治疗成功和长期结果的各种因素缺乏共识，主要的影响因素包括患者的自身条件[45-47]、相关区域解剖的复杂性[48-50]、与系统性疾病相关因素[51-53]、患者依从性[54-56]、经济状况[57]等。在其他修复方法中，最常用的是可摘全口义齿[58]和骨膜下种植体支持的修复体[59]等方法[60]。与这些方法相比，我们的技术优势包括稳定性较高和固位力较强[61, 62]、耐久性更好[63, 64]、能抵抗更强的功能性和非功能性作用力[65]、更少的覆盖面积[66]、更好的恢复丧失的功能[67]，以及完善详细的记录[68]、显著的语言改善[69]、对颞下颌关节的损伤较少[70, 71]等。尽管全牙列种植修复的设计和使用在很大程度上减少了潜在的并发症，但仍有一些不良反应的情况，例如进行性软组织和硬组织吸收[72]，存在小缺损的情况下也需要广泛的组织修复[73]。最近的研究正在探索新的方法来克服和解决这些问题[74, 75]。

目前已经充分证明，基于种植支持的全牙列修复技术是一种相对较新且发展迅速的技术，效果远胜于其他技术。这些优势使其成为全口牙列缺失修复的首选方法。种植支持的修复优势在于面部和唇部的整体外形都可以得到显著的改善，还包括更加自然的微笑、言语功能及咀嚼效率的提高和恢复丧失的功能。

参 考 文 献

[1] Petersen PE, Yamamoto T. Improving the oral health of older people: the approach of the WHO Global Oral Health Programme. *Community dentistry and oral epidemiology.* 2005; 33(2):81–92.

[2] Felton D, Cooper L, Duqum I, Minsley G, Guckes A, Haug S, et al. Evidence-based guidelines for the care and maintenance of complete dentures: a publication of the American College of Prosthodontists. *The Journal of the American Dental Association.* 2011;142:1S–20S.

[3] Douglass CW, Shih A, Ostry L. Will there be a need for complete dentures in the United States in 2020? *The Journal of prosthetic dentistry.* 2002;87(1):5–8.

[4] Markiewicz MR, Sung-Kiang Chuang M, Margarone III JE, Dodson TB. Full-Mouth Rehabilitation with Single-Tooth Implant Restorations. *New York State Dental Journal.* 2010;76(2):36.

[5] Bodine RL. Prosthodontic essentials and an evaluation of the mandibular subperiosteal implant denture.

The Journal of the American Dental Association. 1955;51(6):654–64.

[6] Minichetti JC. Analysis of HA-coated subperiosteal implants. *Journal of Oral Implantology. 2003*; 29(3): 111–6.

[7] Garefis P. Full mouth reconstruction with dental implants. *The Journal of oral implantology.* 1979;8(4):563–73.

[8] Moraschini V, Velloso G, Luz D, Cavalcante DM, Barboza EdSP. Fixed rehabilitation of edentulous mandibles using 2 to 4 implants: a systematic review. *Implant dentistry.* 2016;25(3):435–44.

[9] Feine J, Lund J. Measuring chewing ability in randomized controlled trials with edentulous populations wearing implant prostheses. *Journal of Oral Rehabilitation.* 2006;33(4):301–8.

[10] Att W, Stappert C. Implant therapy to improve quality of life. *Quintessence international.* 2003;34(8).

[11] Zarb GA, Bolender CL, Eckert S, Jacob R, Mericske-Stern R. Prosthodontic treatment for edentulous patients. *Mosby.* 2004;12:195–7.

[12] Sadowsky SJ. Treatment considerations for maxillary implant overdentures: a systematic review. *The Journal of prosthetic dentistry.* 2007;97(6):340–8.

[13] Slot W, Raghoebar GM, Vissink A, Huddleston Slater JJ, Meijer HJ. A systematic review of implant-supported maxillary overdentures after a mean observation period of at least 1 year. *Journal of clinical periodontology.* 2010;37(1):98–110.

[14] Guckes AD, Scurria MS, Shugars DA. A conceptual framework for understanding outcomes of oral implant therapy. *The Journal of prosthetic dentistry.* 1996;75(6):633–9.

[15] Jacobs R, Wu CH, Goossens K, Van Loven K, van Steenberghe D. Perceptual changes in the anterior maxilla after placement of endosseous implants. *Clinical implant dentistry and related research.* 2001;3(3):148–55.

[16] Lindquist L, Carlsson G, Jemt T. A prospective 15-year follow-up study of mandibular fixed prostheses supported by osseointegrated implants. Clinical results and marginal bone loss. *Clinical oral implants research.* 1996;7(4):329–36.

[17] Lemmerman KJ, Lemmerman NE. Osseointegrated dental implants in private practice: a long-term case series study. *Journal of periodontology.* 2005;76(2):310–9.

[18] Peñarrocha-Diago MA, Maestre-Ferrín L, Demarchi CL, Peñarrocha-Oltra D, Peñarrocha-Diago M. Immediate versus nonimmediate placement of implants for full-arch fixed restorations: a preliminary study. *Journal of Oral and Maxillofacial Surgery.* 2011;69(1):154–9.

[19] Vere J, Bhakta S, Patel R. Implant-retained overdentures: a review. *Dental update.* 2012; 39(5):370–5.

[20] Doundoulakis JH, Eckert SE, Lindquist CC, Jeffcoat MK. The implant-supported overdenture as an alternative to the complete mandibular denture. *The Journal of the American Dental Association.* 2003;134(11):1455–8.

[21] Feine J, Carlsson G, Awad M, Chehade A, Duncan W, Gizani S, et al. The McGill consensus statement on overdentures. Mandibular two-implant overdentures as first choice standard of care for edentulous patients. Montreal, Quebec, May 24–25, 2002. *The International journal of oral & maxillofacial implants.* 2002;17 (4):601.

[22] Mericske-Stern R, Worni A. Optimal number of oral implants for fixed reconstructions: a review of the literature. *Eur J Oral Implantol.* 2014; 7(Suppl 2):S133–S53.

[23] Kaptein M, De Putter C, De Lange G, Blijdorp P. A clinical evaluation of 76 implantsupported superstructures in the composite grafted maxilla. *Journal of oral rehabilitation.* 1999;26(8):619–23.

[24] Book K, Karlsson S, Jemt T. Functional adaptation to full-arch fixed prosthesis supported by osseointegrated implants in the edentulous mandible. *Clinical oral implants research.* 1992;3(1):17–21.

[25] Jemt T, Lindén B, Lekholm U. Failures and complications in 127 consecutively placed fixed partial prostheses supported by Brånemark implants: from prosthetic treatment to first annual checkup. *International Journal of Oral & Maxillofacial Implants.* 1992;7(1).

[26] Hancock RR, Nimmo A, Walchak PA. Full arch implant reconstruction in an adolescent patient:

Clinical report. Implant dentistry. 1993;2(3):204.

[27] Sullivan D, Sherwood R, Porter S. Long-term performance of Osseotite implants: a 6-year clinical follow-up. *Compendium of continuing education in dentistry* (Jamesburg, NJ: 1995). 2001; 22(4):326-8, 30, 32-4.

[28] Ferrigno N, Laureti M, Fanali S, Grippaudo G. A long-term follow-up study of nonsubmerged ITI implants in the treatment of totally edentulous jaws: Part 1: Ten-year life table analysis of a prospective multicenter study with 1286 implants. *Clinical Oral Implants Research.* 2002;13(3):260-73.

[29] el-Charkawi H. The use of precision attachments in a lower full arch rehabilitation with osseointegrated implants--a clinical report. *Egyptian dental journal.* 1994;40(4):919-22.

[30] Krämer A, Weber H, Benzing U. Implant and prosthetic treatment of the edentulous maxilla using a bar-supported prosthesis. *International Journal of Oral & Maxillofacial Implants.* 1992;7(2).

[31] Att W, Bernhart J, Strub JR. Fixed rehabilitation of the edentulous maxilla: possibilities and clinical outcome. *Journal of Oral and Maxillofacial Surgery.* 2009;67(11):60-73.

[32] Gargari M, Prete V, Pujia A, Ceruso F. Full-arch maxillary rehabilitation fixed on 6 implants. *ORAL & implantology.* 2013;6:1-4.

[33] Voitik A. The fully edentulous case. Well placed implant abutments and low bone resorption levels bring crown and bridge tupe, fixed restorative solutions within reach of full denture patients. *Trends & techniques in the contemporary dental laboratory.* 1989;6(10):34-41.

[34] Voitik A. The new type full mouth rehabilitation: low numbers of natural abutments combined with implant abutments teach the meaning of precision. *Trends & techniques in the contemporary dental laboratory.* 1989;6(9):30-5.

[35] Marshall JA, Hansen CA, Kreitman BJ. Achieving a passive fit for a screw-retained implant-supported maxillary complete arch ceramometal prosthesis: clinical report. *Implant dentistry.* 1994; 3(1):31-4.

[36] Gogarnoiu D, Cavanaugh R. Three-dimensional CT scan analysis for implantsupported fixed prostheses. *Compendium of continuing education in dentistry* (Jamesburg, NJ: 1995). 1999;20(9):855-60, 62, 64 passim; quiz 68.

[37] Chuang S-K, Weber H-P, Dent M. *Implant loading protocols for edentulous patients with fixed prostheses: a systematic review and meta-analysis.* 2014.

[38] Jemt T, Book K, Lindén B, Urde G. Failures and complications in 92 consecutively inserted overdentures supported by Brånemark implants in severely resorbed edentulous maxillae: a study from prosthetic treatment to first annual check-up. *International Journal of Oral & Maxillofacial Implants.* 1992;7(2).

[39] Naert I, Gizani S, van Steenberghe D. Rigidly splinted implants in the resorbed maxilla to retain a hinging overdenture: a series of clinical reports for up to 4 years. *The Journal of prosthetic dentistry.* 1998;79(2):156-64.

[40] Jemt T. Fixed implant-supported prostheses in the edentulous maxilla. A five-year follow-up report. *Clinical oral implants research.* 1994;5(3):142-7.

[41] Brånemark PI, Svensson B, Van Steenberghe D. Ten-year survival rates of fixed prostheses on four or six implants ad modum Brånemark in full edentulism. *Clinical oral implants research.* 1995;6(4):227-31.

[42] Trisi P, Todisco M, Consolo U, Travaglini D. High versus low implant insertion torque: a histologic, histomorphometric, and biomechanical study in the sheep mandible. *International Journal of Oral & Maxillofacial Implants.* 2011;26(4).

[43] Henry PJ. A review of guidelines for implant rehabilitation of the edentulous maxilla. *The Journal of prosthetic dentistry.* 2002; 87 (3):281-8.

[44] Maló P, Araújo Nobre MD, Lopes A, Rodrigues R. Double full-arch versus single full-arch, four implant-supported rehabilitations: a retrospective, 5-year cohort study. *Journal of Prosthodontics.* 2015; 24(4):263-70.

[45] Mombelli A, Marxer M, Gaberthüel T, Grander U, Lang NP. The microbiota of osseointegrated implants in patients with a history of periodontal disease. *Journal of clinical periodontology.* 1995; 22(2): 124-30.

[46] Heckmann SM, Heckmann JG, Weber HP. Clinical outcomes of three Parkinson's disease patients treated with mandibular implant overdentures. *Clinical oral implants research*. 2000;11(6):566–71.

[47] Granström G. Osseointegration in irradiated cancer patients: an analysis with respect to implant failures. *Journal of oral and maxillofacial surgery*. 2005;63(5):579–85.

[48] Jensen J, Sindet–Pedersen S, Oliver AJ. Varying treatment strategies for reconstruction of maxillary atrophy with implants: results in 98 patients. *Journal of oral and maxillofacial surgery*. 1994;52(3):210–6.

[49] Peleg M, Mazor Z, Chaushu G, Garg AK. Sinus floor augmentation with simultaneous implant placement in the severely atrophic maxilla. *Journal of periodontology*. 1998;69(12):1397–403.

[50] Friberg B, Gröndahl K, Lekholm U, Brånemark PI. Long-term follow-up of severely atrophic edentulous mandibles reconstructed with short Branemark implants. *Clinical implant dentistry and related research*. 2000; 2(4):184–9.

[51] Mombelli A, Cionca N. Systemic diseases affecting osseointegration therapy. *Clinical oral implants research*. 2006;17(S2):97–103.

[52] Alsaadi G, Quirynen M, Komárek A, Van Steenberghe D. Impact of local and systemic factors on the incidence of oral implant failures, up to abutment connection. *Journal of clinical periodontology*. 2007; 34(7):610–7.

[53] Bornstein MM, Cionca N, Mombelli A. Systemic conditions and treatments as risks for implant therapy. *Int J Oral Maxillofac Implants*. 2009; 24(Suppl):12–27.

[54] Visser A, de Baat C, Hoeksema AR, Vissink A. Oral implants in dependent elderly persons: blessing or burden? *Gerodontology*. 2011; 28(1):76–80.

[55] Escribano Hernández A, Hernández Corral T, Ruiz Martín E, Porteros Sánchez JA. Results of a dental care protocol for mentally handicapped patients set in a primary health care area in Spain. *Medicina Oral, Patología Oral y Cirugía Bucal* (Internet). 2007;12(7):492–5.

[56] Isaksson R, Becktor JP, Brown A, Laurizohn C, Isaksson S. Oral health and oral implant status in edentulous patients with implant-supported dental prostheses who are receiving long-term nursing care. *Gerodontology*. 2009;26(4):245–9.

[57] Bouchard P, Renouard F, Bourgeois D, Fromentin O, Jeanneret M, Beresniak A. Cost-effectiveness modeling of dental implant vs. bridge. *Clinical oral implants research*. 2009; 20(6):583–7.

[58] Rasidi MQZBM. Review on History of Complete Denture. *Research Journal of Pharmacy and Technology*. 2016; 9(8):1069.

[59] Gowd MS, Shankar T, Ranjan R, Singh A. Prosthetic consideration in implantsupported prosthesis: A review of literature. Journal of International *Society of Preventive & Community Dentistry*. 2017; 7(Suppl 1):S1.

[60] Bueno–Samper A, Hernandez–Aliaga M, Calvo–Guirado JL. The implant–supported milled bar overdenture: a literature review. *Med Oral Patol Oral Cir Bucal*. 2010;15(2):e375–8.

[61] Bressan E, Lops D. Conometric retention for complete fixed prosthesis supported by four implants: 2-years prospective study. *Clinical oral implants research*. 2014; 25(5):546–52.

[62] Javed F, Romanos GE. The role of primary stability for successful immediate loading of dental implants. *A literature review. Journal of dentistry*. 2010; 38(8):612–20.

[63] Bidra AS, Tischler M, Patch C. Survival of 2039 complete arch fixed implantsupported zirconia prostheses: A retrospective study. *The Journal of prosthetic dentistry*. 2018; 119(2):220–4.

[64] Tischler M, Patch C, Bidra AS. Rehabilitation of edentulous jaws with zirconia complete–arch fixed implant–supported prostheses: An up to 4–year retrospective clinical study. *The Journal of prosthetic dentistry*. 2018.

[65] Agliardi E, Clerico M, Ciancio P, Massironi D. Immediate loading of full–arch fixed prostheses supported by axial and tilted implants for the treatment of edentulous atrophic mandibles. *Quintessence international*. 2010; 41(4).

[66] Francetti L, Rodolfi A, Barbaro B, Taschieri S, Cavalli N, Corbella S. Implant success rates in full–arch rehabilitations supported by upright and tilted

implants: a retrospective investigation with up to five years of follow-up. *Journal of periodontal & implant science.* 2015; 45(6):210-5.

[67] Maló P, De Araújo Nobre M, Petersson U, Wigren S. A pilot study of complete edentulous rehabilitation with immediate function using a new implant design: case series. *Clinical implant dentistry and related research.* 2006; 8(4):223-32.

[68] Patzelt SB, Emmanouilidi A, Stampf S, Strub JR, Att W. Accuracy of full-arch scans using intraoral scanners. *Clinical oral investigations.* 2014; 18(6):1687-94.

[69] da Cunha MC, Santos JFFd, Santos MBFd, Marchini L. Patients' expectation before and satisfaction after full-arch fixed implant-prosthesis rehabilitation. *Journal of Oral Implantology.* 2015; 41(3):235-9.

[70] Passaretti A, Petroni G, Miracolo G, Savoia V, Perpetuini A, Cicconetti A. Metal free, full arch, fixed prosthesis for edentulous mandible rehabilitation on four implants. *Journal of prosthodontic research.* 2018; 62(2):264-7.

[71] Singhal MK, Pandey B, Agarwal A, Yadav S, Ojah P, Pal A, et al. Customized implant full-mouth rehabilitation: A biomechanical depiction. *Contemporary clinical dentistry.* 2018; 9(3):488.

[72] Moraschini V, Velloso G, Luz D, Barboza EP. Implant survival rates, marginal bone level changes, and complications in full-mouth rehabilitation with flapless computerguided surgery: a systematic review and meta-analysis. *International journal of oral and maxillofacial surgery.* 2015; 44(7):892-901.

[73] Ahuja S, Jain V, Cagna D, Wicks R. Fabricating a mandibular implant supported overdenture with a suspended framework. *The Journal of Indian Prosthodontic Society.* 2013; 13(2):132-6.

[74] Andreiotelli M, Att W, Strub J-R. Prosthodontic complications with implant overdentures: a systematic literature review. *International Journal of Prosthodontics.* 2010; 23(3).

[75] Dhillon N, Chowdhury SR, Kumar P, Menon R. Managing prosthetic complication in implant-retained overdenture. *Medical journal, Armed Forces India.* 2015; 71(Suppl 2):S444.

第16章 颌面部广泛软硬组织缺损的种植修复

Extensive Reconstruction of Maxillofacial Hard and Soft Tissue Defects Using Dental Implants

Ali Hassani　Omidreza Fazlisalehi　著

摘要

　　无论是先天性的，还是由病理或外伤所致的切除性手术引起的颌骨软、硬组织缺损的重建，长期以来一直是颌面外科医生和修复专家团队共同面临的最困难、最具挑战性的治疗之一。多年来，通过自体骨块恢复骨的连续性和轮廓一直是颌面重建的主要手段。只有在制订治疗计划时细致良好地应用种植修复技术，才能使患者最大限度地恢复咬合关系，并将功能和美学改善到接近手术或创伤前的水平。在这一章中，我们介绍了2个病例，使用牙种植体和种植体支持的修复体治疗复杂的伴有软、硬组织丧失的颌面部缺损。

关键词

　　颌面部重建，牙种植，咬合重建，种植修复体

　　先天或后天性颌面部缺损的重建对于颌面外科医生来说是一个巨大的挑战[1]。颌骨对称性或连续性的缺损不仅会带来功能缺陷，而且往往会导致明显的软组织不对称，对患者的社会生活产生严重影响[2]。在所有需要重建的颌面部结构中，下颌骨可能是最具挑战性的部位之一，主要是因为它的形状弯曲、功能属性特殊及在支撑面部轮廓方面起着决定性作用[3]。重建颌面部硬组织和软组织缺损目前有多种治疗方案，包括髂骨嵴或腓骨带蒂或游离皮瓣、种植支持的修复体及新型的个性化制作的钛修复体[4]。1999年，Hidalgo首次描述的微血管化游离腓骨移植是重建下颌骨连续性和轮廓的金标准[5]。除非可以恢复正常的咬合关系，否则恢复骨的连续性和轮廓并不能保证恢复功能和美学效果。这最好是依靠剩余的天然组织和增量后的组织，通过种植体支持的桥架和修复体来实现[6]。无论选择何种治疗方式，放射线照射、创口愈合不良、循环障碍和全身状况都会对治疗的成功产生影响[7]，这就是为什么外科医生应该考虑应用促进患者伤口愈合和组织再生的技术，包括使用富含血小板的浓缩物和带蒂颊脂垫移植物。在本章中，我们报道了2例下颌骨缺损患者，通过种植支持的修复体进行咬合重建治疗。本文详细介绍了手术过程。

二、病例报道

（一）病例 16-1

患者女性，30 岁，2009 年被转诊到我们的私人手术室，寻求治疗一个诊断为右下尖牙区的牙源性角化囊肿。囊肿波及区域以尖牙为中心，近中和远中各延伸了约一个牙位，直径约为 20mm，除切取活检外，未接受其他治疗。为了将手术治疗的复发率降到最低，并考虑到病变部位易显露，大小有限，并且是第一次接受治疗，考虑行肿瘤摘除术，右下切牙、尖牙及第一前磨牙拔除术，以及周围的骨组织扩大切除术（图 16-1）。

从系列随访拍摄的口腔曲面体层片可见，首次术后近 9 个月时，出现明显的复发迹象。第二次手术将病变周围的下颌骨扩大切除，安全范围 1cm，并拔除左下中切牙至右下第一磨牙。使用钛板和钛钉对下颌骨下缘进行固定及支撑，保持其连续性，然后用金属丝进行 Ivy 环颌间结扎固定 4 周（图 16-2）。

给予患者详细医嘱，说明至少前 3 个月内，需要保持软质饮食及避免过度用力，防止变薄的下颌下缘骨折。在后续 3 年中，对患者定期随访，未发现复发的迹象。下颌下缘边界虽较薄，但也获得了一定的骨高度，并且边缘完整（图 16-3A）。为了满足患者的功能和美学需求，

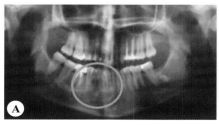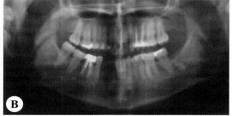

▲ 图 16-1　初诊及囊肿切除术后 X 线片

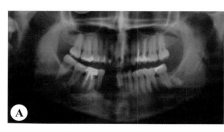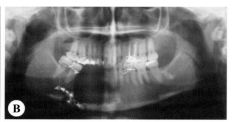

▲ 图 16-2　A. 9 个月后可见复发迹象；B. 以 1cm 为安全范围扩大切除

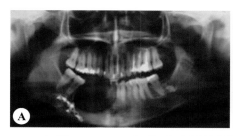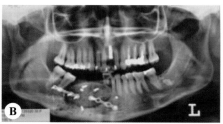

▲ 图 16-3　A. 3 年后，下颌骨边缘形连续；B. 髂骨骨块移植完成骨增量

于 2009 年采用自体髂骨移植术对缺损的部分进行了骨增量。此外，左上中切牙因根管治疗失败失去保留价值，拔出后行种植修复（图 16-3B）。6 个月后，再次手术，植入种植体。移植的髂骨与周围骨融合良好。左下侧切牙预后不良，拔除后拟行种植修复（图 16-4）。

此外，由于难以通过髂骨或腓骨移植改善下颌骨轮廓，所以从右侧下颌升支取自体骨块，并使用钛钉固定在修整后的受植区域外侧（图 16-5）。在右下尖牙和第一磨牙区域再植入 2 颗种植体。

然后，使用左下侧切牙和右下尖牙区种植体的愈合基台将 2cm×3cm 可降解生物胶原膜固定在新骨块及种植位点需行引导骨再生术的部位，并置入混有患者自身血液的异体骨移植材料（图 16-6）。

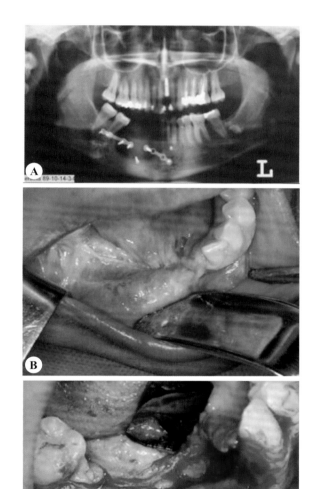

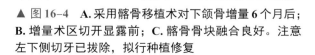

▲ 图 16-4　A. 采用髂骨移植术对下颌骨增量 6 个月后；B. 增量术区切开显露前；C. 髂骨骨块融合良好。注意左下侧切牙已拔除，拟行种植修复

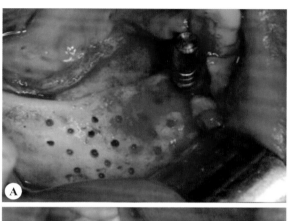

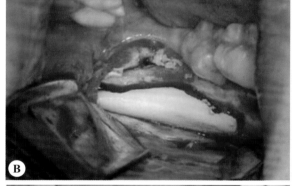

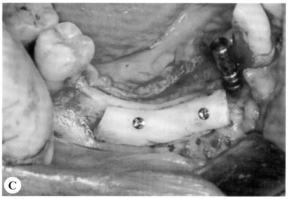

▲ 图 16-5　A. 骨块受植床修整；B. 于下颌角及升支处收集骨块；C. 用钛钉固定骨块

右下第二磨牙拔除后植入种植体，以避免由于保留预后可能不良的患牙造成的进一步手术，包括避免植骨区的骨膜翻开（图16-7）。

应注意种植体周软组织质量，包括充足的软组织厚度和角化牙龈，这对种植体的长期成功是至关重要的。该病例中，左上中切牙种植体唇侧牙龈厚度不足，因此使用牙龈瓣增厚技术，从腭部将结缔组织移植进行牙龈增厚（图16-8）。

引导骨再生术术后也会发生明显的唇侧骨吸收。本病例中使用的5颗种植体均为登腾品牌，术后约5个月，通过开窗式印模，使用配套的印模帽和基台完成修复。

在美学区使用染色后的氧化锆牙冠，使修复体与相邻牙齿协调，以达到最佳美学效果。此外，手术切除后导致的下颌骨软、硬组织缺

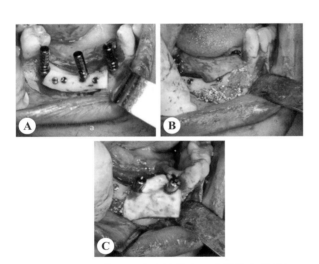

▲ 图16-6 引导骨再生术使骨块及种植位点骨增量

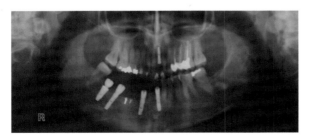

▲ 图16-7 种植术后拍摄曲面体层片，注意钛钉仍位于固定下颌升支自体骨块的位置

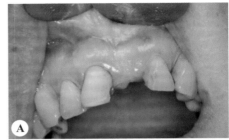

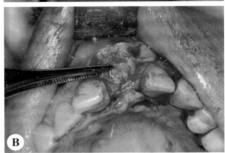

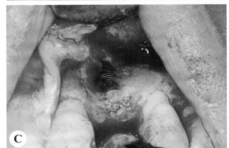

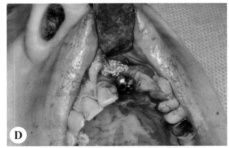

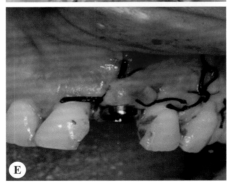

▲ 图16-8 A.注意种植位点的唇侧牙龈变薄；B.从腭侧分离带蒂结缔组织移植物，卷入颊侧增厚牙龈；C.注意唇侧骨吸收；D.用于骨增量的异体骨材料；E.一期缝合，唇侧牙龈厚度增加

损也通过种植体支持的混合赝复体进行修复。经过 8 年的随访，患者对其恢复的功能和美学效果满意，种植体和赝复体完好且功能正常（图 16-9）。

（二）病例 16-2

患者男性，17 岁，主诉左侧下颌肿胀疼痛。临床和影像学检查见一膨胀性骨质病变，对左下颌体、下颌角和下颌升支造成了相当大的损害。切取活检证实了我们的预判，即该病变为滤泡性成釉细胞瘤（图 16-10）。

在与患者讨论治疗方案后，我们决定以 15mm 的安全范围扩大切除病变，包括左侧髁突，用钛重建板固定自体腓骨块重建左侧下颌体和下颌支，并进行微血管吻合术。下颌骨术区利用 Risdon 切口经口外入路，以提供足够大的通道，使左下颌骨及肌肉可以完全剥离。切除病灶前，将钛重建板弯制调整至符合下颌骨轮廓的形态；这使得在腓骨块移植到下颌骨区后，可以在一定程度上较为精确地恢复下颌骨轮廓（图 16-11）。

另一个团队负责患者的左腓骨术区取骨，截取足够长的骨来重建颌骨缺损，骨块附着在肌肉蒂上。为了匹配已经预弯制的重建钛板的轮廓和角度，对直形腓骨进行了细致的骨修整。然后把它固定在钛板上，移植到受区。将腓骨肌蒂内的静脉与该区域的静脉进行血管吻合，并将重建钢板固定在剩余的下颌骨上（图 16-12）。

术后肿胀消退后，患者因左下颌骨不饱满而出现轻微不对称。腓骨移植虽然是此类手术的最佳选择方案，但与患者自身的下颌骨相比，提供的骨高度和宽度仍较少；因此，面容不对称是不可避免的。尽管如此，总体治疗效果是完全可以接受的，这种面容的不对称性可以在后续的治疗中解决（图 16-13）。

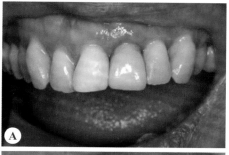
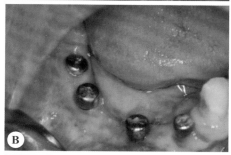
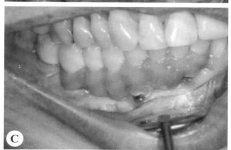
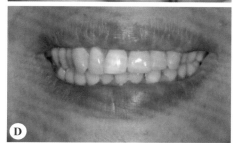
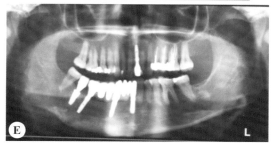

▲ 图 16-9 A. 使用氧化锆牙冠可获得良好的美学效果；B. 软组织愈合良好，下颌种植体周围有充足的角化龈；C. 种植支持的混合固位修复体可以重建软、硬组织缺损及咬合关系；D. 整体美学效果良好，经过 8 年的随访，修复体与剩余牙列关系协调；E. 术后 8 年后 X 线片

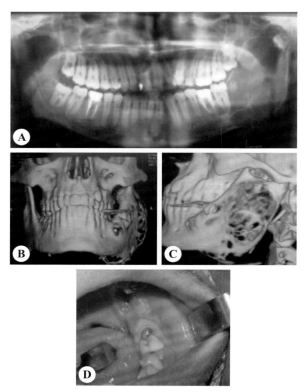

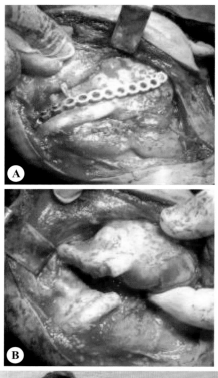

▲ 图 16-10 A 至 C. 影像学检查提示成釉细胞瘤病变，注意肿瘤使左侧第三磨牙胚移位至左上髁部附近；D. 口内表现为磨牙后区扩张性病变和黏膜穿孔

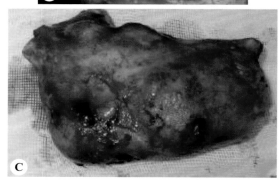

▲ 图 16-11 A. 植入之前，将钛重建板弯制调整至符合下颌骨的形态，协同腓骨块恢复下颌骨轮廓；B. 安全边界中切除肿瘤；C. 被切除的肿瘤

在肿瘤切除和腓骨移植重建 6 个月后，我们开始关注咬合关系的恢复并解决面部的不对称问题。在这一治疗阶段，移植腓骨后高度和宽度不足的问题将通过自体骨移植来解决。腓骨移植物与下颌骨的结合良好，因此我们取下钛板，制备受区即移植后的腓骨，并在腓骨上固定一个皮质及松质骨混合的髂骨块，以增加磨牙后区和下颌角区的骨量，并在髂骨块周围放置自体骨屑（图 16-14）。

获取带蒂颊脂垫移植物，并将其牵拉至缺损部位。这种带蒂移植物有两个优势：一个是作为天然膜，防止移植物材料流失，另一个是促进软、硬组织愈合。最后，在左下颊部注射游离腹部脂肪以改善面部对称性（图 16-15）。

为了评估初始骨吸收和重塑后的效果，在

术后 4 个月后再进行种植体植入手术。CBCT 显示，在大多数区域，尤其是靠近下颌骨角区，水平和垂直骨增量效果良好，尽管在靠近中区域移植组织和天然骨连接处增量效果较少，整体仍获得了显著的成功（图 16-16）。

在骨高度和宽度充足的情况下，于左下颌骨缺牙位点植入了 2 颗种植体，一个位于原本下颌骨的左下第一前磨牙区，另一个位于骨移植区域左下第二磨牙处。选择 2 颗可植入长度

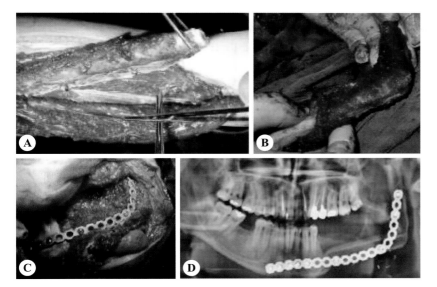

◀ 图 16–12　**A.** 获得适当长度的带肌肉蒂的腓骨块；**B.** 将获得的腓骨块修整，以匹配预弯制的重建钢板轮廓；**C.** 将骨块固定在剩余的下颌骨上，并通过微血管外科将移植静脉和局部静脉吻合；**D.** 术后曲面体层片

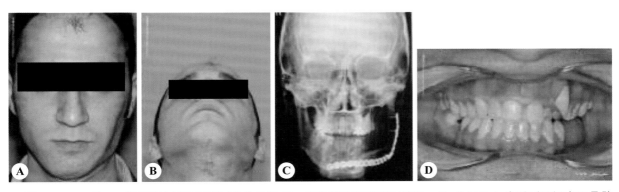

▲ 图 16–13　**A** 和 **B.** 术后照片显示可接受的治疗效果，切除侧的轻微不对称性；**C.** 术后 **P-A** 头影测量证实了骨骼对称性可接受；**D.** 左下颌骨切除术及自体腓骨移植重建术后口内照

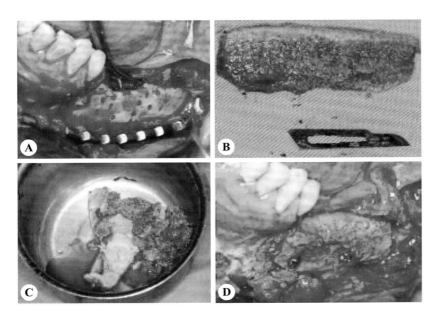

◀ 图 16–14　**A.** 腓骨移植物与剩余下颌骨结合良好，因此可以拆除钛板，并用小直径裂钻修整，以更好地制备受区；**B** 和 **C.** 自体髂骨移植；**D.** 用钛钉固定皮质 – 松质骨块，并用骨屑覆盖，用于水平和垂直骨增量

最长的种植体，以获得良好的初期稳定性，增加骨 – 种植体接触面积，并有助于在远中种植体实现双皮质骨固位。在骨量不足位点同期GBR（图 16–17）。

3 个月后，使用种植体支持的混合固位修复体来补偿软、硬组织缺损，并重建正确的咬合关系。

在随访中，种植体支持的修复体维持良好的功能，并在加载咬合力后骨吸收较少。尽管有几名患者的余留天然牙在 6 年后损坏严重或需要RCT 才能保留，但种植支持的修复体仍然有效地维持了咀嚼功能（图 16–18），使患者不需使用游离端的修复体来代替左侧下颌后牙的功能。

二、讨论

重建切除的下颌骨对颌面外科医生和修复

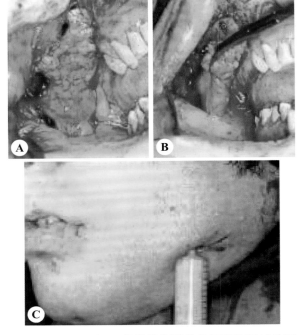

▲ 图 16–15　A 和 B. 将带蒂颊脂垫拉至移植区域并固定，作为生物膜发挥作用，促进软、硬组织愈合；C. 通过注射游离自体腹部脂肪来进一步解决面部不对称性

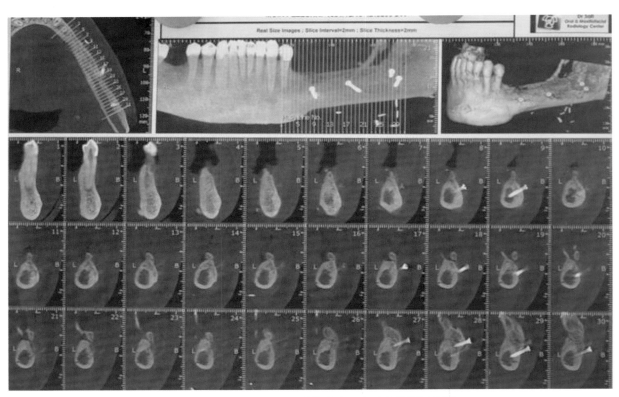

▲ 图 16–16　CBCT 显示髂骨块水平和垂直骨增量效果

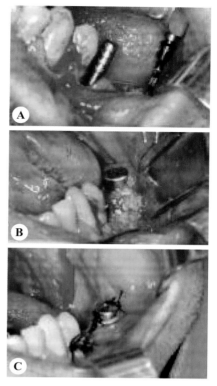

▲ 图 16-17　种植体植入，在需要的位点行同期引导骨再生术

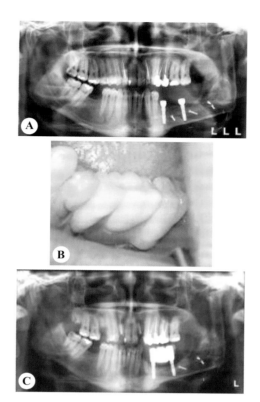

▲ 图 16-18　A. 种植术后即刻曲面体层片；B. 2 年后随访；C. 负荷 6 年后曲面体层片

医生来说是很大的挑战。用带血管蒂的腓骨块重建部分切除的下颌骨一直是下颌骨连续性丧失患者的首选手术方案。主要是由于该手术方案并发症较少、可提供足够长的骨块及三角形状的腓骨使种植体易于植入[8]。髂骨自体骨块也可以用作带血管或游离皮瓣的自体组织，成功地重建切除后的颌骨。此外，髂骨块可以在骨增量手术中提供充足的颗粒自体骨或骨块。2013 年，Zou 等在他们的研究中报道，80% 的受试人群对将髂嵴移植至下颌骨进行重建的种植修复功能效果感到满意[9]。本章介绍的 2 例患者在 6～8 年的随访中，功能和美学方面都显著受益，如果使用可摘局部义齿之类的替代品，治疗结果很难预期。

2018 年的一篇有限元分析报道指出，重建部分切除后的下颌骨不仅是为了修复咬合，有时也是为了防止下颌骨剩余部分变薄而断裂。Tamai 等的研究表明，如果下颌骨边缘切除后的剩余骨高度＜5mm，则应进行垂直骨增量以防止骨折[10]。在本章介绍的第一个病例中，在下颌骨边缘切除后，剩余骨高度约 3mm，还可见一处青枝骨折。在这种情况下，用钛板支撑边缘十分重要，患者还需颌间固定至少 4 周，以确保下颌骨的连续性。此外，必须严肃告知患者，即使是最轻的压力，包括咬合力，也可能使脆弱的余留骨骨折。

在考虑使用血管化腓骨移植的治疗方案时，时间是重要的影响因素。

Chiapasco 等报道，在骨移植区域进行种植的长期成功率为 93.3%[11, 12]。这为种植支持修复体的成功使用打下坚实的基础。

三、结论

如本章介绍的 2 个病例所示，种植体可成功植入颌骨切除后骨增量的移植骨中并存活，显著改善患者的各项功能及美学效果，并使患者的生活质量显著提高。

参 考 文 献

[1] O'Fearraigh, P.(2010).Review of methods used in the reconstruction and rehabilitation of the maxillofacial region. *J Ir Dent Assoc.* Feb–Mar;56(1):32–7.

[2] Scolozzi, P., Jaques, B.(2004). Treatment of midfacial defects using prostheses supported by ITI implants. *J plastic and reconstructive surgery* Vol 114, No. 6.

[3] Tarsitano, A., Mazzoni, S.(2014). The CAD/CAM technique for mandibular reconstruction: an 18 patients oncological case–series, *Journal of Cranio-Maxillofacial Surgery.*04.011.

[4] Ow, A., Tan, W. (2015). Mandibular Reconstruction using a custom–made titanium prosthesis: A case report on the use of virtual surgical planning and computer–aided design / computer–aided. *J craniomaxillofacial trauma and reconstruction.*

[5] Hidalgo, D. (1989).Fibula free flap: a new method of mandible reconstruction. *Plast. Reconstr. Surg.*

[6] SCHRAG, C., Chang, Y.(2006). Complete rehabilitation of the mandible following segmental resection. *Journal of Surgical Oncology* 2006; 94: 538–545.

[7] Brogniez, V.(1998). Dental prosthetic reconstruction of osseointegrated implants placed in irradiated bone. *Int J Oral maxillofac Implants* ; 13:506–512.

[8] Kramer, F.J., Dempf, R. (2005) Efficacy of dental implants placed into fibula–free flaps for orofacial reconstruction. *Clin. Oral Impl. Res.* 16; 80–88.

[9] Zou, D.(2015). Autogenous Ilium Grafts: Long–Term Results on Immediate or Staged Functional Rehabilitation of Mandibular Segmental Defects Using Dental Implants after Tumor Resection. *J Clinical Implant Dentistry and Related Research*, Volume 17, Number 4.

[10] Tamai, N.(2018): Evaluation of Influence Factors to Reduce Mechanical Stress on the Marginally Resected Mandibular Bone Against Dental Implant–supported Occlusion. *J. Hard Tissue Biology.* Vol. 27(1):11–16.

[11] Qaisi, M. (2016). Fibula Jaw in a Day: State of the Art in Maxillofacial Reconstruction. *J Oral Maxillofac Surg.*74:1284.e1–1284.e15.

[12] Chiapasco, M., Colletti, G.(2008). Long–term results of mandibular reconstruction with autogenous bone grafts and oral implants after tumor resection. *Clin. Oral Impl. Res.* 19, 1074–1080.

第六篇　牙科种植学的高级技术
Advanced Techniques in Dental Implantology

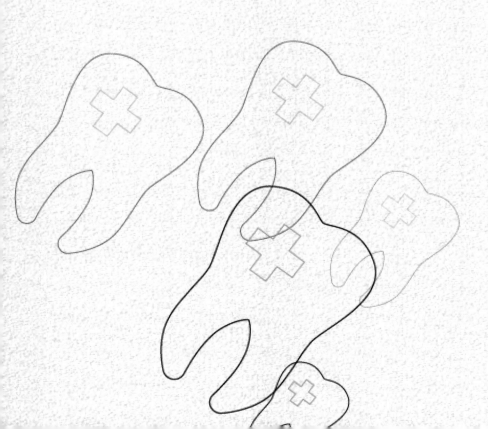

第17章　引导骨再生：方案、材料及技术

Guided Bone Regeneration: Protocol, Materials, and Technique

Sercan Küçükkurt　Mehmet Kağan Değerliyurt　Nima Moharamnejad　著

摘要

　　种植体及种植支持修复体在牙科领域中应用越来越广泛。尽管种植体的研发不断创新，生物学愈合及充足的骨量仍是植入成功的关键因素。当植入位点骨量不足影响种植体成功植入时，引导骨再生是最常用的治疗方案。本章对引导骨再生的研究现状、骨再生材料及这些材料在口腔种植领域中的推荐应用逐一阐释。

关键词

　　引导骨再生，不可吸收膜，可吸收膜，骨移植材料，生长因子

一、概述

　　骨缺损的再生治疗是口腔颌面外科面临的主要问题之一。创伤、肿瘤切除、先天畸形或感染造成的骨丢失导致颌面部广泛的硬组织缺损，对于这类疾病的治疗，通常需重建缺损组织[1-4]。硬组织缺损重建是一个常见的难题，由于上皮、成纤维及牙龈结缔组织成分生长速度远快于骨组织，因此在自然愈合的过程中结缔组织优先长入骨缺损部位。有文献证实，采用膜技术可有效防止软组织的过快长入，促使骨形成[1,5-11]。

　　如上所述，在愈合期，骨缺损部位充满了不同种类数量的移行细胞。引导骨再生术的基础是利用膜创建机械屏障，在愈合的关键时期防止成纤维细胞或其他结缔组织细胞迁移到缺损部位，进而促进迁移速度较慢的成骨潜能细胞迁移增殖。因此，可在愈合的关键时期促进成骨细胞的迁移。引导骨再生最初用于整形外科，但这种方法目前已在口腔颌面外科和口腔种植等领域得到广泛应用。

　　引导骨再生术的生物学基础在于选择性促进新骨形成的空间[1,5,6,8-15]。Murray等率先提出这一理念：研究人员在实验犬的髂骨制备缺损区域，并使用塑料腔室进行机械隔离，愈合后发现塑料腔室内充满了新生骨[16]。Becker等最先在实验犬中植入种植体验证引导骨再生术：首先在植入位点颊侧制备4mm骨缺损，实验组植入种植体后覆盖膜；结果显示实验组平均形成1.37mm厚的新生骨层，而对照组仅为0.25mm[17,18]。接下来，研究人员在人体内也验证了这一技术的有效性。

（一）引导骨再生术在口腔种植领域中的适应证

　　在口腔种植领域中，引导骨再生术的适应证包括种植体周骨开窗、骨开裂、其他骨缺损、

即刻种植及骨增量。对于这类缺损，在引导骨再生术中单独使用膜也能促进再生过程。

在较大的骨缺损区域，可联合使用膜和骨替代材料以防止膜塌陷，使用自体骨效果最好[1, 3, 5-8, 15]。但是，在某些情况下，同种异体移植材料可作为自体移植物的替代品[1, 2, 5, 7, 11, 19, 21]。研究证实，拔牙位点联合采用即刻种植和引导骨再生术的长期成功率显著高于单独采用即刻种植技术。此外，当即刻种植中种植体与拔牙窝预测骨壁的水平间隙＞1mm 时，也推荐使用引导骨再生术。

据报道，可通过 GBR 技术实现局限性的牙槽嵴水平或垂直向骨增量[7, 11, 22-24]。此外，在引导骨再生术中单独使用膜或与提供机械支持的骨移植材料联合使用均有利于骨重建[5, 9, 10, 12, 25]。

（二）引导骨再生术的重要原则

引导骨再生术的应用主要基于以下原则。
- 膜材料需完全覆盖切口边缘。
- 植入种植体前清除内芽组织；放置骨移植材料及膜之前需确保种植体的稳定性。
- 应根据骨缺损区域的大小和形态选择合适尺寸的膜，并确保膜覆盖缺损边缘至少 3mm 以上，平整无折叠[5, 6, 8, 10, 14]。
- 在关闭黏骨膜瓣之前，需要通过可靠的缝合技术、膜钉或螺丝固定膜[5, 26, 27]。
- 确保手术区域充分血管化，种植体周围的缺损部位充满血凝块。
- 理想情况下，缺损部位应使用骨移植材料（自体骨、同种异体骨、异种移植物或以上材料的混合物）填充，并用可吸收膜或不可吸收膜覆盖。其中使用自体骨移植效果最佳，自体骨的比例越大，所形成的新生骨越接近天然骨。
- 缺损较小时，可使用膜支撑获得稳定血凝块的空间。分化细胞将从血凝块开始

增殖，并形成新骨。
- 引导骨再生术区域上方的黏骨膜瓣需进行无张力关闭，以防止组织瓣裂开或膜显露[5, 19, 21, 28]。膜的早期显露会引起并发症，并且难以获得预期的效果[19-21]。

以下为获得最佳引导骨再生术效果的特定条件[5, 6, 8, 10, 14]。
- 缺损区域无软组织。
- 缺损区域充满血凝块。
- 缺损周围骨充分血管化。
- 膜完全覆盖缺损部位，隔绝软组织。
- 防止缺损部位膜塌陷（预防帐篷效应）。
- 膜不能暴露。
- 确保足够的愈合时间。

二、用于引导骨再生的膜材料

膜的使用是引导骨再生术治疗程序的重要组成部分，包括不同材料及修饰方式。聚四氟乙烯不可吸收合成膜在引导骨再生术中已应用多年，目前仍广泛应用在引导组织再生技术中。大量研究报道在引导组织再生中采用聚四氟乙烯可获得良好的结果[11, 29-31]。但是，不可吸收膜具有很多缺点，如膜的早期显露、组织瓣裂开、膜塌陷、感染等，进而导致骨吸收。此外，不可吸收膜需要通过二次手术去除，也会导致部分骨吸收[19, 21, 29, 32]。考虑到不可吸收膜的缺点，学者开始寻找更具生物相容性的可吸收膜材料。因此，胶原膜、氧化纤维素、冻干硬脑脊膜移植物及非胶原膜如聚乳酸、糖内酯/丙交酯聚合物等被用于引导骨再生程序中[9, 12, 29, 33, 34]。

生物可吸收材料具有弹性及可吸收性，易于操作且方便塑形。目前广泛使用的可吸收膜包括胶原膜、聚乳酸、聚乙醇酸（如聚二氧烷及其衍生物）和硫酸钙膜[9, 12, 26, 35-37]，

其中胶原膜是牙科种植领域中使用最广泛的可吸收膜。临床应用中可根据患者需要，通过调整可吸收膜的加工过程改变其吸收时间、生物物理特性和机械强度[9, 12, 33, 38-40]。

（一）不可吸收膜

醋酸纤维素过滤器在人类和动物模型有关引导骨再生术的研究中，获得了成功的应用。这促进了第一款商品化膜材料，即膨体聚四氟乙烯的诞生。这类膜可以作为细胞屏障，有良好的生物相容性，可提供组织生长所需空间使得组织整合，易于临床使用，因此具备确保引导骨再生术成功的所有必需特性。尽管可吸收膜的广泛应用占据了一定的市场，膨体聚四氟乙烯目前仍是引导骨再生术和牙槽嵴保存术中的合适选择。

目前使用的传统膜由惰性材料和不可吸收的膨体聚四氟乙烯制作而成。这类材料通常由两部分组成：内部成分坚硬少孔可在愈合期将上皮和结缔组织与骨隔绝，外部成分柔软以更适应于缺损区域的外形。与胶原膜和膨体聚四氟乙烯等其他材料相比，钛网具有优异的机械性能，其刚性可防止膜塌陷并维持空间，其塑性可弯曲适应骨缺损区域的轮廓[6, 9, 11, 30, 34, 41, 42]。然而，钛网的切割边缘有时会刺激黏膜，可能导致膜暴露及感染[19-21, 42, 43]。

（二）可吸收膜

近年来，可吸收膜的出现减少了不可吸收膜的使用。可吸收膜基本分为三种类型：聚葡萄糖苷合成聚合物（聚乳酸、聚乳酸/聚多糖共聚物）、胶原膜和硫酸钙（calcium sulfate，CS）膜[5, 11, 26, 29, 36, 44]。聚葡萄糖苷膜通过聚合物的非酶裂解降解，产生聚乳酸和聚乙醇酸交酯，进而转化为乳酸和丙酮酸，最终进入三羧酸循环被酶分

解[9, 26, 36, 37, 45]。胶原膜通常由马、猪和牛的Ⅰ型胶原或Ⅰ/Ⅲ型胶原混合构成。胶原蛋白膜首先被胶原酶分解，然后被明胶酶和肽酶分解[5, 9, 33, 39, 40, 46]。近年来，硫酸钙膜的使用逐渐增多，当其与骨或骨替代物联合使用可取得良好的效果。硫酸钙可通过异物多核巨细胞降解[35, 47-49]。

可吸收膜具有诸多优点，与不可吸收膜相比，其具有更好的组织相容性；吸收时间可通过改变胶原基质中合成聚合物和交联键的数量来调整；热处理后的硫酸钙颗粒在硫酸钙膜中起屏障作用；无须通过二期手术移除膜。可吸收膜的主要缺点是非刚性，与钛增强的膨体聚四氟乙烯膜相比基质中缺乏结构支撑[6, 9, 11, 12, 20, 29, 41, 50]。

（三）理想膜材料的特性[6, 9, 11, 12, 29, 34, 41, 51]

- 具有生物安全性，不应该传播疾病。
- 具有生物相容性，无毒性和免疫原性。
- 具有良好的界面适应性，利于骨生成。
- 具有一定的刚性，避免向缺损区域塌陷。
- 细胞无法穿透。
- 具有稳定的组织整合性。
- 具有占据空间的作用。
- 吸收时间可预测。
- 生物降解过程可控。
- 不含有其他抗菌成分或生物刺激素。

三、富血小板纤维蛋白基质

再生医学领域最新的技术之一是富血小板纤维蛋白的使用。富血小板纤维蛋白是存在于血小板中生长因子的浓缩混合物，由Choukroun教授在2001年首次使用。这项技术简易、天然且经济，只需要获得白细胞和浓缩富血小板纤维蛋白。血小板浓缩物包括许多种促生长因子，如血小板衍生生长因子、转化

生长因子和胰岛素样生长因子（IGF-1/2）[52, 53]。这些生长因子可加速伤口愈合，促进组织再生。

与富血小板血浆（platelet rich plasma，PRP）相比，富血小板纤维蛋白的优势在于易于制备，将血液加入 10ml 试管中快速离心处理即可，无须添加任何抗凝剂。目前有许多富血小板纤维蛋白的制备方法，最常用的方法是将血液在 2300 转 / 分的转速下离心 12min（L-PRF）或在 1300 转 / 分的转速下离心 8min（A-PRF）[52-54]。

得到的产物分为三层：顶层为无细胞贫血小板血浆（platelet-poor plasma，PPP），中层为纤维蛋白凝块，底部为红细胞基底。由于不含抗凝剂，血液一接触试管表面就开始凝集反应，因此，为成功制备富血小板纤维蛋白应当迅速收集血液并立即离心。纤维蛋白凝块可以膜的形式使用，制备方法是使用两片无菌湿纱布压迫，去除其中的液体。这个方案相当简单，不到 20min 就能得到膜。每张富血小板纤维蛋白膜包含大量血小板和 50% 以上的白细胞[52-54]。

文献中已经报道了使用富血小板纤维蛋白膜的诸多益处。与其他引导组织再生程序相比，富血小板纤维蛋白膜制备时间短，操作简便。当单独应用富血小板纤维蛋白膜时，不需要联合应用其他膜，避免了膜显露的风险。尽管与不可吸收聚四氟乙烯膜相比，可吸收膜的显露风险较小，但仍对牙槽嵴骨增量有不良影响[52-57]。

四、用于引导骨再生的骨移植材料

在因创伤、疾病或手术导致的骨缺损处填充的骨移植材料可作为结构支架，促进骨形成和再生。因此，在牙齿拔除后的拔牙窝内也可填充骨移植材料，以维持牙槽骨的高度和宽度。自体骨仍是最好的移植材料，其成骨特性可快速引导骨再生与修复，但自体骨移植最大的缺点是获取量有限。作为自体骨的替代品，骨缺损修复最常用的移植材料是同种异体骨、人工合成材料、异种骨[1, 2, 58-60]。同种异体骨通常来自矿化或脱矿冻干的其他个体骨。人工合成材料主要包括羟基磷灰石、生物活性玻璃、磷酸三钙及聚合物。目前使用最多的异种骨移植材料是纯化的无机动物骨，可单独使用或与生长因子联合使用[2, 59, 60]。

（一）自体骨移植材料

自体骨移植采用从接受移植的同一个体身上获得的骨。自体骨是唯一提供骨原细胞的骨移植材料，可以保持成骨活性，移植的骨原细胞越多，成骨量越大。自体骨移植通常是骨重建的首选方法，它含有间充质细胞，在具有免疫相容性的成骨细胞及骨形成蛋白存在时可分化为成骨细胞。自体骨是临床可用的唯一具有成骨作用的材料，被认为是骨缺损修复的金标准[1, 2, 58, 61]。

自体骨可取自口外，如髂骨和胫骨；也可取自口内，如下颌正中联合、下颌升支、上颌结节区或外生骨疣。口内取骨的并发症较少，但可获取的数量有限。最佳供体部位通常由具体病例所需的移植物数量和骨再生潜力所决定。髂后嵴处获取的骨体积最大约为 140ml，其次是髂前嵴可获取 70ml，胫骨可得 20～40ml，下颌升支前缘可获得 5～10ml，下颌正中联合可获得约 5ml，上颌结节处可取得 2ml 左右的自体骨，外生骨疣获得骨量则变化较大。

与其他骨移植材料相比，自体骨有许多优点：它们为 I 期骨形成提供成骨细胞，充当骨传导的支架，也为骨诱导提供生长因子，并且不会引起免疫反应。它们既有成骨诱导作用，又有骨传导性。在合适的情况下，它们可以单独使用，无须额外的屏障膜。但是，自体骨移植存在以下缺点：需要额外的手术获得移植物；口外取骨需要全身麻醉；来源有限，通常会损害供区骨；对于大面积骨缺损很难获得足够的骨量；需要在术中对移植物塑形[1, 2, 59, 60, 62]。因此，科学家们一直在寻找可替代的骨移植材料。

（二）同种异体骨移植材料

同种异体骨移植材料取自尸体、患者亲属的活体和其他无关的人类供体。来自尸体的移植材料在完全消毒后可以储存在组织库中。由于同种异体骨没有遗传相似性，需要对其进行多重处理以防止组织排斥，最常用的形式有冰冻、冻干、脱矿及辐射。新鲜同种异体骨是最具免疫原性的移植物，冰冻或冻干骨会降低免疫原性。移植物中的骨原细胞在处理程序中被破坏，因此同种异体骨不参与 I 期成骨，仅为 II 期成骨提供硬组织基质[2, 3, 58-60]。

同种异体骨可用于各种重建程序，不含有成骨活性的细胞，只为骨重建提供结构支撑，骨形成时间较自体骨移植更长，成骨量少。为了改善这种情况，同种异体骨可与自体松质骨联合使用[2, 3, 58-60]。

同种异体骨的主要优点是受体不需要接受额外的手术来获得移植物，主要缺点是由于同种异体的特性，移植物通常可能会产生抗原反应，因为移植物可以触发宿主的免疫反应。与其他组织和器官移植类似，尸体骨也可能被排斥，它们也不包含 I 期成骨活性细胞。

（三）异种骨移植材料

异种骨是从人类以外的物种（如牛或猪）获得的移植材料，通常用作钙化基质。异种移植骨的免疫原性比同种异体骨大，因此需要进行更强效的处理程序。异种移植骨适用于不同临床情况，可根据临床需求生产不同颗粒大小及不同形状的材料。异种移植物可分为小颗粒、大颗粒或块状骨；也可分为不同的类型，如皮质骨、松质骨或混合型。近年来，利用三维断层摄影和计算机辅助技术，可根据骨缺损区域的形状进行精确设计。异种骨移植材料的优点是无须对患者进行单独手术即可获得移植物，获取量大；主要缺点是不含有 I 期成骨所需的活性细胞，需要通过复杂处理程序降低免疫原性[1, 2, 58-60, 63]。

（四）人工合成骨移植材料

人工合成材料可以由羟基磷灰石和生物活性玻璃制成。羟基磷灰石是骨中主要的天然矿物成分，可通过人工合成，具有骨传导性，有一定硬度且不引起排斥反应，是目前应用最广泛的人工合成骨移植材料[2, 60]。碳酸钙也可作为人工合成骨材料，因其短时间内可快速降解，导致骨脆性增加，临床使用逐渐减少。除此之外，磷酸三钙还与羟基磷灰石结合使用，具有良好的骨传导性和可吸收性[2, 60, 65, 66]。

羟基磷灰石是骨的一种矿物成分，作为骨移植材料在牙科、颌面外科和骨科手术中使用。在人工合成材料中，羟基磷灰石因其具有易合成性和骨传导性处于领先地位。羟基磷灰石有不同的形式，如块状、粒状多孔、非多孔、可吸收和不可吸收。使用磷酸钙作为移植材料可占据空间，作为骨再生的支架[1, 58-60]。

研究发现，3 个月后硫酸钙仍处于骨化状态，在此阶段植入种植体时不能发生骨结合，因此建议在置入硫酸钙后等待 6～8 个月再进行种植体植入[35, 48]。

生物活性玻璃是合成的无毒生物相容性材料。它们在成骨过程中发挥积极作用。生物活性玻璃的富磷酸钙层与间充质干细胞接触，发挥骨诱导作用，间充质干细胞可快速转为成骨细胞并形成骨。生物活性玻璃可与硫酸钙联合使用。

（五）生长因子

- 血小板衍生生长因子（platelet derived growth factor，PDGF）：这类生长因子由活化的巨噬细胞发展而来，存在于血小板或骨基质中。血小板是生长因子的最主要来源，可不断向环境释放生长因子。血小板激活后发挥止血作用，并可在伤口愈合的后期激活胶原蛋白，因此在软组织修复中发挥重要作用。血小板衍生生长因子的主要作用是骨的塑形和重塑，激活修复区的间充质细胞，增加成骨细胞的数量。在引导组织再生中联合应用血小板衍生生长因子与其他生长因子（如胰岛素样生长因子）可取得满意的结果[6, 61, 67]。

- 成纤维细胞生长因子（fibroblast growth factor，FGF）：在引导骨再生术的应用与血小板衍生生长因子相似，分泌于骨基质中。一项研究显示，使用成纤维细胞生长因子后没有骨形成或骨发育异常。另一项研究显示，应用成纤维细胞生长因子后松质骨量增加，但破骨细胞的活性也增加。因其在骨形成和骨吸收平衡方面的不良反应，成纤维细胞生长因子的临床常规应用值得商榷[4, 6, 67-70]。

- 转化生长因子（transforming growth factor，TGF）：骨中含有的转化生长因子数量最多。转化生长因子可以刺激成骨细胞，同时抑制破骨细胞的形成。与血小板衍生生长因子相似，转化生长因子在软硬组织修复中均发挥作用。血小板衍生生长因子和转化生长因子可促进胶原的形成，在与骨移植材料混合使用时应用于最表层。

- 胰岛素样生长因子（insulin-like growth factor，IGF）：作用类似胰岛素，在肝脏中合成并转运到血液中，可作为骨祖细胞的趋化因子[68-71]。

- 富血小板血浆：通过离心患者的血液获得的血小板浓缩物。血凝块含有结缔组织的重要蛋白质和生长因子。血液中的红细胞和部分白细胞在离心过程中沉淀在底部，富含血小板的部分通过一个特殊的过程被分离出来并应用于所需部位。血小板是体内生长因子的重要储存库，在许多生理过程中发挥着重要作用，如凝血、免疫反应、血管生成和受损组织的愈合。血小板的 α- 颗粒中含有蛋白，如血小板衍生生长因子、转化生长因子、白细胞介素（interleukin，IL）、血小板衍生血管生成因子（platelet-derived angiogenesis factor，PDAF）、血管内皮生长因子（vascular endothelial growth factor，VEGF）、表皮生长因子（epidermal growth factor，EGF）、胰岛素样生长因子和纤连蛋白。富血小板血浆本身不具备骨传导性，需要与骨移植材料混合使用；富血小板血浆对软组织再生有作用。事实上，富血小板血浆不具备屏障膜的功能，不能阻挡纤维细胞长入骨移植材料。另外，富血小板血浆含有纤维蛋白原，可用于骨移植材料或膜的上方，发挥止血作用，减轻术后疼痛和肿胀[52, 72-74]。

- 骨形成蛋白（bone morphogenetic protein，BMP）：不同于其他生长因子，骨形成蛋白存在于细胞外基质中，诱导间充质细胞转化为成软骨细胞或成骨细胞。破骨细胞降解矿物质可激活骨形成蛋白，进而使未分化的细胞变为成骨细胞和成软骨细胞。骨形成蛋白有多种类型，也用于大面积骨缺损的软骨内成骨[69, 75-77]。

五、引导骨再生中需要考虑的问题

尽管骨具有很强的再生潜力，但骨缺损通常不能完全自行愈合，不同区域缺损的骨量不同。因此，可用骨移植材料填充缺损区域促进愈合并减少骨量丢失。骨移植材料的生物学机制基于3个方面：成骨作用、骨传导性和骨诱导性。骨传导性提供引导物；骨诱导性促进未分化细胞分化为骨细胞，发挥成骨作用，骨移植材料中的活性成骨细胞有助于骨修复过程[1, 3, 5, 8, 10, 14, 78]。

- 成骨作用：为了实现成骨，可将含有活性成骨细胞或成骨前体细胞的骨移植材料置入缺损区域，创造新骨形成中心。自体骨移植材料具有很强的成骨作用[14, 60-62, 78]。

- 骨传导作用：这一术语的意思是为骨的生长提供支撑表面。骨传导性表面是一种允许骨在其表面生长或向下进入孔隙、通道或管道的表面。骨传导作用的基本原理是提供占位材料/支架，例如无机材料，使得成骨前体细胞在缺损处生长。这一过程随着移植材料的吸收逐步深入。生物可降解支架为组织形成提供稳定支架，随着组织形成而降解，为组织生长及基质沉积提供原料。与骨来源或人工合成骨移植材料相似，自体皮质骨、来自组织库中的同种异体骨具有良好的骨传导性。但是，天然骨的降解能力较弱[1, 2, 10, 59, 60, 78]。

- 骨诱导作用：这是诱导成骨的过程。这一术语指通过招募未成熟细胞并刺激这些细胞发育成成骨前体细胞而形成新骨。骨诱导是正常骨愈合的过程，形成大多数的新生骨，例如骨折或植入种植体后。脱矿骨基质（demineralized bone matrix，DBM）或骨形成蛋白就是此类材料的代表。具有骨传导性和骨诱导性的骨移植材料不仅可以作为现有成骨细胞的支架，还可以触发新成骨细胞的形成，理论上可以促进移植物的更快整合[4, 69, 77, 79]。

上述3种基本的骨形成机制在骨再生中也起着重要作用。仅有成骨作用，没有骨传导和骨诱导作用，不能满足骨再生的所有生物学要求。移植材料充当宿主细胞的基质，未分化的间充质细胞代替失去迁移分化能力的成骨细胞迁移到缺损区域，分化为新的成骨细胞。骨再生必须满足3个基本条件：①足够数量能够分化为成骨细胞的前体细胞；②存在骨诱导因素促使间充质细胞分化为成骨细胞；③存在支持组织生长和骨祖细胞向成骨细胞分化的骨传导因素（表17-1）。

表17-1　不同类型骨移植材料的特性

	骨传导性	骨诱导性	成骨作用
人工合成材料	+	−	−
异种移植骨	+	−	−
同种异体骨	+	±	−
自体骨	+	+	+

六、骨移植材料合适的选择标准

随着种植治疗的广泛应用，对骨移植的需求增加，许多骨移植技术逐渐发展起来。然而，不同的骨移植材料和移植技术中获得的临床结果有所不同。现在外科技术联合骨移植材料使用，可在骨缺损区域重建原始的牙槽骨形态。如果未能选择合适的技术和材料，则会导致移植材料的吸收，或者与周围骨不能整合。此外，有时可在缺损区未发生整合的部位观察到纤维愈合[1, 3, 58, 59, 81]。

为了引导骨再生术获得良好的效果，必须了解骨再生修复的生物学基础。在选择骨移植方案时，应考虑以下几点：骨移植材料中含有较大比例的具有成骨潜力的活性骨，确定最佳的骨移植手术技术以确保骨再生的效果[5, 6, 8, 10, 14, 19]。

为了引导骨再生术获得良好的效果，成骨环境中必须满足 4 项条件，也简称为"PASS"原则[28]。

- 无张力关闭创口，实现一期愈合（Primary wound coverage；tension free wound closure）。
- 骨髓腔开放，保证充足的血液供应，促进成血管作用（Angiogenesis；adequate blood supply；intra-marrow penetration）。
- 愈合过程中维持移植物和创口的稳定（Stabilization of the graft and wound during the healing process）。
- 创造维持成骨空间，建立细胞屏障（Space creation/maintenance；exclusion of unwanted cells）。

（一）无张力关闭创口，实现一期愈合

移植区域创口一期愈合可增加组织的血液供应，也可保护移植物免受外力、唾液酶和口腔其他因素的影响。切口处缝线应为无张力状态。骨膜是非弹性组织，在移植物的切口无法完全关闭时，可在骨膜上做切口，实现无张力的一期愈合。但是，应当注意保护深层结缔组织、血管和脂肪垫。这种技术的缺点是，切开的骨膜失去了对骨愈合的屏障作用，纤维血管可长入移植材料。因此，为了防止纤维侵入，应在移植物和骨膜之间放置引导性骨再生膜[6, 10, 14, 19, 27, 28, 78]。

（二）开放骨髓腔，保证充足的血液供应，促进成血管作用

骨移植的最佳结果应该是再生，而不是修复。"修复"一词仅指恢复缺损组织，但不能维持原始组织的功能和结构，而再生是对原始组织结构和功能的恢复。再生的关键点是维持移植物和周围组织的血液供应，最好不要选择经过放射治疗的骨作为非血管化骨移植物的供区。

当移植物和周围组织血液供应不足时，细胞无法存活，因此不能实现再生性愈合。而且，血液供应不足时也无法形成纤维蛋白凝块，而纤维蛋白凝块是间充质细胞迁移、分裂和转化为成骨细胞的必需基质成分，也为成骨细胞提供黏附。因此，去除皮质骨，增加局部区域的血液供应，促进血管生成是有效的措施。

（三）愈合过程中维持移植物和创口的稳定

移植物对于修复再生有重要作用。在愈合过程中，移植物受到机械应力会使纤维蛋白凝块过度变形及新生血管破裂，导致再生作用减弱并形成纤维修复组织。为了克服这个问题，可在引导骨再生术中联合使用膜性材料及钛网、骨螺钉、膜固定螺钉或氰基丙烯酸酯等固定移植物。

（四）创造成骨空间，建立细胞屏障

骨组织由细胞、分子和细胞外基质组成，其中细胞分为三种类型：成骨细胞、破骨细胞和骨细胞。骨细胞是致密皮质骨（也称密质骨）骨陷窝中发现的成熟细胞，此外皮质骨中还有少量成骨细胞和破骨细胞。骨膜通过胶原纤维牢固地附着在皮质骨的外表面，具有成骨和破骨活性[78, 80]。

松质骨，即小梁骨，位于皮质骨下方，含有大量成骨细胞和破骨细胞。松质骨由针状或片状羟基磷灰石组成，其骨小梁表面积 / 体积比较皮质骨高 8 倍，因此更利于骨形成细胞的迁移[78, 80]。

只有成骨细胞才能形成新骨，因此为获得移植成功，需确保有未成熟的间充质细胞转化为成骨细胞，进而由成骨细胞分泌基质。当受植区不含成骨细胞时，则需由邻近部位迁移而来；如果无法由邻近部位迁移，则应确保间充质细胞可通过血液循环由邻近的骨或骨膜到达

受植部位，进而转化为成骨细胞；如果受植区无足够的成骨细胞，则会导致移植失败[78, 80]。

再生治疗的一个重要步骤是选择合适的屏障膜。由于骨是生长最慢的组织之一，使用屏障膜的目的是隔绝快速生长的上皮、纤维组织和牙龈结缔组织，使骨组织充填缺损区域。在选择可吸收或不可吸收膜时，应考虑以下因素，如缺损的大小和位置、屏障膜的作用时间、需要再生的骨量。每毫米骨缺损再生需要屏障膜维持约1个月的时间，据此推算，对于2～3mm骨缺损屏障膜作用需维持2～3个月；骨缺损更大时则需要更长的愈合期。在确定选用的移植物、膜材料及所采用的移植方案时，需考虑以下3个因素：受植区的骨质、受植区的骨量及骨移植材料的稳定性[6, 9, 11, 12, 25, 29, 30, 33, 34, 41, 84]。

1. 受植区的骨质

治疗决策的第一步是评估骨的质量。受植区骨的性质可以是皮质骨、皮质松质骨或松质骨。据估计，松质骨中细胞的愈合潜能约为60%。年轻人骨膜的骨愈合潜能为30%，其余10%可归因于皮质骨的骨愈合潜能。随着患者年龄的增长，骨膜的成骨潜能降低[1, 2, 5, 6, 10, 14, 78, 80, 85-88]。

牙槽骨的主要功能是稳定牙齿。当牙齿脱落或拔除时，松质骨和皮质骨相继吸收。松质骨减少则意味着成骨细胞减少，如果受植区主要由皮质骨构成，则该区域形成新骨所需的成骨细胞数量几乎为零。在这种情况下，需要移植富含成骨细胞的松质骨或皮质松质骨。另一方面，如果受植区具有富含成骨细胞的松质骨结构，则可以使用载体基质（异种骨、人工合成材料等）代替自体骨。为了利用松质骨中的成骨细胞，受植区应该去皮质化。受植区移植物的血管化是一个关键问题，即便如牙槽嵴保存所需移植物较少的情况仍是如此。因此，拔牙后应去除束状骨，使移植物与松质骨接触。

拔牙窝内的移植物不应填塞太紧密，以允许血管生成和血运重建，皮质松质骨是最常见的适合此类移植部位的骨。如果受植区以皮质骨为主，则可使用自体骨移植提高成功率。如果受植区松质骨比例较大时，可使用异种移植物、同种异体移植物和人工合成材料，一般建议选择可吸收的天然材料[1, 2, 5, 6, 10, 14, 78, 80, 85-88]。

2. 受植区的骨量

在选择合适的移植材料后，应确定适当的手术方式，如果选择错误的术式也会导致失败。每种手术方式都有其优缺点，应根据受植区的骨量来决定。手术方式基本分为两类：外置植骨法和内置植骨法[3, 8, 78, 80, 89, 90]。

外置植骨法是将骨移植材料放置在皮质骨上，因此可以使用颗粒或块状骨移植。块状移植物可以是自体皮质骨、皮质松质骨、异种骨或同种异体骨材料。颗粒骨移植物可以是松质骨、皮质松质骨、同种异体骨、异种或人工合成材料，以及其混合物[80, 90, 91]。

内置植骨法是将移植材料放置在3壁、4壁或5壁松质骨间隔中。侧壁开窗上颌窦底植骨属于这类手术方式之一。将骨移植材料放置在上颌窦的内侧壁、前壁、后壁，以及局限于牙槽骨的缺损内，这种情况下受植区的移植物保持稳定且有血液填充，并可通过血液循环输送调控因子。此外，骨劈开技术也属于内置植骨法。此类术式是将缩窄的牙槽嵴顶皮质骨从中间向根方垂直劈开分离，并使用骨移植材料填充剩余间隙。当在下颌骨使用"三明治"植骨术时，需先将部分皮质骨移除，将骨移植材料置于松质骨中，再将移除的皮质骨覆盖于移植物上方。一种内置植骨法是拔牙窝的骨移植术[1, 58, 61, 80, 81]。

3. 骨移植材料的稳定性

在选择合适的骨移植材料和手术方式后，接下来需要维持骨移植材料的稳定。在5壁缺损中，骨壁可以维持移植物的稳定性。无论采用何种手术方式和骨移植材料，如果移植物不稳定，则会发生修复而非骨再生。可使用引导骨再生术膜、钛增强引导骨再生术膜、钛网、骨钉或其他固定物达到这一目的[20, 29, 30, 41, 42]。对于大多数的骨缺损，可吸收的引导骨再生术膜足以稳定移植物。然而，如果受植区面积较

大，单靠膜材料可能不足以保护移植物。当移植物发生微小移动时，血凝块和基质可能会被破坏。在这种情况下，尤其在使用颗粒骨移植时，应选择更稳定的膜材料。如果供骨是皮质骨或皮质松质骨，应先使用骨钉、膜钉、氰基丙烯酸酯等黏合材料或缝合技术对其进行稳定，再行骨膜覆盖[5, 20, 27, 83, 92]。

七、病例报道（图 17-1 至图 17-7）

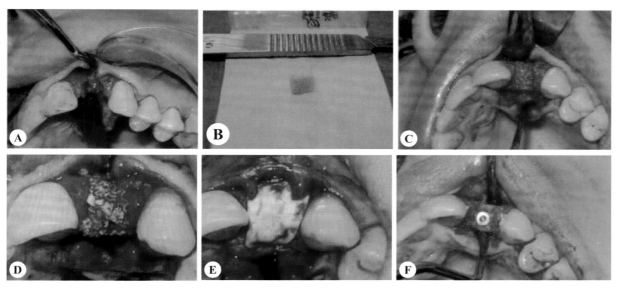

▲ 图 17-1　患者女性，34 岁，侧切牙外伤后根管治疗失败，拟行种植义齿修复。侧切牙拔除后存在唇腭侧骨缺损
A. 唇腭侧骨缺损；B. 异种骨块，大小为 1cm×1cm×1cm；C. 受植区放置移植物；D. 颗粒状异种骨支撑骨块；E. 移植物覆盖双层膜；F. 4 个月后植入种植体

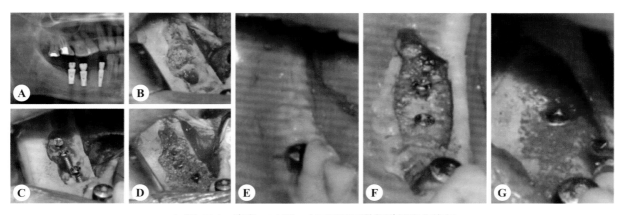

▲ 图 17-2　患者，54 岁，右下后牙区曾行种植义齿修复
A. 2 颗种植体患有种植体周炎；B. 移除种植体，骨缺损区域不利于种植体植入，治疗方案为分期治疗，先对缺损区行骨移植，由于骨缺损区较大，骨板可能无法支撑颗粒骨移植材料，导致膜向缺损区塌陷，这种情况下采用"帐篷钉"技术；C. 植入 3 颗螺钉支撑骨移植材料；D. 骨缺损区域填充异种骨颗粒并覆盖胶原膜；E. 术后 1 周；F. 术后 4 个月；G. 重新植入 2 颗种植体

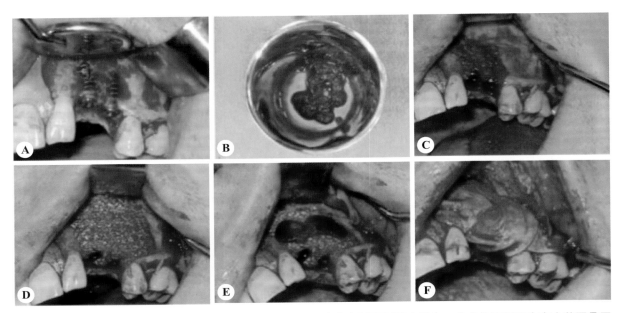

▲ 图 17-3　患者男性，32 岁，5 个月前行种植修复治疗。患者主诉唇侧透金属色，临床检查发现存在大范围骨开裂。移除上部结构后拟行引导骨再生术

A. 唇侧骨开裂；B. 从颧突支柱和周围骨收集自体骨颗粒；C. 清洁种植体表面，覆盖自体骨颗粒；D. 联合使用异种骨移植材料进行过度增量；E. 使用 PRF 覆盖骨移植材料；F. 覆盖屏障膜

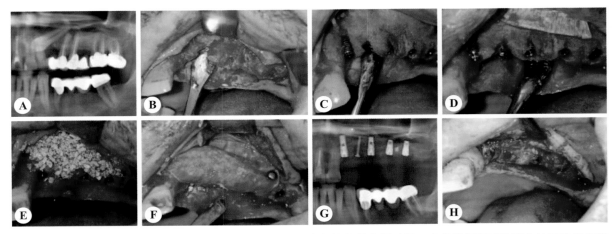

▲ 图 17-4　患者男性，47 岁，1 年前拔除阻生尖牙及无修复价值的上颌后牙，患者希望通过种植支持固定义齿修复缺失牙，拟行种植体植入联合引导骨再生术

A. 术前曲面体层片；B. 拔牙区骨缺损；C. 在理想位置植入 4 颗种植体，植入后存在颊侧骨缺损；D. 植入 1 颗帐篷钉以支撑膜材料；E. 在骨缺损区域置入自体骨与异种骨混合物；F. 覆盖胶原膜，用 2 颗膜钉固定；G. 术后即刻曲面体层片；H. 5 个月后行牙龈成形术

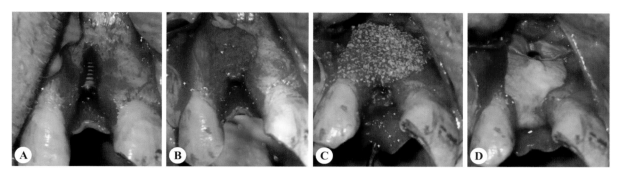

▲ 图 17-5　种植体植入联合引导骨再生术

A. 右上侧切牙种植体植入后唇侧存在 V 型骨缺损；B. 将前鼻棘处收集的自体骨放置在暴露的种植体表面；C. 外层再置入异种骨移植材料；D. 根据邻近骨形态塑形并固定胶原膜

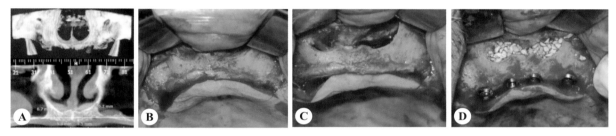

▲ 图 17-6　**A.** 曲面体层片显示上颌骨严重萎缩；**B.** 翻瓣后；**C.** 鼻底提升；**D.** 置入异种骨移植材料及胶原膜行骨增量，同时植入种植体

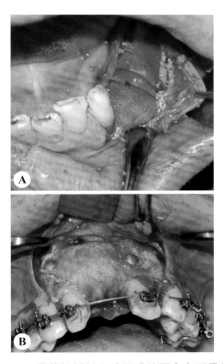

▲ 图 17-7　骨移植材料和胶原膜的固定在引导骨再生的成功中发挥重要作用

A. 应用缝合技术固定胶原膜；B. 应用膜钉固定胶原膜

牙槽窝保存（图 17-8）

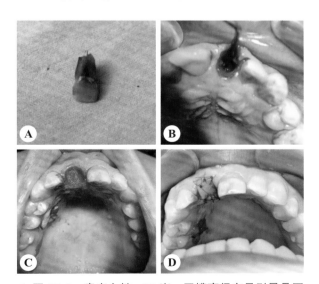

▲ 图 17-8　患者女性，31 岁，牙槽窝保存是引导骨再生的 1 个指征，可用于牙支持式修复或延期种植修复

A. 中切牙无治疗价值；B. 拔除后唇侧存在较大骨缺损；C. 在拔牙窝内置入异种骨移植材料；D. 覆盖游离龈移植物并缝合

八、结论

引导骨再生有很多种方法，为增加种植体植入前的可用骨量，医生最终有责任为患者选择最佳的治疗方案。费用、时间、材料是引导骨再生治疗计划中的三大因素，将会影响最终的治疗效果。我们应当始终认为引导骨再生是种植体植入前的位点准备方法，需严格遵守生物学原则。缺乏理论知识或违反了引导骨再生中的生物学原则，以及选择了不合适的生物材料会导致引导骨再生的失败，进而导致整个修复计划的失败。

参考文献

[1] Al–Nawas B, Schiegnitz E. Augmentation procedures using bone substitute materials or autogenous bone–a systematic review and meta–analysis. *Eur J Oral Implantol.* 2014;7 Suppl 2:S219–34.

[2] Kumar P, Vinitha B, Fathima G. Bone grafts in dentistry. *J Pharm Bioallied Sci.* 2013;5:S125–7.

[3] Jensen SS, Terheyden H. Bone augmentation procedures in localized defects in the alveolar ridge: clinical results with different bone grafts and bone–substitute materials. *Int J Oral Maxillofac Implants.* 2009;24 Suppl:218–36.

[4] Hallman M, Thor A. Bone substitutes and growth factors as an alternative/complement to autogenous bone for grafting in implant dentistry. *Periodontol 2000.* 2008;47:172–92.

[5] Wessing B, Lettner S, Zechner W. Guided Bone Regeneration with Collagen Membranes and Particulate Graft Materials: A Systematic Review and Meta–Analysis. *Int J Oral Maxillofac Implants.* 2018; 33:87–100.

[6] Elgali I, Omar O, Dahlin C, Thomsen P. Guided bone regeneration: materials and biological mechanisms revisited. *Eur J Oral Sci.* 2017; 125:315–37.

[7] AlKudmani H, Al Jasser R, Andreana S. Is Bone Graft or Guided Bone Regeneration Needed When Placing Immediate Dental Implants? A Systematic Review. *Implant Dent.* 2017;26:936–44.

[8] Benic GI, Hammerle CH. Horizontal bone augmentation by means of guided bone regeneration. *Periodontol 2000.* 2014;66:13–40.

[9] Lee SW, Kim SG. Membranes for the Guided Bone Regeneration. *Maxillofac Plast Reconstr Surg.* 2014;36:239–46.

[10] Liu J, Kerns DG. Mechanisms of guided bone regeneration: a review. *Open Dent J.* 2014;8:56–65.

[11] Jung RE, Fenner N, Hammerle CH, Zitzmann NU. Long–term outcome of implants placed with guided bone regeneration (GBR) using resorbable and non–resorbable membranes after 12–14 years. *Clin Oral Implants Res.* 2013;24:1065–73.

[12] Bottino MC, Thomas V. Membranes for Periodontal Regeneration––A Materials Perspective. *Front Oral Biol.* 2015;17:90–100.

[13] Chasioti E, Chiang TF, Drew HJ. Maintaining space in localized ridge augmentation using guided bone regeneration with tenting screw technology. *Quintessence Int.* 2013;44:763–71.

[14] Retzepi M, Donos N. Guided Bone Regeneration: biological principle and therapeutic applications. *Clin Oral Implants Res.* 2010;21:567–76.

[15] Chiapasco M, Zaniboni M. Clinical outcomes of GBR procedures to correct periimplant dehiscences and fenestrations: a systematic review. *Clin Oral Implants Res.* 2009;20 Suppl 4:113–23.

[16] Murray G, Holden R, Roschlau W. Experimental and clinical study of new growth of bone in a cavity. *Am J Surg.* 1957;93:385–7.

[17] Becker W, Becker BE, Handelsman M, Ochsenbein C, Albrektsson T. Guided tissue regeneration for implants placed into extraction sockets: a study in dogs. *J Periodontol.* 1991;62:703–9.

[18] Becker W, Becker BE. Guided tissue regeneration

for implants placed into extraction sockets and for implant dehiscences: surgical techniques and case report. *Int J Periodontics Restorative Dent.* 1990; 10:376–91.

[19] Garcia J, Dodge A, Luepke P, Wang HL, Kapila Y, Lin GH. Effect of membrane exposure on guided bone regeneration: A systematic review and meta-analysis. *Clin Oral Implants Res.* 2018;29:328–38.

[20] Her S, Kang T, Fien MJ. Titanium mesh as an alternative to a membrane for ridge augmentation. *J Oral Maxillofac Surg.* 2012;70:803–10.

[21] Machtei EE. The effect of membrane exposure on the outcome of regenerative procedures in humans: a meta-analysis. *J Periodontol.* 2001;72:512–6.

[22] Lee J, Park D, Koo KT, Seol YJ, Lee YM. Validity of a regenerative procedure for a minor bone defect with immediate implant placement: a systematic review and metaanalysis. *Acta Odontol Scand.* 2019;77: 99–106.

[23] Sanz-Sanchez I, Carrillo de Albornoz A, Figuero E, Schwarz F, Jung R, Sanz M, et al. Effects of lateral bone augmentation procedures on peri-implant health or disease: A systematic review and meta-analysis. *Clin Oral Implants Res.* 2018;29 Suppl 15:18–31.

[24] Salvi GE, Monje A, Tomasi C. Long-term biological complications of dental implants placed either in pristine or in augmented sites: A systematic review and meta-analysis. *Clin Oral Implants Res.* 2018;29 Suppl 16:294–310.

[25] Dimitriou R, Mataliotakis GI, Calori GM, Giannoudis PV. The role of barrier membranes for guided bone regeneration and restoration of large bone defects: current experimental and clinical evidence. *BMC Med.* 2012;10:81.

[26] Meinig RP. Clinical use of resorbable polymeric membranes in the treatment of bone defects. *Orthop Clin North Am.* 2010;41:39–47; table of contents.

[27] Urban IA, Lozada JL, Wessing B, Suarez-Lopez del Amo F, Wang HL. Vertical Bone Grafting and Periosteal Vertical Mattress Suture for the Fixation of Resorbable Membranes and Stabilization of Particulate Grafts in Horizontal Guided Bone Regeneration to Achieve More Predictable Results: A Technical Report. *Int J Periodontics Restorative Dent.* 2016;36:153–9.

[28] Wang HL, Boyapati L. "PASS" principles for predictable bone regeneration. *Implant Dent.* 2006;15:8–17.

[29] Soldatos NK, Stylianou P, Koidou VP, Angelov N, Yukna R, Romanos GE. Limitations and options using resorbable versus nonresorbable membranes for successful guided bone regeneration. *Quintessence Int.* 2017;48:131–47.

[30] Carbonell JM, Martin IS, Santos A, Pujol A, Sanz-Moliner JD, Nart J. High-density polytetrafluoroethylene membranes in guided bone and tissue regeneration procedures: a literature review. *Int J Oral Maxillofac Surg.* 2014;43:75–84.

[31] Gielkens PF, Schortinghuis J, de Jong JR, Raghoebar GM, Stegenga B, Bos RR. Vivosorb, Bio-Gide, and Gore-Tex as barrier membranes in rat mandibular defects: an evaluation by microradiography and micro-CT. *Clin Oral Implants Res.* 2008; 19:516–21.

[32] Moses O, Pitaru S, Artzi Z, Nemcovsky CE. Healing of dehiscence-type defects in implants placed together with different barrier membranes: a comparative clinical study. *Clin Oral Implants Res.* 2005;16:210–9.

[33] Jimenez Garcia J, Berghezan S, Carames JMM, Dard MM, Marques DNS. Effect of cross-linked vs non-cross-linked collagen membranes on bone: A systematic review. *J Periodontal Res.* 2017;52: 955–64.

[34] Sam G, Pillai BR. Evolution of Barrier Membranes in Periodontal Regeneration–"Are the third Generation Membranes really here?" *J Clin Diagn Res.* 2014; 8:ZE14–7.

[35] Di Alberti L, Tamborrino F, Lo Muzio L, D'Agostino A, Trevisiol L, De Santis D, et al. Calcium sulfate barrier for regeneration of human bone defects. 3 years randomized controlled study. *Minerva Stomatol.* 2013;62:9–13.

[36] Gentile P, Chiono V, Tonda-Turo C, Ferreira AM, Ciardelli G. Polymeric membranes for guided bone regeneration. *Biotechnol J.* 2011;6:1187–97.

[37] Amano Y, Ota M, Sekiguchi K, Shibukawa Y, Yamada S. Evaluation of a poly-llactic acid membrane and membrane fixing pin for guided tissue regeneration

on bone defects in dogs. *Oral Surg Oral Med Oral Pathol Oral Radiol Endod.* 2004;97:155–63.

[38] Rothamel D, Schwarz F, Sager M, Herten M, Sculean A, Becker J. Biodegradation of differently cross-linked collagen membranes: an experimental study in the rat. *Clin Oral Implants Res.* 2005;16:369–78.

[39] Bunyaratavej P, Wang HL. Collagen membranes: a review. *J Periodontol.* 2001;72:215–29.

[40] Wang HL, Carroll WJ. Using absorbable collagen membranes for guided tissue regeneration, guided bone regeneration, and to treat gingival recession. *Compend Contin Educ Dent.* 2000; 21:399–402, 4, 6 passim; quiz 14.

[41] Rakhmatia YD, Ayukawa Y, Furuhashi A, Koyano K. Current barrier membranes: titanium mesh and other membranes for guided bone regeneration in dental applications. *J Prosthodont Res.* 2013;57:3–14.

[42] Watzinger F, Luksch J, Millesi W, Schopper C, Neugebauer J, Moser D, et al. Guided bone regeneration with titanium membranes: a clinical study. *Br J Oral Maxillofac Surg.* 2000;38:312–5.

[43] Simion M, Trisi P, Maglione M, Piattelli A. A preliminary report on a method for studying the permeability of expanded polytetrafluoroethylene membrane to bacteria in vitro: a scanning electron microscopic and histological study. *J Periodontol.* 1994;65:755–61.

[44] Zitzmann NU, Naef R, Scharer P. Resorbable versus nonresorbable membranes in combination with Bio-Oss for guided bone regeneration. *Int J Oral Maxillofac Implants.* 1997;12:844–52.

[45] Jung RE, Halg GA, Thoma DS, Hammerle CH. A randomized, controlled clinical trial to evaluate a new membrane for guided bone regeneration around dental implants. *Clin Oral Implants Res.* 2009;20:162–8.

[46] Oh TJ, Meraw SJ, Lee EJ, Giannobile WV, Wang HL. Comparative analysis of collagen membranes for the treatment of implant dehiscence defects. *Clin Oral Implants Res.* 2003;14:80–90.

[47] Calori GM, Mazza E, Colombo M, Ripamonti C. The use of bone-graft substitutes in large bone defects: any specific needs? *Injury.* 2011;42 Suppl 2:S56–63.

[48] Melo LG, Nagata MJ, Bosco AF, Ribeiro LL, Leite CM. Bone healing in surgically created defects treated with either bioactive glass particles, a calcium sulfate barrier, or a combination of both materials. A histological and histometric study in rat tibias. *Clin Oral Implants Res.* 2005;16:683–91.

[49] Harris RJ. Clinical evaluation of a composite bone graft with a calcium sulfate barrier. *J Periodontol.* 2004;75:685–92.

[50] Hammerle CH, Jung RE. Bone augmentation by means of barrier membranes. *Periodontol* 2000. 2003;33:36–53.

[51] Gielkens PF, Schortinghuis J, de Jong JR, Paans AM, Ruben JL, Raghoebar GM, et al. The influence of barrier membranes on autologous bone grafts. *J Dent Res.* 2008;87:1048–52.

[52] Dohan DM, Choukroun J, Diss A, Dohan SL, Dohan AJ, Mouhyi J, et al. Plateletrich fibrin (PRF): a second-generation platelet concentrate. Part I: technological concepts and evolution. *Oral Surg Oral Med Oral Pathol Oral Radiol Endod.* 2006;101: e37–44.

[53] Dohan DM, Choukroun J, Diss A, Dohan SL, Dohan AJ, Mouhyi J, et al. Plateletrich fibrin (PRF): a second-generation platelet concentrate. Part II: platelet-related biologic features. *Oral Surg Oral Med Oral Pathol Oral Radiol Endod.* 2006;101:e45–50.

[54] Miron RJ, Zucchelli G, Pikos MA, Salama M, Lee S, Guillemette V, et al. Use of platelet-rich fibrin in regenerative dentistry: a systematic review. *Clin Oral Investig.* 2017; 21:1913–27.

[55] Strauss FJ, Stahli A, Gruber R. The use of platelet-rich fibrin to enhance the outcomes of implant therapy: A systematic review. *Clin Oral Implants Res.* 2018;29 Suppl 18:6–19.

[56] Castro AB, Meschi N, Temmerman A, Pinto N, Lambrechts P, Teughels W, et al. Regenerative potential of leucocyte- and platelet-rich fibrin. Part A: intra-bony defects, furcation defects and periodontal plastic surgery. A systematic review and meta-analysis. *J Clin Periodontol.* 2017; 44:67–82.

[57] Castro AB, Meschi N, Temmerman A, Pinto N, Lambrechts P, Teughels W, et al. Regenerative potential of leucocyte- and platelet-rich fibrin. Part B: sinus floor elevation, alveolar ridge preservation and implant therapy. A systematic review. *J Clin*

Periodontol. 2017; 44:225-34.

[58] Danesh-Sani SA, Engebretson SP, Janal MN. Histomorphometric results of different grafting materials and effect of healing time on bone maturation after sinus floor augmentation: a systematic review and meta-analysis. *J Periodontal Res.* 2017; 52:301-12.

[59] Laurencin C, Khan Y, El-Amin SF. Bone graft substitutes. *Expert Rev Med Devices.* 2006; 3:49-57.

[60] Giannoudis PV, Dinopoulos H, Tsiridis E. Bone substitutes: an update. *Injury.* 2005; 36 Suppl 3:S20-7.

[61] Rickert D, Slater JJ, Meijer HJ, Vissink A, Raghoebar GM. Maxillary sinus lift with solely autogenous bone compared to a combination of autogenous bone and growth factors or (solely) bone substitutes. A systematic review. *Int J Oral Maxillofac Surg.* 2012;41:160-7.

[62] Nkenke E, Neukam FW. Autogenous bone harvesting and grafting in advanced jaw resorption: morbidity, resorption and implant survival. *Eur J Oral Implantol.* 2014;7 Suppl 2:S203-17.

[63] Sittitavornwong S, Gutta R. Bone graft harvesting from regional sites. *Oral Maxillofac Surg Clin North Am.* 2010; 22:317-30, v-vi.

[64] Zouhary KJ. Bone graft harvesting from distant sites: concepts and techniques. *Oral Maxillofac Surg Clin North Am.* 2010; 22:301-16, v.

[65] Horch HH, Sader R, Pautke C, Neff A, Deppe H, Kolk A. Synthetic, pure-phase betatricalcium phosphate ceramic granules (Cerasorb) for bone regeneration in the reconstructive surgery of the jaws. *Int J Oral Maxillofac Surg.* 2006; 35:708-13.

[66] LeGeros RZ. Properties of osteoconductive biomaterials: calcium phosphates. *Clin Orthop Relat Res.* 2002:81-98.

[67] Khoshkam V, Chan HL, Lin GH, Mailoa J, Giannobile WV, Wang HL, et al. Outcomes of regenerative treatment with rhPDGF-BB and rhFGF-2 for periodontal intra-bony defects: a systematic review and meta-analysis. *J Clin Periodontol.* 2015;42: 272-80.

[68] Anusaksathien O, Giannobile WV. Growth factor delivery to re-engineer periodontal tissues. *Curr Pharm Biotechnol.* 2002;3:129-39.

[69] Stavropoulos A, Wikesjo UM. Growth and differentiation factors for periodontal regeneration: a review on factors with clinical testing. *J Periodontal Res.* 2012;47:545-53.

[70] Raja S, Byakod G, Pudakalkatti P. Growth factors in periodontal regeneration. *Int J Dent Hyg.* 2009;7:82-9.

[71] Schilephake H. Bone growth factors in maxillofacial skeletal reconstruction. *Int J Oral Maxillofac Surg.* 2002;31:469-84.

[72] Hou X, Yuan J, Aisaiti A, Liu Y, Zhao J. The effect of platelet-rich plasma on clinical outcomes of the surgical treatment of periodontal intrabony defects: A systematic review and meta-analysis. *BMC Oral Health.* 2016;16:71.

[73] Rosello-Camps A, Monje A, Lin GH, Khoshkam V, Chavez-Gatty M, Wang HL, et al. Platelet-rich plasma for periodontal regeneration in the treatment of intrabony defects: a meta-analysis on prospective clinical trials. *Oral Surg Oral Med Oral Pathol Oral Radiol.* 2015;120:562-74.

[74] Arora NS, Ramanayake T, Ren YF, Romanos GE. Platelet-rich plasma: a literature review. *Implant Dent.* 2009;18:303-10.

[75] Gomes-Ferreira PH, Okamoto R, Ferreira S, De Oliveira D, Momesso GA, Faverani LP. Scientific evidence on the use of recombinant human bone morphogenetic protein-2 (rhBMP-2) in oral and maxillofacial surgery. *Oral Maxillofac Surg.* 2016;20:223-32.

[76] Valdes MA, Thakur NA, Namdari S, Ciombor DM, Palumbo M. Recombinant bone morphogenic protein-2 in orthopaedic surgery: a review. *Arch Orthop Trauma Surg.* 2009;129:1651-7.

[77] Mulconrey DS, Bridwell KH, Flynn J, Cronen GA, Rose PS. Bone morphogenetic protein (RhBMP-2) as a substitute for iliac crest bone graft in multilevel adult spinal deformity surgery: minimum two-year evaluation of fusion. *Spine* (Phila Pa 1976). 2008;33:2153-9.

[78] Chiapasco M, Zaniboni M, Boisco M. Augmentation procedures for the rehabilitation of deficient edentulous ridges with oral implants. *Clin Oral Implants Res.* 2006;17 Suppl 2:136-59.

[79] Kammerer PW, Schiegnitz E, Alshihri A, Draenert

FG, Wagner W. Modification of xenogenic bone substitute materials--effects on the early healing cascade in vitro. *Clin Oral Implants Res.* 2014;25:852–8.

[80] Chiapasco M, Casentini P, Zaniboni M. Bone augmentation procedures in implant dentistry. *Int J Oral Maxillofac Implants.* 2009; 24 Suppl:237–59.

[81] Nkenke E, Stelzle F. Clinical outcomes of sinus floor augmentation for implant placement using autogenous bone or bone substitutes: a systematic review. *Clin Oral Implants Res.* 2009; 20 Suppl 4:124–33.

[82] Lundgren AK, Lundgren D, Hammerle CH, Nyman S, Sennerby L. Influence of decortication of the donor bone on guided bone augmentation. An experimental study in the rabbit skull bone. *Clin Oral Implants Res.* 2000;11:99–106.

[83] Rezende ML, Cunha Pde O, Damante CA, Santana AC, Greghi SL, Zangrando MS. Cyanoacrylate Adhesive as an Alternative Tool for Membrane Fixation in Guided Tissue Regeneration. *J Contemp Dent Pract.* 2015;16:512–8.

[84] Bottino MC, Thomas V, Schmidt G, Vohra YK, Chu TM, Kowolik MJ, et al. Recent advances in the development of GTR/GBR membranes for periodontal regeneration--a materials perspective. *Dent Mater.* 2012;28:703–21.

[85] Behring J, Junker R, Walboomers XF, Chessnut B, Jansen JA. Toward guided tissue and bone regeneration: morphology, attachment, proliferation, and migration of cells cultured on collagen barrier membranes. A systematic review. *Odontology.* 2008; 96:1–11.

[86] Polimeni G, Koo KT, Qahash M, Xiropaidis AV, Albandar JM, Wikesjo UM. Prognostic factors for alveolar regeneration: effect of a space–providing biomaterial on guided tissue regeneration. *J Clin Periodontol.* 2004;31:725–9.

[87] Schmid J, Wallkamm B, Hammerle CH, Gogolewski S, Lang NP. The significance of angiogenesis in guided bone regeneration. A case report of a rabbit experiment. *Clin Oral Implants Res.* 1997;8:244–8.

[88] Winet H. The role of microvasculature in normal and perturbed bone healing as revealed by intravital microscopy. *Bone.* 1996;19:39S–57S.

[89] Elnayef B, Porta C, Suarez–Lopez Del Amo F, Mordini L, Gargallo–Albiol J, Hernandez–Alfaro F. The Fate of Lateral Ridge Augmentation: A Systematic Review and Meta–Analysis. *Int J Oral Maxillofac Implants.* 2018;33:622–35.

[90] Elnayef B, Monje A, Gargallo–Albiol J, Galindo–Moreno P, Wang HL, Hernandez–Alfaro F. Vertical Ridge Augmentation in the Atrophic Mandible: A Systematic Review and Meta–Analysis. *Int J Oral Maxillofac Implants.* 2017;32:291–312.

[91] Rocchietta I, Fontana F, Simion M. Clinical outcomes of vertical bone augmentation to enable dental implant placement: a systematic review. *J Clin Periodontol.* 2008;35:203–15.

[92] Shalev TH, Kurtzman GM, Shalev AH, Johnson DK, Kersten MEM. Continuous Periosteal Strapping Sutures for Stabilization of Osseous Grafts With Resorbable Membranes for Buccal Ridge Augmentation: A Technique Report. *J Oral Implantol.* 2017;43:283–90.

第18章　种植体植入路径障碍物清除技术

Technique for Removal of Obstructions in the Path of Implant Placement

Kazem Khiabani　Mahdis Masoudrad　著

摘要

　　种植体周围的骨质量是手术成功的重要因素，保存骨量对成功种植体的稳定性至关重要，因此残根、阻生牙和病变组织的清除方法非常重要。清除这些障碍物的一些传统方法会导致骨丢失。压电式超声骨刀微创手术是一种很好的骨外科手术方法。本章中展示了一些病例，我们使用压电超声骨刀进行截骨、开窗，清除残根根尖、阻生牙、骨内病变等障碍物，术后复位关闭骨窗。

关键词

　　口腔种植，障碍物，技术

　　近年来，随着科技的日益发展，口腔治疗的医疗质量不断提高，口腔种植在机械、生物、美学性能方面不懈求索。种植治疗成功的一个方面是种植体的长期稳定性，而种植体基台和种植体 – 骨结合界面是影响种植体稳定性的两个重要因素[1]。

　　关于种植体植入残根或靠近残根的报道，存在一些矛盾的情况[2]。一些动物及临床研究显示，种植体表面与残根或阻生牙保持最小接触不会对疗效造成不良影响[3, 4]。另外，也有其他研究表明，如果种植体与牙根接触，种植体的长期成功将受到影响[2, 5, 6]。此外，残根的牙周膜及根管可能是细菌侵入渠道，从而影响种植体骨结合[2]。McAllister 等于 1992 年首次提出[6]，种植体植入过程中未发现的残留根尖是逆行性种植体周炎病因学的潜在病原体来源[5]。

　　尽管在这一问题上尚未达成共识，我们还是应尽量去除植入路径上的残根及根尖病变，以避免并发症出现。

　　去除残根、阻生牙和骨内病变是常见的口腔手术。这些障碍物通常位于皮质骨下较深处，因此常常需要去除周围骨质[7]。此类手术的方法很多，但传统方法常常需要去除颊侧及秴方牙槽骨，从而影响种植体的植入。颊侧及秴方牙槽骨丧失通常需要进行牙槽嵴重建手术。更为关键的是，在制订种植计划时，应尽可能保存骨高度和宽度。植入位点的牙槽骨重建是种植体长期成功的关键先决条件，其应具备允许种植体可处于理想位置的三维结构。

　　如果骨量不足，可能需要使用骨或骨移植生物材料，进行骨移植或引导骨再生，从而实现骨增量。这增加了治疗的疗程、就诊次数及费用。引导性骨再生技术更为常用，然而，需要昂贵的生物材料和生物膜。

在手术中使用反复旋转、震动的机动手机这类传统旋转器械存在以下缺点：过热导致的组织坏死，精细触感丧失，难以控制切割深度及软组织损伤风险[8]。传统旋转器械的一个缺点是无法切割出精细而精确的线条。为了满足微创骨手术的要求，我们需要一种具有以下功能的器械。

- 选择性骨切割。
- 精确切割。
- 刺激软组织和骨组织愈合。
- 降低并发症的发病率。

超声骨刀手术是骨切割的新标准，旨在通过改进传统超声技术来解决骨手术中更高精度和安全性的需求[9]。超声手术的主要优点包括选择性骨切割以避免损伤重要的软组织结构、切割精确且省力、理想的术野可视性、噪声更小、微振动、微创，从而使患者和医生的舒适性和安全性更高。虽然使用超声骨刀增加了手术时间，但与传统旋转器械相比，出血、肿胀、疼痛和张口受限减少，并且术野更清晰[10]。

超声骨刀提供了一种独特的骨手术方法，可以在牙槽骨颊侧皮质骨上开窗，将骨板保留，并且术后复位。这种通过开窗建立手术入路，术后将骨板复位的方式，已被用于去除阻生第三磨牙或骨内囊肿[11-13]。它可以促进骨愈合，防止骨缺损处多余的瘢痕组织形成，而这在传统的旋转器械用于截骨术时是常见的[11, 13-16]。诊断和恰当的治疗计划是取得成功的关键。确定残根、阻生齿或病变的确切位置，并设计合适大小的骨开窗是实施这项技术的关键先决条件。此处，我们展示了4例使用超声骨刀（SATELEC-Acteon group，Piezotome Cube）清除残留的牙根碎片、阻生牙和良性骨内病变的手术病例。

一、病例报道

（一）病例18-1

患者男性，37岁，拟行左下颌第一磨牙种植手术。术前检查发现患牙近中根根尖残留，长约6mm，邻近颊侧皮质骨板，根尖周小范围病变（图18-1）。

残根及根尖周病变位于种植体植入路径上，如不去除，会为种植治疗带来风险，而使用传统旋转器械去除会导致较大骨缺损。与患者协商后，我们进行了矩形截骨术以去除残根及根尖病变，并同期植入种植体。

技术流程

软组织行牙槽嵴顶切口及近中松弛切口，使用超声骨刀在CBCT确认的残根确切位置对应的颊侧骨板行矩形小开窗（图18-2和图18-3）。

取下骨开窗处皮质骨板后，可清晰观察到牙根残片，使用精细的根尖铤轻松去除，同时刮除根尖周病变（图18-4）。

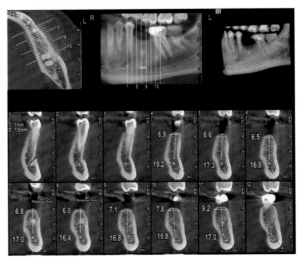

▲ 图18-1　CBCT示残根及根尖病变位置

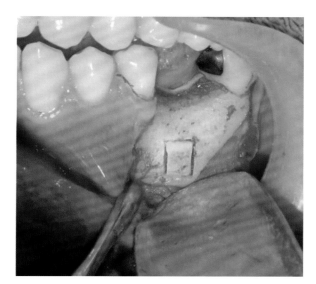

▲ 图 18-2 基于 **CBCT** 的颊侧骨开窗位置

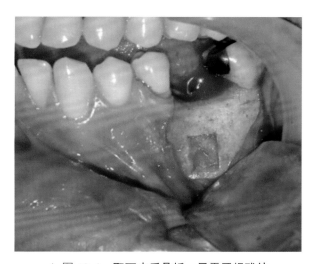

▲ 图 18-3 取下皮质骨板，显露牙根残片

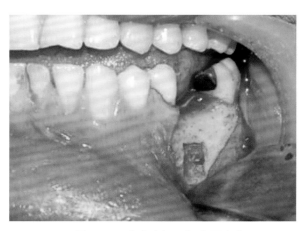

▲ 图 18-4 去除残根及根尖周病变

进行种植窝洞预备，并植入种植体，过程中无并发症出现（图 18-5）。

种植体表面覆盖少量自体骨屑，将皮质骨板复位，关闭骨窗，并缝合软组织瓣（图 18-6）。

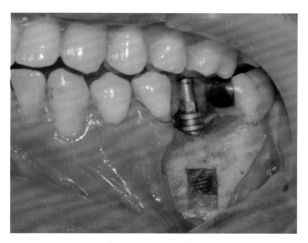

▲ 图 18-5 可见种植体植入，并且位于残根此前所在位置

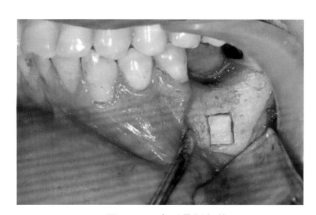

▲ 图 18-6 皮质骨板复位

（二）病例 18-2

患者女性，31 岁，下颌多颗阻生牙。CBCT 显示右下尖牙、第一及第二前磨牙阻生，左下尖牙及第一前磨牙阻生（图 18-7）。

手术方案为拔除阻生牙，植入种植体。

术区切开翻瓣后，基于 CBCT 所示的阻生牙位置，使用超声骨刀进行皮质骨开窗

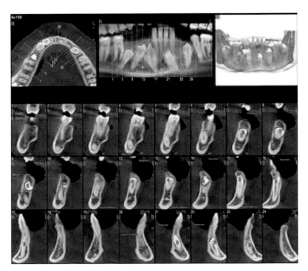

▲ 图 18-7　CBCT 显示下颌阻生牙位置

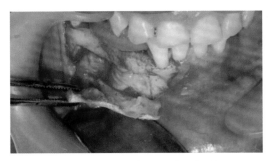

▲ 图 18-9　小心取下皮质骨板

（图 18-8）。

开窗完成后，小心取下皮质骨板，避免损坏薄弱部位，同时显露阻生牙（图 18-9 和图 18-10）。对阻生牙进行分牙，并小心拔出，避免下颌骨骨折（图 18-11）。由于拔出阻生牙后骨缺损较大，故使用骨替代生物材料（同种异体移植物，Regen lab, Tehran, Iran）填塞骨缺损区，将原骨板复位以提供支撑（图 18-12），待骨愈合后进行种植手术。

最后，将之前取下的骨板复位，使用钛钉及双孔微型钛板进行固定，以避免骨板移位（图 18-13）。缝合软组织瓣后，患者出院。

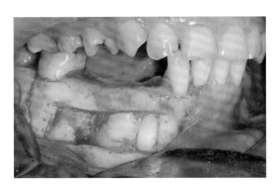

▲ 图 18-10　显露阻生牙

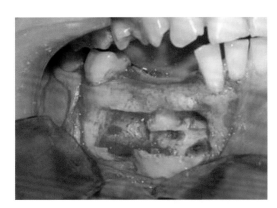

▲ 图 18-11　分牙，拔除阻生牙

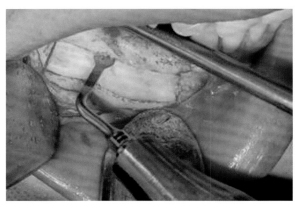

▲ 图 18-8　使用超声骨刀进行皮质骨开窗

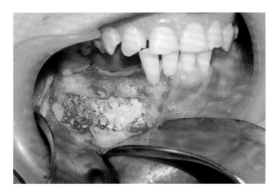

▲ 图 18-12　骨缺损区填塞生物材料

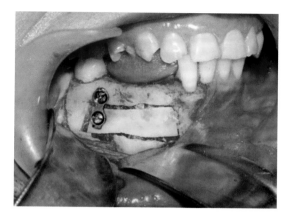

▲ 图 18-13　骨板复位，使用钛钉及双孔微型钛板进行固定

（三）病例 18-3

患者女性，51 岁，要求行右下颌第一、第二磨牙种植手术。与病例 18-1 类似，术前影像检查发现种植体植入路径上存在病变。CBCT 显示骨硬化病变（图 18-14）。

如 CBCT 所示，如果病变不去除，会严重影响种植体的植入。手术方案为使用骨开窗技术去除病变。

术区切开翻瓣后，使用超声骨刀在牙槽嵴顶附近进行骨开窗，形成良好的去除病变的通

路（图 18-15 至图 18-17）。

去除病变后，不填塞生物材料，将取下的骨板复位（图 18-18），缝合软组织瓣。

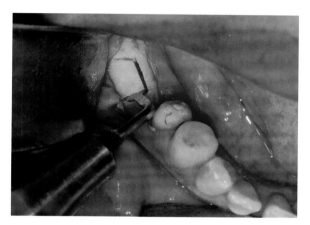

▲ 图 18-15　牙槽嵴顶附近行骨开窗术

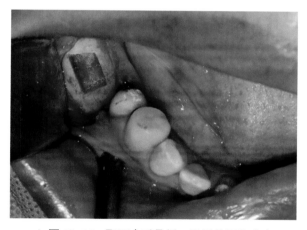

▲ 图 18-16　取下皮质骨板，显露骨硬化病变

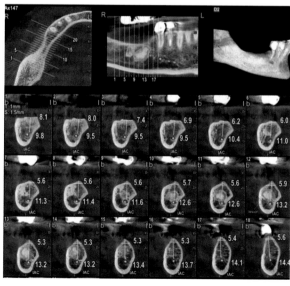

▲ 图 18-14　CBCT 显示骨硬化病变

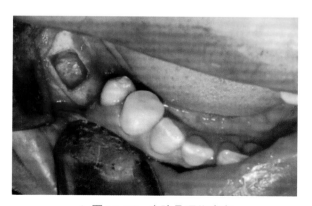

▲ 图 18-17　去除骨硬化病变

5 个月后行种植手术，此前术区骨愈合良好（图 18-19 和图 18-20），并成功植入 2 颗种植体。

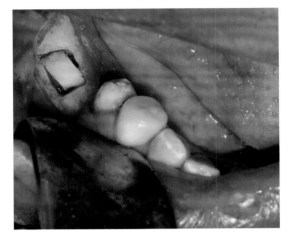

▲ 图 18-18 复位骨板

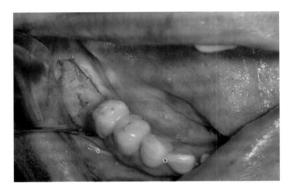

▲ 图 18-19 骨愈合良好，未见明显手术痕迹

（四）病例 18-4

患者男性，70 岁，左上磨牙区缺失，要求种植手术。影像学检查发现高密度病变，呈现牙瘤样影像（图 18-21）。

术区软组织切开，翻开三角瓣，使用超声骨刀在病变区域行骨开窗（图 18-22）。

取下骨板后显露病变组织（图 18-23）。

去除病变组织后，骨缺损区填塞生物材料（同种异体移植物，Regen lab, Tehran, Iran），将取下的骨板复位，缝合软组织瓣（图 18-24 和图 18-25）。

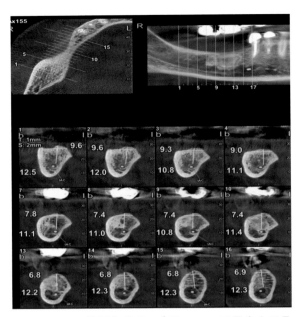

▲ 图 18-20 骨开窗术后 5 个月 CBCT 示骨愈合及骨形态良好

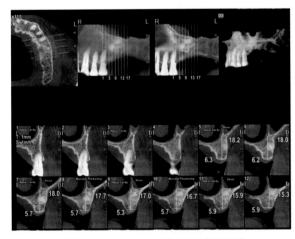

▲ 图 18-21 CBCT 显示牙瘤样影像

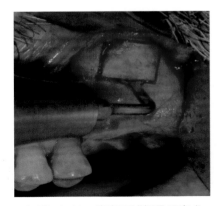

▲ 图 18-22 病变区域行骨开窗术

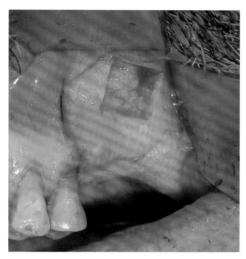

▲ 图 18-23　取下骨板，显露病变

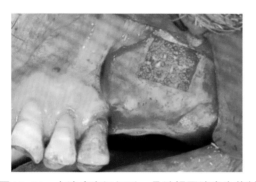

▲ 图 18-24　去除病变组织后，骨缺损区填塞生物材料

　　5 个月后，CBCT 及临床检查均显示骨愈合良好，符合种植要求（图 18-26 和图 18-27），并于左上第一磨牙位置植入 1 颗种植体（图 18-28）。

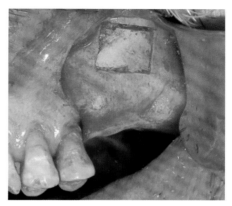

▲ 图 18-25　骨板复位，未附加固定装置

二、结论

　　骨开窗复位技术是一种使用超声骨刀进行的精准微创手术方法。其优点如下：①可减小截骨线处的骨丧失；②精准开窗；③减小软组织显露；④减少软硬组织损伤；⑤与传统方法相比，不需要使用生物膜。同样，如果取下的骨板能较好地复位、嵌合于窗口处，也可不填塞骨替代生物材料。

　　使用这种方法时，如果残余骨量有足够的高度，可以同期植入种植体，显著缩短治疗时间。

　　精确的术前评估、窗口位置设计和开窗时谨慎操作是这一技术成功的先决条件。为了精确地开窗，有时可在手术导板辅助下行骨开窗术。

◀ 图 18-26　术后 CBCT 显示术区骨愈合及形成情况

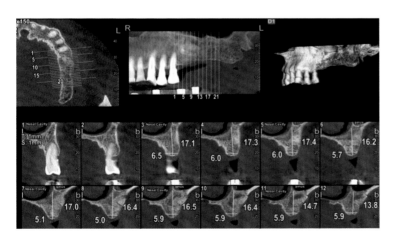

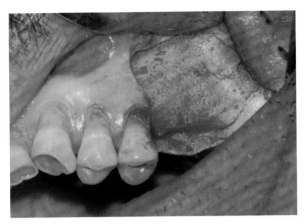

▲ 图 18-27　良好的骨愈合及均匀的表面形态

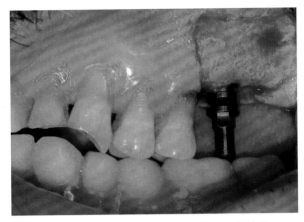

▲ 图 18-28　在愈合的骨组织中植入种植体

参 考 文 献

[1] Lopez-Piriz R, Cabal B, Goyos-Ball L, Fernandez A. Current state of the art and future perspectives of the three main modern implant-dentistry concerns: aesthetic requirements, mechanical properties and peri-implantitis prevention. *J. Biomed. Mater. Res.* A. 2019 Feb 20; Epub ahead of print.

[2] Langer L, Langer B, Salem D. Unintentional root fragment retention in proximity to dental implants: A series of six human case reports. *Int. J. Periodontics Restorative Dent.* 2015 May; 35(3): 305-13.

[3] Gray JL, Vernino AR. The interface between retained roots and dental implants: a histologic study in baboons. *J. Periodontal.* 2004; 75: 1102-1106.

[4] Hürzeler MB, Zuhr O, Schupbach P, Rebele SF, Emmanouilidis N, Fickl S. The socket-shield technique: A proofof-principle report. *J. Clin. Periodontol.* 2010;37:855-862.

[5] Park SH, Sorensen WP, Wang HL. Management and prevention of retrograde periimplant infection from retained root tips: Two case reports. *Int. J. Periodontics Restorative Dent.* 2004;24:422-433.

[6] McAllister BS, Masters D, Meffert RM. Treatment of implants demonstrating periapical radiolucencies. *Odontics Aesthet. Dent.* 1992; 4(9):37-41.

[7] Nayyar J, Clarke M, O'sullivan M, Stassen LF. Fractured root tips during dental extractions and retained root fragments. A clinical dilemma? *Br. Dent. J.* 2015 Mar 13; 218(5): 285-90.

[8] Yaman Z, Suer BT. Piezoelectric surgery in oral and maxillofacial surgery. *Annals of Oral & Maxillofacial Surgery* 2013 Feb 01;1(1):5.

[9] M. Labanca et al. *British Journal of Oral and Maxillofacial Surgery* 46 (2008) 265-269.

[10] Jiang Q, Qiu Y, Yang Ch, Yang J. piezoelectric versus conventional rotary techniques for impacted third moar extraction. *Medicine* (Baltimore). 2015 Oct; 94(41): e1685.

[11] Troedhan A, Kurrek A, Wainwright M. ultrasonic piezotome surgery: is it a benefit for our patients and does it extend surgery time? A retrospective comparative study on the removal f 100 impacted mandibular 3rd molars. *Open Journal of Stomatology.* 2011; 1: 179-184.

[12] Younes R, Nasseh I, Lahoud P, Wassef E. bone lid technique using a piezoelectric device for the treatment of a mandibular bony lesion. *Case Rep. Dent.* 2017; 2017: 9315070.

[13] Motamedi MH. Concepts to consider during surgery to remove impacted third molars. *Dent. Today.* 2007 Oct;26(10):136, 138-41; quiz 141, 129. No abstract available. PMID:17993061.

[14] Ettl T, Gosau M, Sader R, Reichert T. Jaw cysts-

filling or no filling after enucleation? A review. *J. Craniomaxillofac. Surg.* 2012 Sep; 40(6): 485–93.

[15] Motamedi MH. Can an impacted mandibular third molar be removed in a way that prevents subsequent formation of a periodontal pocket behind the second molar? *J. Can. Dent. Assoc.* 2006 Jul–Aug;72(6):532–3.

[16] Motamedi MH. Preventing periodontal pocket formation after removal of an impacted mandibular third molar. *J. Am. Dent. Assoc.* 1999 Oct; 130(10): 1482–4. No abstract available.

第 19 章　下牙槽神经复位术

Inferior Alveolar Nerve Repositioning

Ali Hassani　Ali Fateh　著

摘要

在下牙槽神经复位术流程中，首先将覆盖下牙槽神经的外侧皮质骨去除，然后将下牙槽神经侧向移出下牙槽神经管，如此可植入更长的种植体。与其他技术（如植骨）相比，该方法使得种植治疗时间缩短[1]。1970 年，Becker 提出了下牙槽神经侧移，并强调在手术过程中保护下牙槽神经[2]。1977 年，Alling 报道了首例通过下牙槽神经复位修复下颌骨严重萎缩的病例[3]。随后，在 1995 年，Rosenquist 报道了 114 例接受了下牙槽神经复位术以便植入种植体的病例[4]。随后，下牙槽神经复位术这一术语开始被用于描述移位过程[5]。

关键词

下牙槽神经复位术，种植体植入，并发症，神经移位

- 神经移位：当下牙槽神经复位不涉及颏孔时，这一技术被称为神经移位[5]（图 19-1）。
- 下牙槽神经转位或远移：下牙槽神经转位或远移是另一种下牙槽神经复位的方法[6]。该方法通过切断下颌切牙支神经，将颏神经血管束向远中移动[7]。手术时，使用手机和球钻去骨，显露神经，同时使用神经保护器（一种由 Hassani 设计、获得专利并制造的器械）进行保护（图 19-2）。

一、临床及影像学检查

患者的临床评估应考虑以下事项。

- 缺牙区牙槽萎缩的部位：当后牙缺牙区牙槽萎缩延伸至尖牙区时，可考虑颏神经复位术[8]。
- 上颌船面与下颌牙槽嵴之间的间距：间距不足时，无法行垂直骨增量，需考虑神经复位术。
- 影像学检查：术前行 X 线及 CBCT 检查，评估下牙槽神经管上方骨量及其颊侧皮质骨板厚度。

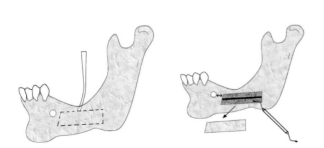

▲ 图 19-1　不涉及颏孔的下牙槽神经复位被称为神经移位

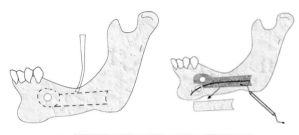

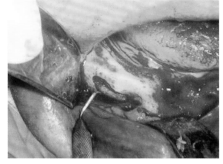

▲ 图 19-2 下牙槽神经转位或远移

二、适应证

上部结构使用活动修复体、余留前牙稳固、重建的口颌系统可建立肌平衡[9]。

下牙槽神经管上方骨量不足且松质骨无法为种植体提供足够的稳定性。

三、禁忌证

手术部位难以到达、颊侧皮质骨板过厚、神经血管束较细、神经管上方骨量<3mm 及易出血感染者[1, 4]。

四、术前沟通

术前应告知患者及家属手术的效果及可能出现的并发症，如术后下唇及颏部的感觉异常等。

建议手术时使用丁哌卡因行长效的下牙槽神经阻滞麻醉，便于患者感受麻醉效果，知晓术后出现的感觉异常。

五、手术前的重要注意事项

- 选择合适的患者。
- 知情同意：应告知患者及家属所有可能出现的并发症，如永久性或可逆的麻木感。
- 影像学检查：术前应对患者行 CBCT 检查。
- 围术期药物应用（术前用药）：为减少神经周围水肿，术前可应用地塞米松。
- 手术经验、器械、局部解剖及变异情况：术者需要具备丰富的手术经验，熟悉下颌骨局部解剖，并使用显微器械实施手术。
- 术后用药：术后抗生素、非甾体抗炎药、镇痛药和肾上腺皮质激素的应用，可减轻水肿。也可谨慎使用低强度的激光治疗。

六、切口与瓣设计

切口自下颌升支前缘开始沿牙槽嵴顶向前，至下颌尖牙近中，行松弛切口[9, 10]。翻瓣显露颏孔后，牵拉黏骨膜瓣并继续向下颌下缘延伸剥离。建议术中轻柔牵拉黏骨膜瓣，并间断放松以保证血供[11]。

七、截骨以显露下牙槽神经

- 神经移位（截取骨块不涉及颏孔）：使用球钻，在下颌骨下缘与牙槽嵴顶之间、颏孔后 3～4mm 的颊侧皮质骨板预备出骨块的外沿。
- 神经转位（nerve transpositioning）（截取骨块涉及颏孔）：与前述类似，使用球钻预备骨块外沿，骨块包含颏孔及周围骨质。使用骨凿取下皮质骨板、刮匙去除松质骨。

这两种方法形成了两种骨块。一种不含颏孔，另一种包含颏孔且有神经穿过。这样的手术适用于缺牙区牙槽骨萎缩累及前磨牙区，也被称为神经远移。

- 沟槽状骨切除术：将神经保护器置于下牙槽神经与颊侧骨组织之间以保护神经，使用手机自近中向远中去除下牙槽神经颊侧骨质。神经保护器随着去骨进程逐渐向远中移动。使用这种方法可减少骨组织的去除量，降低下颌骨骨折风险。图 19-3 展示了由 Hassani 设计、获得专利并制造的神经保护器（称为 Hassani 神经保护器）。

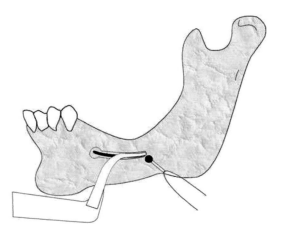

▲ 图 19-3　Hassani 神经保护器

八、将神经血管束移位到下牙槽神经管外

使用特殊的刮匙将神经血管束从下牙槽神经管中松解，并使用末端为圆形的钝性神经钩（或纱布条、橡皮筋）向外侧牵拉神经。神经应无张力并不得被突然移动。

九、神经牵拉及种植体植入造成的神经损伤

当神经位于神经管外时，应使用环形缝线、小布条、脐带线、血管环或橡皮筋（作者偏好）[6-9]对其进行保护，以减少神经损伤的可能性。

增加器械与神经的接触面积以降低压强（压强＝作用力 / 作用面积），从而保护神经。使用具有弹性的宽橡皮筋，可在一定程度上分散神经的张力，也可降低对神经的压强。

十、神经血管束在神经管内的重新定位

种植体植入后，将神经放回下牙槽神经管。作者倾向于在神经与种植体之间放置自体骨移植物或胶原膜[6, 11]。

术后需对患者神经感觉进行评估。临床医生应记录患者对感觉改变的主观评估[12]。临床中最常用的是神经感觉测试，分为两个基本类别：机械感知测试，包括静态轻接触、两点辨别和划迹方向判断；伤害性测试，包括针刺识别和热识别。

每个测试都评估特定类型的受体和轴突[13]。

十一、感觉障碍的处理（手术或非手术途径）

据报道，100% 的病例在下牙槽神经复位术后会出现即刻感觉障碍[10]。84% 的病例感觉障碍会消失，16% 的病例发生永久性感觉障碍[14, 15]。

（一）非手术治疗方案

可指导患者按摩感觉障碍区域，每天从轻微按摩开始，然后逐渐增加 4～6 次强度，持续 10～15min。一些研究建议术后立即使用低强度激光治疗，每周 4 次，10 个周期。一些研究建议术前和术后服用肾上腺皮质激素或高剂量布洛芬（800mg），每天 3 次，持续 3 周[12]。冷冻疗法可以减少水肿所致神经压迫引起的继发性神经损伤，并减缓潜在的神经瘤形成[16]。一些研究表明，补充复合维生素 B 和维生素 E 可以改善神经功能，减少持续性神经病变[17]。

（二）手术治疗方案

- 去除植入物和松解瘢痕组织，对受损伤的神经进行减压。
- 探查受损区域，切开、离断创伤性神经瘤。
- 使用显微缝线进行神经缝合。
- 进行神经间置移植重建神经（如果神经缺损较多，缝合张力过大，无法进行神经缝合时）[18]。

十二、结论

当直接植入种植体，会损伤下牙槽神经时，下牙槽神经复位术是一种有效避免神经损伤的方法。然而术后仍可能发生感觉改变，16% 的患者发生永久性感觉障碍，这是必须考虑并向患者解释的问题。

参 考 文 献

[1] Chrcanovic BR, Custodio AL (2009) Inferior alveolar nerve lateral transposition. *Oral Maxillofac. Surg.* 13(4):213–219.

[2] Backer R (1970). Continuity resection of the mandible with preservation of mandibular nerve. *Br. J. Oral Surg.* 8(1): 45–50.

[3] Alling C (1977) lateral repositioning of inferior alveolar neurovascular bundle. *J. Oral Surg.* 35:419.

[4] Rosenquist BE (1992) Nerve transpositioning to facilitate implant placement. *Dent. Econ.* 85(10): 92–93.

[5] Babbush CA (1998) Transpositioning and repositioning the inferior alveolar and mental nerve in conjunction with endosteal implant reconstruction. *Periodontal.* 2000 17:183–190.

[6] Louis P (2001) Inferior alveolar nerve transposition for endosseous implant placement. *Oral Maxillofac. Surg. Clini. North Am.* 13 (2):265–281.

[7] Hashemi HM (2010) Neurosensory function following mandibular nerve lateralization for placement of implants. *Int. J. Oral Maxillofac. Surg.* 39(5):452–456.

[8] Hirsch JM, Branmark PI (1995) Fixture stability and nerve function after transposition and lateralization of the inferior alveolar nerve and fixture installation. *Br. J. Oral Maxillofac. Surg.* 33(5):276–281.

[9] Babbush CA, Hahn JA, Krauser JT, Rosenlicht JL (2010) *Dental Implant: the art and science*, 2nd edn. Saunders/Elsevier, London, pp 232–250.

[10] Kan JY, Lozada JL, Goodacre CJ, Davis WH, Hanisch O (1997) Endosseous implant placement in conjunction with inferior alveolar nerve transposition: an evaluation of neurosensory disturbance. *Int. J. Oral Maxillofac. Implant.* 12(4):463–471.

[11] Bagheri SC, Meyer RA (2011) Management of mandibular nerve injuries from dental implants. Atlas Oral Maxillofac. *Surg. Clin. North Am.* 19(1):47–61.

[12] Kraut RA, Chahal O (2002) Management of patients with trigeminal nerve injuries after mandibular implant placement. *J. Am. Dent. Assoc.* 133(10):1351–1354.

[13] Ylikontiola L, Kinnunen J, Oikarinen K (1998) Comparison of different tests assessing neurosensory disturbances after bilateral sagittal split osteotomy. *Int. J. Oral Maxillofac. Surg.* 27(6):417–421.

[14] Peleg M, Mazor Z, Chaushu G, Grag AK (2002) Lateralization of the inferior alveolar nerve with simultaneous implant placement: a modified technique. *Int. J. Oral Maxillofac. Implants* 17(1):101–106.

[15] Friberg B, Ivanoff CJ, Lekhom U (1992) Inferior alveolar nerve transposition in combination with Branemark implant treatment. *Int. J. Periodontics Restorative Dent.* 12(6):440–449.

[16] Olson JE, Stravino VD (1972) A review of cryotherapy. *Phys. Ther.* 52(8): 840–853. Review.

[17] Juodzbalys G, Wang HL, Sabalys G (2011) Injury of the inferior alveolar nerve during implant placement: a literature review. *J. Oral Maxillofac. Res.* 2(1):e1.

[18] Fonseca RJ, Barber HD, Matheson JD (2009) *Oral and maxillofacial surgery*, vol I, 2nd edn. Saunders/Elsevier, Missouri, pp 260–270, vol. 2, p. 959–976.

第七篇 并发症
Complications

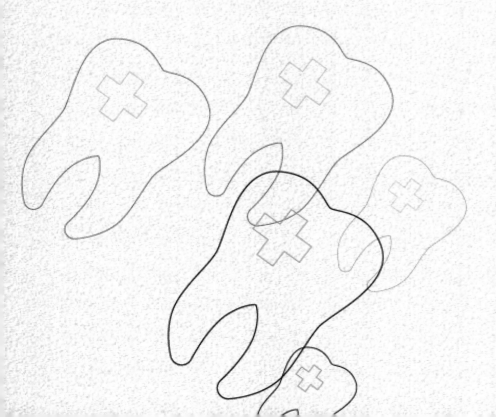

第 20 章　种植体折断的处理
Management of Fixture Fracture

Vahid Mesgarzadeh　　Mohammad Hosein Kalantar Motamedi　　Erfan Babaie　　Reza Mahjoorian　　著

摘要

如今，牙种植修复被认为是牙列缺损和牙列缺失患者的理想治疗方法[1]；然而，种植治疗可能会出现骨结合失败、感染和持续疼痛等并发症，上述问题通常需要移除种植体。

种植体折断是非常少见的并发症。种植体折断可能与种植体本身设计或材料、上部修复体的非被动就位和功能过载有关。牙种植体的折断也可能是由于设计缺陷、过大的咬合力、金属疲劳及种植体周围的骨吸收造成。种植体折断的原因可分为 3 类，即种植体设计缺陷、修复体非被动就位、生物力学或功能性过载[2]。Pylant 等和 Goodacre 等[3, 4]报道的种植体折断的发生率分别为 0.98% 和 1.5%。本部分报道了一名牙列缺损患者多个种植体发生折断的病例，以及对这一问题的处理过程。

关键词

牙种植体，种植体折断，种植并发症

一、概述

使用牙种植体为牙列缺损或牙列缺失患者提供修复治疗已成为一种常规的治疗模式，并且获得了很高的成功率。伴随着种植体支持的修复体数量增加，与这种治疗方法相关的并发症也随之增加。骨结合后的种植失败可能是由继发感染（种植体周炎）和某些生物力学并发症引起的，如缺乏初期稳定性、基台螺丝松动或断裂，或种植体折断。在前瞻性和纵向研究中，种植修复体在加载 3~7 年后的成功率为 89%~95.3%，存活率为 93.6%~96.7%[5]。Lekholm 和 Gunne 的研究报道表明，10 年内他们的种植成功率为 92.5%。在 Nevins 和 Langer 的报道中，上颌种植的成功率为 95.2%，下颌种植的成功率为 95.5%[6]。迄今为止的研究表明，种植体折断非常罕见，发生率为 0.2%~1.5%[7]。但是种植体折断会导致种植体和上部修复体同时丧失，从而引发患者的担忧。

种植失败的原因

- 种植体相关（尺寸、生物表面、设计、缺陷和缺损）。
- 功能相关（生物力学、即刻负荷、咬合过载、磨牙症和副功能）。
- 不正确的治疗计划（手术方面和修复方面）[8]。
- 初期稳定性不足（扭矩不足或过大、骨类型、种植体表面设计、钻孔过程中产热过多）。

- 拔牙后即刻种植（失败率较高）。
- 患者相关（糖尿病、吸烟、系统性疾病）。

二、病例报道

患者女性，51 岁，2013 年 5 月 30 日被转诊接受牙种植治疗。她是一名重度吸烟患者，有广泛性牙周炎（图 20-1）。拔除了 11 牙、12 牙、22 牙、24 牙、26 牙、31 牙、32 牙、41 牙和 42 牙；在 12 牙位、22 牙位、32 牙位、41 牙位植入了 4 颗 3.3mm×13mm 的圆柱形组织水平种植体（Leader-Italy）。

2013 年 6 月 13 日，拔除 46 牙，植入 1 颗 3.75mm×10mm 的圆柱形组织水平种植体（Leader-Italy）；在 44 牙位植入 1 颗 3.75mm×8mm 的圆柱形组织水平种植体（Leader-Italy）。

2013 年 6 月 27 日，拔除 36 牙和 37 牙，在 34 牙位植入 3.75mm×11.5mm 圆柱形组织水平种植体（Leader-Italy），在 36 牙位植入 4.5mm×11.5mm 圆柱形组织水平种植体（Leader-Italy）（图 20-2）。

2013 年 8 月 22 日，在 24 牙位植入 1 颗 4.5mm×13mm 圆柱形组织水平种植体，在 26 牙位植入 1 颗 4.5mm×10mm 圆柱形组织水平种植体。

2013 年 10 月 17 日，12 牙位、22 牙位、24牙位、26 牙位、32 牙位、41 牙位的种植体完成二期手术，之后部分牙位完成修复。

4 年后，在 2017 年 6 月 10 日，12 牙位和 22 牙位的种植体（均为 3.3mm×13mm 圆柱形组织水平种植体）折断。

2017 年 6 月 21 日，拔除 13 牙和 23 牙，在 11 牙位、21 牙位、13 牙位和 23 牙位分别植入 1 颗圆柱形组织水平种植体（Biodenta，Switzerland），种植体尺寸分别为：11 牙位 3mm×12mm，21 牙位 3mm×10mm，13 牙位 3.5mm×12mm，23 牙位 3.5mm×12mm（图 20-3）。去除 12 牙位和 22 牙位折断种植体的冠方部分（图 20-4）。

2017 年 11 月 11 日，上颌中切牙和尖牙置入牙龈成形器。

2018 年 6 月 1 日，34 牙位（3.75mm×11.5mm 圆柱形组织水平种植体）和 36 牙位（4.5mm×11.5mm 圆柱形组织水平种植体）的种植体折断（图 20-5）。

2018 年 6 月 13 日，在 34 牙位和 37 牙位各植入 1 颗圆柱形组织水平种植体（Zimmer-USA），种植体尺寸分别为：34 牙位 4.8mm×12mm，37 牙位 4.8mm×8mm（图 20-6）。

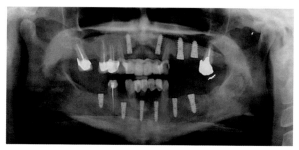

▲ 图 20-2　拔除 36 牙、37 牙和 46 牙，分别在 34 牙位、36 牙位、44 牙位和 46 牙位各植入 1 颗圆柱形组织水平种植体，种植体尺寸分别为：34 牙位 3.75mm×11.5mm，36 牙位 4.5mm×11.5mm，44 牙位 3.75mm×8mm，46 牙位 3.75mm×10mm。8 月 22 日，在 24 牙位和 26 牙位各植入 1 颗圆柱形组织水平种植体，种植体尺寸分别为：24 牙位 4.5mm×13mm，26 牙位 4.5mm×10mm

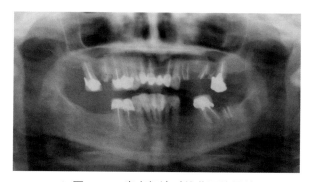

▲ 图 20-1　患者初诊时的曲面体层片

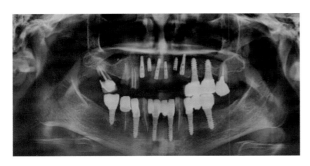

▲ 图 20-3　12 牙位和 22 牙位种植体折断。拔除 13 牙和 23 牙，分别在 11 牙位、13 牙位、21 牙位、23 牙位各植入 1 颗圆柱形组织水平种植体

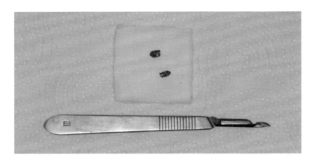

▲ 图 20-4　去除折断种植体的冠方部分

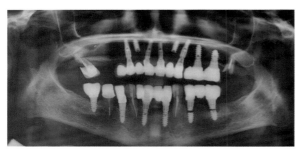

▲ 图 20-5　34 牙位（3.75mm×11.5mm 圆柱形组织水平种植体）和 36 牙位（4.5mm×11.5mm 圆柱形组织水平种植体）的种植体折断

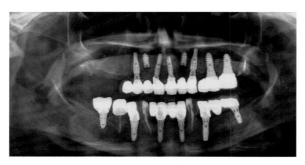

▲ 图 20-6　最终的曲面体层片

三、结论

骨结合的钛种植体成功率和存活率均很高（90%～95%）[9]，但其并发症和失败并不少见[10]，其中种植体折断的发生率非常低。Pylant 等[3] 评估种植体折断的比例为 0.98%，而 Goodacre 等报道为 1.5%。Rangert 等[11] 指出，90% 的折断种植体位于磨牙和前磨牙区域。Balsh[12] 也发现所有种植体折断均发生在前磨牙和磨牙部位，上下颌间无差异。Gargallo 等[13] 研究表明，种植体加载后 3～4 年内，发生折断的种植体 80.9% 都位于磨牙和前磨牙区域。

在我们的病例中，50% 的种植体折断发生在下颌前磨牙和磨牙区。Sánchez-Pérez[14] 认为种植体折断基于以下三方面因素。

- 患者因素［牙周袋深度＞ 5mm、骨质丧失和咬合过载（磨牙症）］。
- 种植体因素（种植体直径＜ 4mm、牙冠：种植体长度为 1，种植体设计）。
- 修复因素（修复螺丝的松动 / 扭曲、悬臂及陶瓷断裂）[14]。在分析牙种植体折断的原因时应考虑多种因素，包括过度的咬合负荷、种植体植入位置不佳、支持上部修复体的种植体数量不足、种植体及螺丝的材料、种植体直径＜3.75mm[15]。种植体直径直接影响种植体的折断率，因为小直径种植体的抗疲劳能力较低，我们建议尽可能使用大直径种植体，尤其是在下颌和上颌后牙种植体折断多发的区域。完善的修复方案是防止种植体折断率进一步升高的基础。固位螺丝的频繁松动或断裂及种植体周围骨吸收常是种植体折断的前期征兆[4, 12]。骨吸收是种植体 / 修复系统显露于几种不利因素下的后果。骨吸收会增加悬臂效应，增加张力，从而在种植体的螺纹部分产生应力。这会导致金属疲劳[16, 17]。磨牙症（咬合过载）是导致牙种植体生物学和生物力学并发症最重要的因素之一。Albiol[13] 的报道表明，在 21 例种植体折断的病例中，83% 的患者有磨牙症、紧咬牙和其他副功能性生活咬合习惯。这些患者必须使用夜磨牙咬合垫。

参 考 文 献

[1] Marcelo CG, Filie Haddad M, Gennari Filho H, Marcelo Ribeiro Villa L, Dos Santos DM, Aldieris AP. Dental implant fractures–aetiology, treatment and case report. *Journal of clinical and diagnostic research: JCDR.* 2014;8(3):300–4.

[2] Jin SY, Kim SG, Oh JS, You JS, Jeong MA. Incidence and Management of Fractured Dental Implants: Case Reports. *Implant Dent.* 2017;26(5):802–6.

[3] Pylant T, Triplett RG, Key MC, Brunsvold MA. Aretrospective evaluation of endosseous implants in the partially edentulous patient. *Int. J. Oral Maxillofac. Implants.* 1992;7(2):195–202.

[4] Goodacre CJ, Kan JY, Rungcharassaeng K. Clinical complications of osseointegrated implants. *J. Prosthet. Dent.* 1999;81(5):537–52.

[5] Yadav A, Gupta A, Tandan A, Kumar S. Management of fractured implant case using loop connector fixed partial denture. *BMJ Case Reports.* 2013;2013.

[6] Lekholm U, Gunne J, Henry P, Higuchi K, Linden U, Bergstrom C, et al. Survival of the Branemark implant in partially edentulous jaws: a 10–year prospective multicenter study. *Int. J. Oral Maxillofac. Implants.* 1999;14(5):639–45.

[7] Stoichkov B, Kirov D. Analysis of the causes of dental implant fracture: A retrospective clinical study. *Quintessence Int.* 2018; 49(4):279–86.

[8] Karl M, Krafft T, Kelly JR. Fracture of a narrowdiameter roxolid implant: clinical and fractographic considerations. *Int. J. Oral Maxillofac. Implants.* 2014;29(5):1193–6.

[9] Albrektsson T, Zarb G, Worthington P, Eriksson AR. The long–term efficacy of currently used dental implants: a review and proposed criteria of success. *Int. J. Oral Maxillofac. Implants.* 1986;1(1):11–25.

[10] Singh A, Singh A, Vivek R, Chaturvedi TP, Chauhan P, Gupta S. SEM Analysis and Management of Fracture Dental Implant. *Case Rep. Dent.* 2013;2013:270385.

[11] Rangert B, Krogh PH, Langer B, Van Roekel N. Bending overload and implant fracture: a retrospective clinical analysis. *Int. J. Oral Maxillofac. Implants.* 1995; 10(3):326–34.

[12] Balshi TJ. An analysis and management of fractured implants: a clinical report. *Int. J. Oral Maxillofac Implants.* 1996; 11(5):660–6.

[13] Gargallo Albiol J, Satorres–Nieto M, Puyuelo Capablo JL, Sanchez Garces MA, Pi Urgell J, Gay Escoda C. Endosseous dental implant fractures: an analysis of 21 cases. *Medicina Oral, Patologia Oral y Cirugia Bucal* [Oral Medicine, Oral Pathology and Oral Surgery]. 2008;13(2):E124–8.

[14] Sanchez–Perez A, Moya–Villaescusa MJ, Jornet–Garcia A, Gomez S. Etiology, risk factors and management of implant fractures. *Medicina Oral, Patologia Oral y Cirugia Bucal* [Oral Medicine, Oral Pathology and Oral Surgery]. 2010;15(3):e504–8.

[15] McDermott NE, Chuang SK, Woo VV, Dodson TB. Complications of dental implants: identification, frequency, and associated risk factors. *Int. J. Oral Maxillofac. Implants.* 2003; 18(6):848–55.

[16] Velasquez–Plata D, Lutonsky J, Oshida Y, Jones R. A close–up look at an implant fracture: a case report. *The International Journal of Periodontics & Restorative Dentistry.* 2002;22(5):483–91.

[17] Eckert SE, Meraw SJ, Cal E, Ow RK. Analysis of incidence and associated factors with fractured implants: a retrospective study. *Int. J. Oral Maxillofac. Implants.* 2000;15(5):662–7.

第 21 章　种植体周炎的诊断和治疗
Diagnosis and Therapy of Periimplantitis

Marko Vuletic　Zeljko Rotim　Dragana Gabric　Vanja Vucicevic Boras　lvica Pelivan　Amir Catic　著

摘要

　　牙种植修复是牙列缺损和牙列缺失患者可选择的可靠且广为人知的治疗方法，在大多数患者中牙种植治疗都是成功的。但是在采取种植治疗方案之前，应详细记录患者的病史。通过这种方式评估患者全身系统性疾病和用药是否会影响种植修复的成功率。种植体周炎是一种感染性疾病或软组织炎症，导致骨结合种植体周围的骨丧失。其病因是在种植体表面形成的细菌生物膜，与宿主组织相互作用并导致支持骨的破坏。种植失败可以分为早期失败和晚期失败，可能由局部或全身因素引起。诊断指标包括牙龈颜色、探诊出血、深种植体周袋、种植体松动、种植体周溢脓，X 线表现为种植体周过度骨丧失，以及微生物学表现。治疗方法多种多样，从使用或不使用局部抗生素的非手术治疗，到翻瓣清创手术。翻瓣清创手术可以同时伴有结合或不伴结合骨切除术或种植体成形术。迄今为止，种植体周炎的治疗尚无金标准。标准治疗方案包括非手术治疗和手术治疗。非手术治疗包括如机械、超声波或激光清创，单独应用及与消毒剂或抗生素联合应用。手术治疗包括再生手术或切除手术。

关键词

　　牙种植体，种植体周炎，牙龈，清创

　　当代种植治疗的起源可以追溯到 1965 年。当时 P. I. Brånemark 教授基于钛的应用创造了骨结合的概念。他发现钛能够牢固地附着在骨上，经过一段时间的愈合后很难将两者分离。为缺牙患者提供种植治疗已成为常规的治疗方法。如今，种植治疗在超过 90% 的患者中获得了成功。种植体的植入改善了牙列缺损和牙列缺失患者的功能和美观[1]。Clementini 等还指出，尚不清楚全身性疾病是否为种植修复的相对禁忌证[2]。他们还表示，对大量研究的 Meta 分析表明，吸烟对种植体周围的骨吸收有重要影响[2]。Liddelow 和 Klineberg 最近一项基于以往文献综述的研究指出，吸烟者和暴露于辐射的患者种植修复失败率增高。未曾接受过双膦酸盐治疗的骨质疏松症患者，种植修复的失败风险不会增加[3]。

　　牙种植治疗的绝对禁忌证是众所周知的，包括种植治疗前 6 个月内出现过心肌梗死和脑血管损伤、植入人工瓣膜或其他移植物（＜12 个月）、免疫抑制（白细胞总数＜3000/mm³）、凝血障碍性疾病［即高出血风险（INR＞3，血小板计数＜50 000/mm³）］、恶性肿瘤愈合期、药物滥用、精神类疾病及静脉注射双膦酸盐类药物[2]。种植治疗的失败可分为早期失败和晚期失败。早期失败常在种植体植入后数周或数月内发生。骨坏死、细菌感染、手术创伤、初期稳定性不足和早期负荷均可能导致种植体早期失败。晚期失败通常在一段时间后出现，一般由感染或过度负荷造成[4]。

一、种植治疗成功的评估

牙种植修复是牙列缺损和牙列缺失患者可选择的可靠且广为人知的治疗方法，通常对大多数患者来说都是成功的。正确选择患者是一个重要的前提条件。与其他外科手术一样，有必要获取患者详细的病史，并评估将进行外科手术部位的复杂程度。随着病情复杂患者的数量增加，预计越来越多的患者需要接受种植修复治疗，因此临床医生必须了解可能影响骨结合的局部或全身因素[5]。

影响种植治疗失败的因素如下。

- 与患者相关的因素（年龄和性别、吸烟、牙周病、系统性疾病、口腔卫生）。
- 与种植体类型、长度、直径、表面和颌骨植入位置有关的其他因素。
- 与外科技术相关的因素（种植体的初期稳定性、角度和方向，以及操作者的技能）。
- 与种植体的连接结构和修复体上部结构相关的因素（上部结构类型、固位方式、咬合等）[6]。
- 与种植治疗相关的失败率为 1%～22%。影响种植修复失败的因素多种多样，与系统性疾病、年龄、社会习惯、种植体宏观和微观设计及种植体表面处理方式、

种植体植入位置、骨质量和术者的手术技术有关。

二、影响种植成功的局部因素

Renvert 等[7] 的研究表明，口腔卫生不佳、既往牙周炎病史和吸烟是种植体周炎最重要的危险因素。相反，de Souza 等[8] 未发现既往牙周炎病史与种植治疗失败具有相关性。de Araujo Nobre[9] 等报道，在对 1530 例接受种植治疗的患者调查后发现，既往牙周炎病史与种植体周围骨吸收有显著相关性。Renvert[7] 等也在接受种植体周炎治疗的 172 例患者的调查中证实了这一结论。Dalago 等[10] 对 183 例患者口内的 916 颗牙种植体检查后发现，之前患有牙周病的患者罹患种植体周炎的风险增加了 2.2 倍。Veitz-Keenan 和 Keenan[11] 对现有的关于牙周炎对种植治疗失败影响的文献进行了回顾性研究，得出的结论是，牙周健康的患者种植治疗的成功率更高。此外，骨吸收和种植体周炎在有牙周炎史的患者中更为常见，在重度牙周炎患者中并发症更严重。

（一）吸烟

Jung 等[12] 没有发现吸烟与种植治疗成功率间有相关性，但 Morales-Vadillo 等[13] 和 Pedro 等[14] 的研究均表明吸烟对种植治疗的成功率有显著影响。

（二）植入部位

Morales-Vadillo 等[13] 对 154 例患者颌骨内植入的 1169 颗种植体进行了回顾性分析，发现种植体在颌骨中的位置与种植修复失败具有相关性。

（三）种植体类型、直径、长度及粗糙度

Goiato 等[15] 的研究表明，当植入密度较低的骨内时，经过表面处理的种植体其长期使用寿命（97.1%）高于机械加工表面的种植体（91.6%）。Atieh 等[16] 对 1199 项研究进行了 Meta 分析，最终纳入了 5 项研究，涉及 303 例患者的 336 颗种植体；与圆柱形种植体相比，锥形种植体的边缘骨丧失显著降低。Raikar 等[17] 报道指出，当种植体长度超过 11.5mm 时种植失败率（40/700）最高，其次是种植体长度＜10mm 时（20/160），最后是种植体长度为 10～11.5mm 时（60/2850），并且这种差异是具有统计学意义的。

种植体直径＜3.75mm 时种植失败率（30/1000）最高，其次是种植体直径＞4.5mm 时（16/1600），最后是种植体直径为 3.75mm 和 4.5mm 时（50/2600），这种差异也是具有统计学意义的。

Borie 等[18] 的报道指出，种植体的长度、直径及种植体的各项参数均会影响骨的生物力学。骨应力和应变应保持在生理值范围内，以避免病理性过载、骨吸收和随之而来的种植失败的风险。Arsalanloo 等[19] 的研究指出，在骨移植的情况下，较短的种植体可以与较长的种植体一起使用，而在骨质较差的情况下，可以使用更宽的种植体。Bataineh 和 Al-Dakes[20] 提出增加种植体的直径可以提高种植体的稳定性，即使在骨质较差的情况下也是如此。Yesildal 等[21] 建议，增加种植体长度及直径，以获得更高的成功率。Topkaya 等[22] 也指出，种植体的长度和直径对于种植修复成功非常重要，并且牙槽骨丧失降低了治疗效果。与较短的种植体或没有螺纹的种植体相比，＞10mm 的种植体和有螺纹的种植体表现出更高的成功率。

（四）种植体与上部结构间的连接类型

种植体和基台有两种连接方式：即平台转换和常规连接，后者种植体和基台的直径相同。

de Medeiros 等[23] 比较了不同种植体 - 基台连接方式对边缘骨丧失的影响。内连接种植体中观察到的骨丧失更少。这可能与内连接中常使用平台转换的对接方式有关。

Gracis 等[24] 的研究表明，氧化锆和钛基台的折断率没有差异，折断更多取决于连接的类型。主要并发症发生在拧紧螺丝时。外连接方式更容易出现螺丝松动。

（五）种植体植入位点

种植体的功能负荷影响骨的愈合过程和骨改建。与即刻负荷结果最相关的因素是骨的质量，而这又是与患者相关的因素。众所周知，下颌（尤其是颏孔间区域）的骨质密度高于上颌。下颌种植体的稳定性大于上颌。

Choi 等[25] 分析了 403 例患者口内植入的 1151 颗牙种植体，指出在上颌前牙区及上颌磨牙区进行种植治疗时，应该特别注意种植体位置。

Dalago 等[10] 的报道指出，粘接固位的种植修复体其失败率是螺丝固位修复体的 3.6 倍。与牙列缺损种植修复的患者相比，牙列缺失种植修复的失败率也高出 16.1 倍。

de Souza 等[8] 对 193 例受试者的 722 颗种植体的骨吸收情况进行了观察，发现当种植体负载超过 4 年以上时，种植体周骨吸收与负载的时间具有相关性；牙列缺损行种植支持固定义齿修复的患者，以及牙列缺失行全牙弓固定修复患者骨丧失量也更高。

Papež 等[26] 的研究表明，种植修复体的上

部结构体积越大，种植体骨结合率就越低。

（六）骨质和骨量

Goiato 等[15] 比较了 3937 例患者植入的 12 465 颗牙种植体，发现治疗成功率与骨密度类型相关，其成功率分别为：Ⅰ 型，97.6%；Ⅱ 型，96.2%；Ⅲ 型，96.5%；Ⅳ 型，88.8%。对 1377 例患者的 2684 颗种植体进行了 8 年随访跟踪，共有 45 颗种植体出现失败，主要原因是骨结合不足和咬合过载。

骨密度是影响种植治疗成功最重要的因素之一。

低骨密度与高龄（50 岁以上的患者）相关，并且在上颌后部更常见[27]。

需要注意的是，保持口腔卫生和对既往有牙周炎的患者进行定期牙周治疗和维护是种植治疗成功的关键因素。

口腔卫生不佳也会影响种植治疗的成功率。在这方面，Chambrone 等[28] 的研究指出，如果没有菌斑存在，咬合过载与种植体周围组织的炎症之间没有相关性。如果存在菌斑，则咬合过载在种植体周围骨丧失中起关键作用。

Fu 等[29] 指出，咬合过载是导致种植体治疗相关的生物力学并发症的主要原因。Nagasawa 等的[30] 研究显示，咬合过载会造成种植体周围骨再生出现异常。Hsu 等[31] 发现咬合过载导致边缘骨丢失，是造成种植治疗并发症的主要原因。

与上述作者相反，Brügger 等[32] 认为植入种植体本身并不会造成骨丧失增加。Kozlovsky 等[33] 总结认为正常的功能负荷不会导致边缘骨的丢失。

（七）磨牙症

磨牙症是一种以紧咬牙和磨牙为特征的疾病，可在白天或夜间发生，影响 8%～10% 的成年人，并且是多病因性的疾病。中枢多巴胺能系统与磨牙症密切相关。然而由于磨牙症难以诊断，磨牙症与种植失败之间的相关性仍然不明确[34]。尽管磨牙症不是种植治疗的禁忌证，大多数研究仍表明磨牙症患者种植失败的发生率增加。咬合不足或类似磨牙症的咬合过载均可能导致种植治疗失败。Chrcanovic 等[34] 对 1406 例患者植入的 8337 颗种植体进行了研究。de Angelis 等[35] 的研究指出，磨牙症是种植治疗中与修复相关失败的最重要因素。

三、全身因素对种植修复成功的影响

可导致种植治疗失败的系统性疾病有糖尿病、心血管疾病、胃肠道疾病、骨质疏松症、化疗、头颈部放疗和精神疾病等。de Araujo Nobre 等[9] 在 1350 例患者的样本中，没有发现系统性疾病、化疗或放疗与种植体周围的骨组织病理改变有相关性。Renvert 等[7] 对 172 例接受种植治疗的患者进行了分析，结果表明心血管疾病与种植体周炎的发生显著相关。Clementini 等[2] 的研究则认为患有系统性疾病的患者种植失败的证据数量较少，需要进一步研究。Gomez-de Diego 等[7] 根据对现有文献的回顾分析认为，心脏病、糖尿病和控制良好的代谢性疾病不是种植治疗的禁忌证。

头颈部辐射及吸烟与较高程度的种植失败相关。此外，接受双膦酸盐类药物治疗的骨质疏松症患者在口腔外科手术后骨坏死的发生率可能增加，特别是采用静脉给药或患者同时服用其他药物（环孢素、硫唑嘌呤、皮质类固醇或激素治疗）时。

心血管疾病会减少骨髓腔内氧气和营养供应，从而影响骨结合。同一作者[36]总结认为，心脏疾病是种植治疗的相对禁忌证，因为种植治疗增加了发生感染性心内膜炎的风险。

众所周知，静脉注射双膦酸盐、静脉注射化疗药物治疗恶性肿瘤、近期发生过心肌梗死和脑血管损伤是种植治疗的绝对禁忌证。但是一些系统性疾病仍缺乏明确的标准，糖尿病、心血管疾病、胃肠道疾病等对种植治疗失败的影响程度尚不清楚。Diz 等[37]指出，种植治疗的绝对医学禁忌证很少，系统性疾病控制的程度比系统性疾病本身更重要。同一作者[37]得出结论，必须在开始种植治疗前对每位患者进行个性化的医学评估，因为对于大多数这类患者来说，完成种植修复可以提高其生活质量。Pedra 等[38]的研究也证实了这一结论。如果这些疾病得到良好控制，患有系统性疾病（如骨质疏松症、甲状腺功能减退、糖尿病、高血压和心脏病）的患者植入失败率并不会增加。Guobis 等[39]在回顾已发表的关于系统性疾病对种植治疗影响的研究（41 项研究）中发现，目前文献中这方面数据存在较多争议，尤其是当伴有牙周合并症时，未来应进一步充分研究种植治疗与心血管疾病的相关性。

此外，Guobis[39]报道说，骨质疏松症患者的骨密度与种植治疗失败之间并不存在强关联性。他还指出[39]，其他系统性疾病对种植治疗的成功率没有显著影响。去年，Manor 等[40]对伴有系统性疾病同时种植治疗失败的患者口内植入的 1003 颗种植体进行了研究，结果发现这些患者和对照组之间的种植成功率没有显著差异。

（一）年龄及性别与种植治疗的关系

接受种植治疗患者的年龄本身并非种植禁忌证。如果患者年龄为 65 岁以上，除了系统性疾病外没有种植治疗的绝对禁忌证，是可以接受种植治疗的。Morales-Vadillo 等[13]对 154 例患者的 1169 颗种植体进行了回顾性研究，进行单变量分析，结果显示男性患者更容易发生种植治疗失败。

另外的几项研究[7, 41]均表明男性的种植治疗失败率更高。可能的原因为男性患者的牙科随访频率较低且口腔卫生维护不足，同时伴有常见风险因素（即吸烟）的比例更高。Papež 等[26]最近的报道认为年龄对骨结合没有影响，这与 Compton 等[42]的研究结果相反，Compton 的研究认为种植治疗在老年人中更容易发生失败。

Neves 等[43]在 721 例免疫功能低下的患者中，发现中老年人（40 岁以上的人群）种植治疗失败的风险更高。

（二）糖尿病与种植治疗

Annibali 等[44]认为糖尿病并不会增加种植治疗失败的风险。目前的研究表明，与没有患糖尿病的对照组相比，如果糖尿病患者疾病控制良好、接受抗生素预防用药，并且使用消毒剂（0.12% 葡萄糖酸氯己定）漱口，种植治疗并不会引起严重的并发症。

Manor 等[40]发现心血管疾病患者接受种植治疗时种植失败率最高。Neves 等[43]也发现心血管疾病患者种植治疗的失败率更高。

骨质疏松症的特点是骨密度普遍降低，这种情况可能会给种植治疗带来风险。

Lopez-Cedrun 等[45]观察了接受口服双膦酸

盐药物治疗的 9 例骨质疏松症患者，在接受种植体植入后，大部分病变出现在下颌种植体周围区域，在 9 例患者中有 7 例完全康复。然而同一作者[45]也指出，对于接受双膦酸盐药物治疗的骨质疏松症患者，其种植治疗失败的特定风险因素尚不明确。Jacobsen 等[46]调查了 14 例在使用双膦酸盐药物后接受牙种植体植入、继而出现骨坏死的患者（9 例患有恶性疾病，5 例患有骨质疏松症）。其中 12 例患者出现疼痛，10 例患者出现感染。因此他得出牙种植植入在使用双膦酸盐类药物患者的下颌磨牙区域通常会导致颌骨坏死的结论。Shibli 等[47]的研究报道认为，与没有骨质疏松症的女性相比，患有骨质疏松症的女性患者，种植体植入后发生并发症的概率并没有升高。

（三）放疗及化疗与种植治疗

Chambrone 等[48]的报道表明，种植修复能够恢复 46.3%～98% 的咬合功能，但放射治疗增加了患者种植治疗失败的风险，尤其是当种植体植入到上颌时。几乎没有化疗如何影响种植治疗成功率的证据。在一项针对 30 例接受化疗的患者进行种植修复的研究中（共植入了 106 颗牙种植体），化疗和对照受试者之间的种植成功率没有显著性差异[77]。一些病例研究也显示化疗对种植牙的成功没有不利影响。

（四）药物治疗（抗高血压药、抗凝药和精神类药物）

一些学者指出[43]抗高血压药有利于骨重建和骨形成。Wu 等[49]的研究表明，使用抗高血压药与骨结合种植体的长期生存有相关性。Altay 等[50]分析了 631 例患者的 2055 颗牙种植

体中，使用选择性 5- 羟色胺抑制药与种植治疗失败之间的相关性。他所得结论认为该药物对种植治疗失败没有显著影响。失败是由多种风险因素组合造成的。

Mohanty 等[51]分析了 208 例患者的 425 颗牙种植体，牙周炎、磨牙症、糖尿病和吸烟导致其中 90 颗种植体失败，失败率为 21.17%。Camps-Font 等[52]的研究表明，具有光滑颈圈的上颌种植体存活率高于颈部粗糙的下颌种植体，后者在早期即发生了感染。

Lin 等[53]对 18 199 例患者的 30 959 颗种植体进行了回顾性研究，结果显示 183 例患者的 194 颗种植体在戴入基台之前或之后失败，而 193 例患者的 209 颗种植体在咬合负载后失败。多变量分析表明，老年男性患者、当种植体植入到下颌骨前部区域、进行骨增量治疗或使用短种植体时，种植失败的概率增加。Olmedo-Gaya 等[59]得出的结论是，早期失败常见于男性和患有严重牙周病、植入短种植体、手术后 1 周术区疼痛或有炎症，以及种植区域进行骨劈开的病例。

Chrcanovic 等[60]的分析表明，某些局部和全身因素叠加会导致种植治疗失败。他们认为使用抗抑郁药和磨牙症两个因素同时存在时，是严重影响种植治疗成功的因素。他们还发现，与种植失败相关的负面因素包括植入短种植体、骨质差、患者年龄大、服用治疗胃酸反流的药、吸烟和磨牙症。他们又对 2670 例共植入 10 096 颗种植体的患者进行了分析，得出吸烟和同时使用抗抑郁药会导致种植治疗失败的结果，再次印证了之前的研究结论。

综上，吸烟、接受头颈部放射治疗及接受双膦酸盐治疗的患者更容易发生种植治疗的失败。

四、病例报道

（一）病例 21-1（图 21-1）

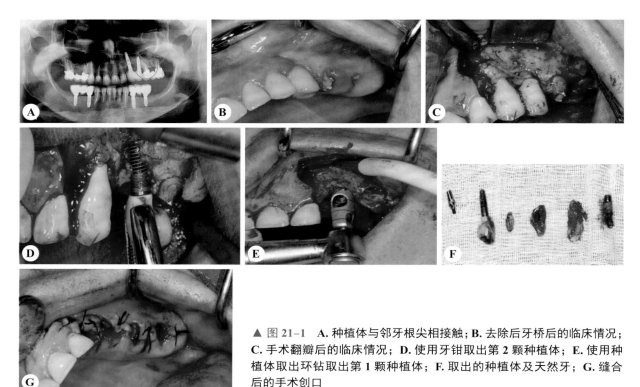

▲ 图 21-1　A. 种植体与邻牙根尖相接触；B. 去除后牙桥后的临床情况；C. 手术翻瓣后的临床情况；D. 使用牙钳取出第 2 颗种植体；E. 使用种植体取出环钻取出第 1 颗种植体；F. 取出的种植体及天然牙；G. 缝合后的手术创口

（二）病例 21-2（图 21-2）

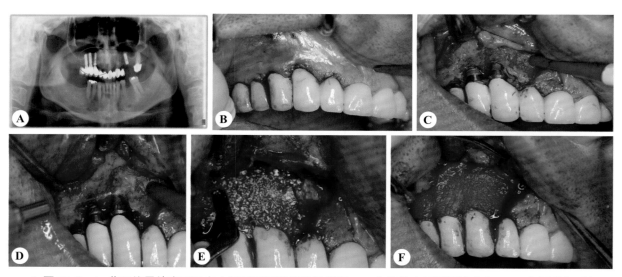

▲ 图 21-2　A. 曲面体层片内可见右上颌后牙区种植体周病变；B. 临床检查可见探诊出血；C. 手术翻瓣见局部骨开裂；D. 使用 Er:YAG 激光对种植体表面进行去污；E. 用异种骨替代物填充骨缺损区；F. 用可吸收胶原膜覆盖缺损区

（三）病例 21-3（图 21-3）

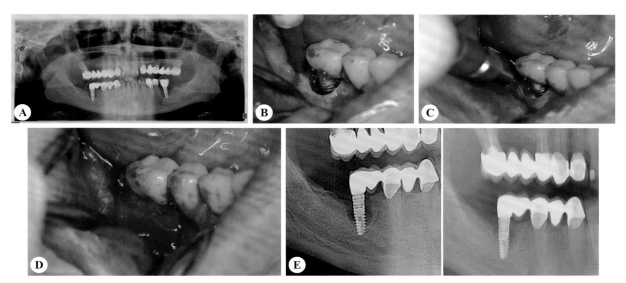

▲ 图 21-3　**A.** 后牙区 2 颗种植体发生种植体周炎；**B.** 种植牙的临床情况；**C.** 使用 **Er:YAG** 激光对种植体表面进行去污；**D.** 置入异种骨和可吸收膜；**E.** 治疗前后右侧种植体的放射影像

（四）病例 21-4（图 21-4）

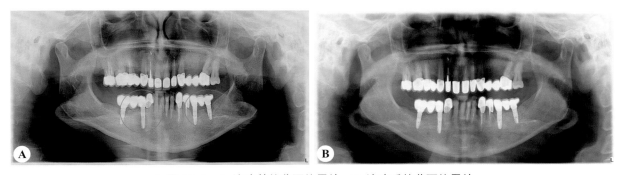

▲ 图 21-4　**A.** 治疗前的曲面体层片；**B.** 治疗后的曲面体层片

五、种植体周炎的治疗

种植体周炎的定义是一种特定部位的感染性疾病，表现为软组织的炎症过程，以及骨结合种植体周围的骨质流失。病因已被确定为在种植体表面形成的细菌生物膜与宿主组织相互作用并导致支持骨的破坏。根据 Lindhe 等的[61] 研究，种植体周炎的患病率在患者水平为 28%～56%，种植体水平为 12%～40%。

种植体周炎诊断参数包括牙龈颜色、探诊出血、深种植体周袋、种植体动度、化脓、X 线显示过度骨丧失及微生物学表现。

治疗方法多种多样，从使用或不使用局部抗生素的非手术治疗，到翻瓣清创手术。翻瓣清创手术可以同时结合或不结合骨切除术或种植体成形术[62]。非手术治疗，如消毒剂、抗生素、超声波和激光治疗，已被用于种植体周黏膜炎和种植体周炎的治疗。如果感染仅位于软组织内，我们可以期待在去除影响因素并有序控制菌斑后，感染能够被完全清除。如果疾病进展到骨，则需要进行手术干预。可以采用骨移植替代物的外科再生手术，结合或不结合屏障膜，恢复晚期种植体周炎造成的骨缺损。外科干预可用于阻止疾病的发展、骨再生或移除种植体和重新种植。

研究人员和临床医生一致认为，种植体周炎治疗方案中一个重要的组成部分，是必须对暴露的、受污染的种植体表面进行去污处理。对机械法、化学法和激光消毒法的比较分析认为，由于表面去污处理方式的多样性，没有任何一种方法比其他方法更有效[63]。

首先，根据我们的经验，开始治疗的最佳方法是使用比钛更软的器械进行局部清创，例如使用橡胶杯和膏体、牙线、齿间刷或塑料洁牙器械进行抛光。但单独使用此方法不足以治疗种植体周炎。

其次，重要的是使用一些研磨技术对种植体表面进行去污，然后使用枸橼酸或浸泡在0.1%氯己定中的纱布。我们始终使用光动力疗法作为一种非侵入性方法来减少种植体周炎中的微生物。一些研究[64]建议辅助使用各种激光（CO_2、Er:YAG、Nd:YAG 和 Er, Cr:YSGG）对受污染的种植体表面进行消毒，作为再生治疗中的一部分。在一项不使用激光治疗方案的研究[65]中，种植体周炎的治疗获得了相同甚至更好的结果。因此应与不使用激光的治疗方案进行比较，明确激光治疗的优缺点。

最后，是局部或全身应用抗微生物药进行抗感染治疗。在局部，我们单独使用抗生素（四环素）或与氯己定等消毒剂联合使用。如果炎症是广泛的，则会收集特定的微生物学信息并全身使用抗生素：全身使用 500mg 奥硝唑 10 天（每天 2 次），或者 250mg 甲硝唑 10 天（每天 3 次），或者 500mg 甲硝唑和 375mg 阿莫西林的组合 10 天（每天 1 次）。

手术方案通常用于非美学区（即后牙区）。一般使用自体骨移植物＋膜材料、单独膜材料或单独自体骨移植物。在某些情况下，需要翻瓣进行随访。根据我们的经验，使用自体骨移植物＋膜材料治疗效果最好。当骨缺损为骨下或环形时，再生方法效果最佳。当种植体周围缺损是水平性且难以容纳骨移植替代物时，治疗的最佳选择是种植体成形术[66]。种植体成形术是去除生物膜滞留的部位，通过使用旋转的金刚砂车针或阿肯色石磨平种植体表面以降低粗糙度。这种类型的治疗会影响美观，并降低种植体的强度。

当我们根据诊断和可预测的因素决定保存种植体时，从治疗开始就使用上述所有非手术和手术治疗方法。在开始治疗后，要让患者意识到问题的严重性，如果患者的口腔卫生没有达到建议的水平，任何一种治疗都是无效的。

做取出种植体的决定应基于种植体动度、种植体状况、骨丧失量、治疗的可预期性和患者的偏好等客观原因。如果已经决定取出种植体，在极少数情况下我们使用适用于所取种植体的环钻。需要注意的是，这些环钻的外径要比移除的种植体直径大 1.5mm，因此它们是有破坏性的。在大多数情况下，我们通过破坏骨与种植体骨结合的界面以微创的旋出种植体。

六、结论

迄今为止，还没有治疗种植体周炎的金标准。因此，我们不能说一种治疗方法比其他治疗方法更具有可预测性。标准治疗包括非手术阶段（含机械、超声波或激光清创，单独或与消毒剂或抗生素联合使用）和手术阶段（再生或切除治疗）。

参考文献

[1] Buser D, Schenk RK, Steinemann S, Fiorellini JP, Fox CH, Stich H. Influence of surface characteristics on bone integration of titanium implants. A histomorphometric study in miniature pigs. *J Biomed Mater Res.* 1991; 25(7):889–902.

[2] Clementini M, Rossetti PH, Penarrocha D, Micarelli C, Bonachela WC, Canullo L. Systemic risk factors for peri–implant bone loss: a systematic review and metaanalysis. *Int J Oral Maxillofac Surg.* 2014; 43:323–34.

[3] Liddelow G, Klineberg I. Patient–related risk factors for implant therapy. A critique of pertinent literature. *Aust Dent J.* 2011; 56:417–26.

[4] Kim SH, Kim SJ, Lee KW, Han DH. The effects of local factors on the survival rate of dental implants: a 19 year retrospective study. *J Korean Acad Prosthodont.* 2010; 48: 28–40.

[5] Donos N, Calciolari E. Dental implants in patients affected by systemic diseases. *Br Dent J.* 2014; 217: 425–30.

[6] Tonetti MS, Schmid J. Pathogenesis of implant failures. *Periodontol.* 2000; 1994: 127–38.

[7] Renvert S, Aghazadeh A, Hallström H, Persson GR. Factors related to periimplantitis–a retrospective study. *Clin Oral Implants Res.* 2014; 25:522–9.

[8] de Souza JG, Neto AR, Filho GS, Dalago HR, de Souza Júnior JM, Bianchini MA. Impact of local and systemic factors on additional peri–implant bone loss. *Quintessence Int.* 2013; 44:415–24.

[9] de Araújo Nobre M, Maló P, Antune E. Influence of systemic conditions on the incidence of periimplant pathology: a case–control study. *Implant Dent.* 2014;23:305–10.

[10] Dalago HR, Schuldt Filho G, Rodrigues MA, Renvert S, Bianchini MA. Risk indicators for Peri–implantitis. A cross-sectional study with 916 implants. *Clin Oral Implants.* 2017;28:144–50.

[11] Veitz–Keenan A, Keenan JR. Implant outcomes poorer in patients with history of periodontal disease. *Evide Based Dent.* 2017; 18: 5–9.

[12] Jung HY, Kim YG, Jin MU, Cho JH, Lee JM. Relationship of tooth mortality and implant treatment in type 2 diabetes mellitus patients in Korean adults. *J Adv Prosthodont* 2013; 5: 51–7.

[13] Morales–Vadillo R, Leite FP, Guevara–Canales J, Netto HD, Miranda Chaves Md, Cruz F, et al. Retrospective study of the survival and associated risk factors of wedgeshaped implants. *Int J Oral Maxillofac Implants.* 2013; 28:875–82.

[14] Pedro RE, De Carli JP, Linden MS, Lima IF, Paranhos LR, Costa MD, et al. Influence of age on factors associated with peri–implant bone loss after prosthetic rehabilitation over osseointegrated implants. *J Contemp Dent Pract.* 2017; 18: 3–10.

[15] Goiato MC, Dos Santos DM, Santiago JF, Moreno A, Pellizzer EP. Longevity of dental implants in type IV bone: a systematic review. *Int J Oral Maxillofac Surg.* 2014;43(9):1108–16. doi: 10.1016/j.ijom.2014.02.016.

[16] Atieh MA, Alsabeeha N, Duncan WJ. Stability of tapered and parallel–walled dental implants: a systematic review and meta–analysis. *Clin Implant Dent Relat Res.* 2018 Aug; 20(4):634–45. doi: 10.1111/cid.12623.

[17] Raikar S, Talukdar P, Kumari S, Kumar Panda S, Oommen VM, Prasad A. Factors affecting the survival rate of dental implants: a retrospective study. *J Int Soc Prev Community Dent.* 2017; 7: 351–5.

[18] Borie E, Orsi IA, de Araujo CP. The influence of the connection, length and diameter of an implant on bone biomechanics. *Acta Odontol Scand.* 2015; 73: 321–9.

[19] Arsalanloo Z, Telchi R, Osgouie KG. Optimum selection of the dental implants according to length and diameter parameters by FE method in the anterior position. *Int J Biosci Biochem Bioinform.* 2014; 4: 265–9.

[20] Bataineh AB, Al–Dakes AM. The influence of length of implant on primary stability: an *in vitro* study using resonance frequency analysis. *J Clin Exp Dent.* 2017 Jan 1;9(1):e1–e6. doi: 10.4317/jced.53302.

[21] Yesildal R, Karabudak F, Bayindir F, Zamanlou

H, Yildrim MP, Sagsoz NP, et al. Effect of implant diameter and length on stress distribution for titanium and zirconia implants by using finite element analysis (FEA). *Open Access Libr J.* 2015; 2:1–7.

[22] Topkaya T, Solmaz MY, Dundar S, Eltas A. Numerical analysis of the effect of implant geometry to stress distributions of the three different dental implant systems. *Cumhuriyet Dent J.* 2015; 18: 17–24.

[23] de Medeiros RA, Pellizzer EP, Vechiato Filho AJ, Dos Santos DM, da Silva EV, Goiato MC.Evaluation of marginal bone loss of dental implants with internal or external connections and its association with other variables: A systematic review. *J Prosthet Dent.* 2016;116:501–6.e5. doi: 10.1016/j.prosdent.2016.03.027.

[24] Gracis S, Michalakis K, Vigolo P, Vult von Steyern P, Zwahlen M, Sailer I. Internal vs. external connections for abutments/reconstructions: a systematic review. *Clin Oral implants Res.* 2012; 23:202–16.

[25] Choi YG, Eckert SE, Kang KL, Shin SW, Kim YK. Epidemiology of implant mortality disparity among intraoral positions and prosthesis types. *Int J Oral Maxillofac Implants.* 2017; 32: 525–32.

[26] Papež J, Dostálová T, Chleborád K, Kříž P, Strnad J. Chronological Age as Factor Influencing the Dental Implant Osseointegration in the Jaw Bone. *Prague Med Rep.* 2018; 119:43–51.

[27] He J, Zhao B, Deng C, Shang D, Zhang C. Assessment of implant cumulative survival rates in sites with different bone density and related prognostic factors: an 8–year retrospective study of 2,684 implants. *Int J Oral Maxillofac Implants.* 2015; 30: 360–71.

[28] Chambrone L, Foz AM, Guglielmetti MR, Pannuti CM, Artese HP, Feres M, et al. Periodontitis and chronic kidney disease: a systematic review of the association of diseases and the effect of periodontal treatment on estimated glomerular filtration rate. *J Clin Periodontol.* 2013; 40:443–56.

[29] Fu JH, Hsu YT, Wang HL. Identifying occlusal overload and how to deal with it to avoid marginal bone loss around implants. *Eur J Oral Implantol.* 2012; 5(l): s91–s103.

[30] Nagasawa M, Takano R, Maeda T, Uoshima K. Observation of the bone surrounding an overloaded implant in a novel rat model. *Int J Oral Maxillofac Implants.* 2013; 28:109–16.

[31] Hsu YT, Fu JH, Al–Hezaimi K, Wang HL. Biomechanical implant treatment complications: a systematic review of clinical studies of implants with at least 1 year of functional loading. *Int J Oral Maxillofac Implants.* 2012; 27:894–904.

[32] Brügger OE, Bornstein MM, Kuchler U, Janner SF, Chappuis V, Buser D. Implant therapy in a surgical specialty clinic: an analysis of patients, indications, surgical procedures, risk factors, and early failures. *Int J Oral Maxillofac Implants.* 2015; 30:151–60.

[33] Kozlovsky A, Tal H, Laufer BZ, Leshem R, Rohrer MD, Weinreb M, et al. Impact of implant overloading on the peri-implant bone in inflamed and non-inflamed periimplant mucosa. *Clin Oral Implants Res.* 2007;18:601–10.

[34] Chrcanovic BR, Kisch J, Albrektsson T, Wennerberg A. Analysis of risk factors for cluster behaviour of dental implant failures. *Clin Implant Dent Realt Res.* 2017; 19(4):632–42. doi: 10.1111/cid.12485.

[35] De Angelis F, Papi P, Mencio F, Rosella D, Di Carlo S, Pompa G. Implant survival and success rates in patients with risk factors: results from a long–term retrospective study with a 10 to 18 years of floow–up. *Eur Rev Med Pharmacol Sci.* 2017; 21:433–7.

[36] Gomez–de Diego R, del Rocio Mang–de la Rosa M, Romero–Perez MJ, Cutando–Soriano A, Lopez–Valverde–Centeno A. Indications and contraindications of dental implants in medically compromised patients: an update. *Med Oral Patol Oral Cir Bucal.* 2014; 19: e483–e9.

[37] Diz P, Scully C, Sanz M. Dental implants in the medically compromised patient. *J Dent.* 2013;41:195–206.

[38] Pedro RE, De JC, Linden MS, Lima IF, Paranhos LR, Costa MD, Bós ÂJ. Influence of Age on Factors associated with Peri–implant Bone Loss after Prosthetic Rehabilitation over Osseointegrated Implants. *J Contemp Dent Pract.* 2017;18:3–10.

[39] Guobis Z, Pacauskiene I, Astramskaite I. General diseases infleunce on periimplantitis development: a

systematic review. *J Oral Maxillofac Res.* 2016;7:e5.

[40] Manor Y, Simon R, Haim D, Garfunkel A, Moses O. Dental implants in medically complex patients–a retrospective study. *Clin Oral Invest.* 2017; 21: 701–8.

[41] Renvert S, Lindahl C, Rutger Persson G. The incidence of peri–implantitis for two different implant systems over a period of thirteen years. *J Clin Periodontol.* 2012;39:1191–7.

[42] Compton SM, Clark D, Chan S, Kuc I, Wubie BA, Levin L. Dental implants in the elderly population: a long–term follow–up. *Int J Oral Maxillofac Implants.* 2017; 32: 164–70.

[43] Neves J, de Araujo Nombre M, Oliveira P, Martins Dos Santos J, Malo P. Risk factors for implant failure and peri–implant pathology in systemic compromised patients. *J Prosthodont.* 2016; 27:409–15.

[44] Annibali S, Pranno N, Cristalli MP, La Monaca G, Polimeni A. Survival Analysis of Implant in Patients with Diabetes Mellitus: A Systematic Review. *Implant Dent.* 2016 Oct; 25(5):663–74. doi: 10.1097/ID.0000000000000478.

[45] López–Cedrún JL, Sanromán JF, García A, Peñarrocha M, Feijoo JF, Limeres J, et al. Oral bisphosphonate–related osteonecrosis of the jaws in dental implant patients: a case series. *Br J Oral Maxillofac Surg.* 2013; 51:874–9.

[46] Jacobsen C, Metzler P, Rossle M, Obwegeser J, Zemann W, Gratz KW. Osteopathology induced by bisphosphonates and dental implants: clinical observations. *Clin Oral Invest.* 2013; 17: 167–75.

[47] Shibli J, Ivanovski S, Park YB, Alarcon M, Cheung KM, Duncan W, Ettiene D, et al. Group D. Consensus report. Implants––peri–implant (hard and soft tissue) interactions in health and disease: the impact of explosion of implant manufacturers. *J Int Acad Periodontol.* 2015; 17:71–3.

[48] Chambrone L, Mandia J Jr, Shibli JA, Romito GA, Abrahao M. Dental implants installed in irradiated jaws: a systematic review. *J Dent Res.* 2013; 92:119S–130S.

[49] Wu X, Al–Abedall K, Elmar H, Arekunath Madathil S, Abi–Nader S, Daniel NG, et al. Antihypertensive medications and the survival rate of osseointegrated dental implants: a cohort study. *Clin Implant Dent Relat Res.* 2016; 18(6):1171–82. doi: 10.1111/cid.12414.

[50] Altay MA, Sindel A, Tezerişener HA, Yıldırımyan N, Özarslan MM. Esthetic evaluation of implant–supported single crowns: a comparison of objective and patient–reported outcomes. *Int J Implant Dent* 2019; 5:2–7.

[51] Mohanty R, Sudan PS, Dharamsi AM, Mokashi R, Misurya AL, Kaushal P. Risk assessment in long–term survival rates of dental implants: a prospective clinical study. *J Contem Dent Pract.* 2018; 19: 587–90.

[52] Camps–Font O, Martin–Fatas P, Cle–Ovejero A, Figueiredo R, Gay–Escoda C, Valmaseda–Castellon E. Postoperative infections after dental implant placement: variables associated with increased risk of failure. *J Peridontol.* 2018; 89(10): 1165–73.

[53] Lin G, Ye S, Liu F, He F. A retrospective study of 30,959 implants: risk factors associated with early and late implant loss. *J Clin Periodontol.* 2018; Jun;45(6):733–43. doi: 10.1111/jcpe.12898.

[54] Takashima M, Arai Y, Kawamura A, Uoshima K. Risk factors associated with postloading implant loss of removable and fixed implant–supported prostheses in edentulous jaws. *J Prosthodont Res.* 2018; 62(3):365–9. doi: 10.1016/j.jpor.2018.01.004.

[55] French D, Larjava H, Tallarico M. Retrospective study of 1087 anodized implants placed in private practice: risk indicators associated with implant failure and relationship between bone levels and soft tissue health. *Implant Dent.* 2018. 27:177–87.

[56] Duong A, Dudley J. Twenty–year analysis of implant treatment in an Australian public dental clinic. *Aust Dent J.* 2018; 63(2):177–86. doi: 10.1111/adj.12598.

[57] Kandasamy B, Kaur N, Tomar GK, Bharadwaj A, Manual L, Chauhan M. Long–term retrospective study based on implant siccess rate in patients with risk factor: 15 year follow–up. *J Contemp Dent Pract.* 2018; 19: 90–3.

[58] Gurgel BC, Montenegro SC, Dantas PM. Pascoal AL, Lima KC, Calderon PD. Frequency of peri–implant diseases and associated factors. *Clin Oral Implants Res.* 2016; 28(10):1211–7. doi:10.1111/clr.12944.

[59] Olmedo-Gaya MV, Manzano-Moreno FJ, Canaveral-Cavero E, de Dios Luna-del Castillo J, Vallecillo-Capilla M. Risk factors associated with early implant failure: a 5 year retrospective clincial study. *J Prosthet Dent.* 2016; 115: 150-5.

[60] Chrcanovic BR, Kisch J, Albrektsson T, Wennerberg A. Factors influencing early dental implant failures. *J Dent Res.* 2016; 95: 995-1002.

[61] Linde J, Meyle J, Group D of European Workshop of Periodontology. Peri-implant diseases: consensus report of the sixth European workshop of Periodontology. *J Clin Periodontol.* 2008;35(Suppl 8):286-91.

[62] Okayasu K, Wang HL. Decision tree for the management of peri-implant diseases. *Implant Dent.* 2012;21(3):253.

[63] Chan HL, Lin GH, Suarez F, MacEachern M, Wang HL. Surgical management of peri-implantitis: a systematic review and meta-analysis of treatment outcomes. *J Periodontol.* 2014;85(8):1027-41. doi: 10.1902/jop.2013.130563.

[64] Norton MR. Efficacy of Er:YAG laser in the decontamination of peri-implant disease: a one-year prospective closed cohort study. *Int. J Periodontics Restorative Dent.* 2017;37(6):781-8. doi: 10.11607/prd.3324.

[65] Geisinger ML, Holmes CM, Vassilopoulos PJ, Geurs NC, Reddy MS. Is laser disinfection an effective adjunctive treatment to bone augmentation for periimplantitis? A review of current evidence. *Clin Adv Periodontics.* 2014;4(4):274-9. doi: 10.1902/cap.2013.130048.

[66] Y. C. Waal, G. M. Raghoebar, H. J. Meijer, E. G. Winkel, A. J. Winkelhoff, Implant decontamination with 2% chlorhexi-dine during surgical peri-implantitis treatment: a rando-mized, double-blind, controlled trial, *Clin. Oral. Implant. Res.* 26 (2015) 1015-23.

第八篇 口腔外的颌面种植学
Extraoral Maxillofacial Implantology

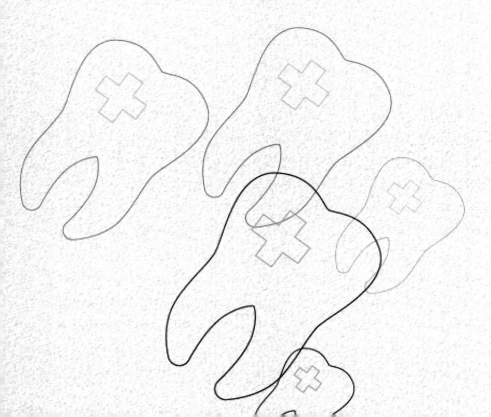

第 22 章　应用口腔外种植体进行面部缺损患者的修复

Use of Extraoral Implants for Rehabilitation of Patients with Facial Defects

Hamid Mahmood Hashemi　Majid Beshkar　著

摘要

　　面部缺损及畸形主要由外伤、先天畸形、肿瘤切除手术等原因导致。大多数情况下，这类缺损及畸形的受累患者会有美观顾虑，甚至会产生心理及社交问题。无论对成人或儿童，面部缺损的重建可以增强自信，提高生活质量。总体来说，有四种治疗措施可用于重建面部缺损及畸形：①应用自体组织包括局部瓣和游离瓣进行手术重建；②假体重建；③面部移植术；④再生医学。每一种治疗措施都有其优势及局限性。本章的重点是耳、眼眶、鼻缺损的假体重建。

关键词

　　缺损，面部，畸形，重建

　　对面部缺损进行成功的假体修复非常有挑战性，需要颌面外科医师、修复医师、赝复师之间的密切合作。给最终假体提供足够的固位力是这一治疗措施的主要挑战之一。

　　从临床角度看，足够的固位力是显著影响患者对疗效满意度的重要因素。在能够骨结合的种植体问世之前，固位力主要依靠皮肤粘接、软硬组织倒凹、皮肤口袋、眼镜等方式提供。

　　但是，此类传统方法不能提供理想的固位力，导致诸多问题和困难，包括皮肤的不良反应和较差的卫生维护。骨结合的口腔外种植体解决了若干此类问题。

　　种植体固位的假体更稳定、更便利、更卫生。目前，这是利用假体重建鼻、耳、眼眶大面积缺损的最佳治疗选择。

一、种植体固位的义耳

　　耳郭是外耳的一部分，由一薄层结缔组织及皮肤覆盖于耳软骨上。耳郭的主要功能是收集声波，同时在面部外形及美观中扮演着重要角色。

　　成人耳郭的平均长度为 6cm，其长轴与 Frankfort 水平面的垂线成向后的 15°～20°。耳郭解剖结构复杂，其形态主要由软骨框架决定（图 22-1）。软骨框架具有天然弹性，可耐受中等程度的外伤并保持其完整性。

　　约 1/2000 的儿童出生时存在外耳畸形，包括无耳和小耳[1]。其中 90% 的先天缺损伴有不同程度的听力丧失[2]。这些患者需要重建耳郭和修复听力以改善外观和功能。总的来说，小耳的儿童在 3—4 岁时开始意识到自己耳朵的异

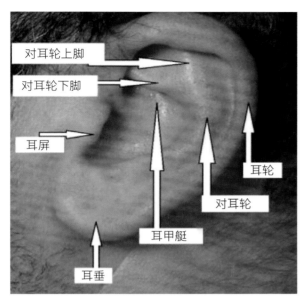

▲ 图 22-1 耳郭解剖

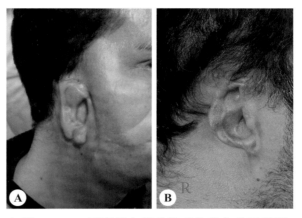

▲ 图 22-2 A. 因摩托车事故造成的外伤性耳畸形；
B. 先天耳畸形

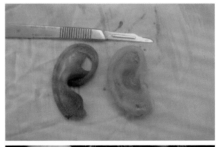

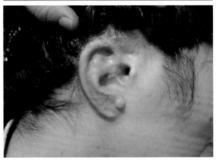

▲ 图 22-3 义耳

常，但直到 7—10 岁时才会因为周遭的嘲笑出现较为明显的负面心理影响 [3]。除了先天畸形，外伤和切除性手术也是耳郭畸形的常见原因（图 22-2）。

无论先天的还是获得性的耳郭缺损，可预期性最好的治疗选择之一是在乳突上植入骨内种植体来固定义耳。这是一种安全可靠的操作，并且并发症发生率低 [4]。其他治疗方式包括利用异质物框架或者自体肋软骨来重建。

异质物耳框架多由多孔聚乙烯或硅胶制成。皮肤坏死导致的框架显露，是此类异质物重建较为常见的并发症 [5]。部分患者乳突皮肤有瘢痕或血供较差，即便是框架受到轻微外伤，都有可能造成局部感染和随后的框架显露。因此，只有当患者皮肤无瘢痕、血供及弹性理想的条件下，方可进行异质物重建（图 22-3）。

利用肋软骨进行自体重建是一种成熟且可预期的治疗措施，尤其适用于小耳症的儿童患者。这种治疗措施需要从第 6 肋获得足够的软骨。将软骨进行雕刻来复制耳郭的基础结构。随后，在指定的耳部位置制作一个皮肤口袋，

为雕刻后的软骨框架提供滋养和保护的屏障 [3]。随着骨内种植体的问世，自体或异质物耳郭重建的方法逐渐被弃用。如今，种植体固位的义耳是严重耳畸形的主流治疗措施。为获得理想效果，必须进行严谨的术前评估及设计。术前设计通常较手术本身更为复杂和耗时。作为术前评估的一部分，需要进行 CT 检查以评估乳突区可用骨的质量和体积。大多数情况下，乳突有很好的骨质和充足的骨量，可以用于植入

种植体。但是在先天畸形中，颞骨可能发育不全而无法进行种植。

术前设计之后，通常会制作用于引导种植体植入的手术导板。手术导板应在耳部准确就位，有预先制备的孔或套管来指示种植体植入的理想位置（图22-4）。

手术操作通常分两期进行。一期手术中，植入种植体并将其埋入在皮肤下。二期手术中，显露种植体并连接穿皮的基台。

建议分别进行两期手术，间隔至少3个月以达到骨结合。但如果患者为成人、皮质骨厚度 >3mm、种植体的初期稳定性足够，并且没有放疗史，两个操作可以在单次完成且愈合周期可以缩短至6周[6]。对于儿童，愈合周期建议在3~6个月。种植手术中，为了尽可能减少对骨的创伤，尤其注意要使用锋利的钻针、低转速（1000转/分），以及充足的水冷却。

种植体的植入位点通常由手术导板确定。如果未将种植体植入在合适的位置，最终假体可能无法完全遮盖基台。在一个义耳中，适合

遮盖下方基台和杆卡的区域比较有限。耳轮是假体中最厚的部分，因而是隐藏下方结构的理想位置[7]。无论什么原因，只要没有在导板引导下植入种植体，术者必须要对最终假体的位置和形态有很好的预测，才能避免植入位置无法被假体遮盖的情况发生。大多数情况下，两个种植体足以固定一侧义耳。2个最佳的植入位点通常在乳突上距离外耳道20mm处，右耳在8—11点钟方位，左耳在1—4点钟方位[8]。2个种植体必须相距至少10mm。

2个种植体需互相平行且垂直于骨面。种植体的实际尺寸依据种植系统及板层骨的厚度来选择。一般情况下直径为3.3~4mm，长度为4~5mm（图22-5）。

术中并发症包括乳突气房穿通（由钻针或种植体本身造成），此并发症相对常见。也可能发生乙状窦穿通和硬脑膜显露，不过较为少见。大多数情况下，这些并发症无须干预处理，种植体可以被顺利固定。

图22-6展示了一例耳郭重建病例，患者为一位因外伤丧失右耳的年轻男性。

此病例中，在3个口腔外种植体植入前，去除了瘢痕性皮肤和过多的皮下组织。种植体植入后，将翻开的全厚瓣在种植体上进行无张力的缝合。愈合3个月后，显露种植体，安装修

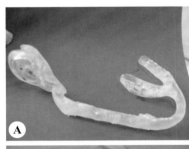

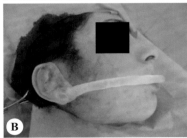

▲ 图 22-4　A. 利用传统方法而非计算机辅助设计/制作技术制作的丙烯酸导板；B. 通过患者咬住口内端使导板稳定在位

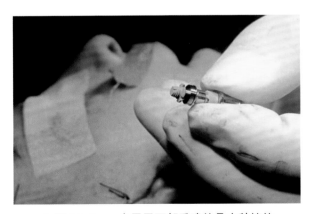

▲ 图 22-5　一个用于耳郭重建的骨内种植体

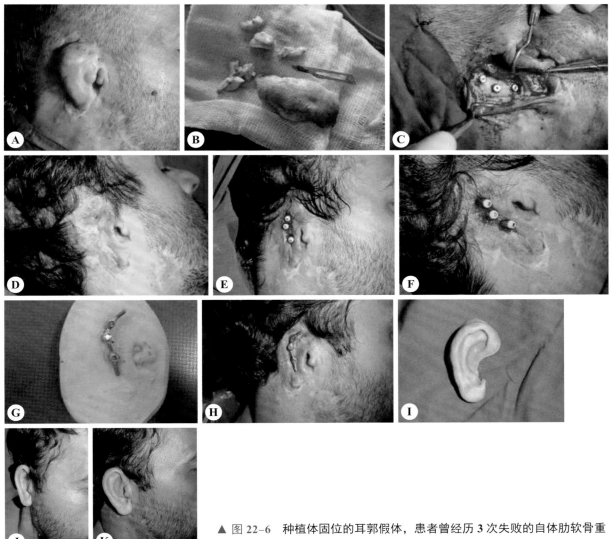

▲ 图 22-6　种植体固位的耳郭假体，患者曾经历 3 次失败的自体肋软骨重建手术

复基台。随后，修复医师设计并制作杆，作为支持最终假体的金属支架。

本病例中，使用两个种植体支持假体。修复医师在种植体上安装印模帽，制取印模，灌制带有种植体代型的模型。

在种植体代型上旋入可研磨基台，利用嵌体蜡把预成的杆连接到可研磨基台上。

将组装好的整体结构包埋、铸造。用螺丝把完成的支架固定在种植体上。随后，赝复师对安装后的支架及耳周区域制取印模，加工制作模拟正常耳的蜡型并进行个性化处理。

将蜡型放置在支架上，参考头部和对侧耳郭来评价其形态、位置及角度。

将完成的蜡型包埋、失蜡，得到模具。准备一块商品化的硅胶，用内染色剂染色。将硅胶填塞在模具中，根据制造商的建议进行固化。将固化后的假体从模具中取出后进行修整。利用外染色剂进一步调整和修饰，最终给患者戴入假体。

图 22-7 展示了一位因烧伤失去左耳的患者，采用种植体支持义耳进行左耳重建。

图 22-8 展示了一位因烧伤导致严重双耳

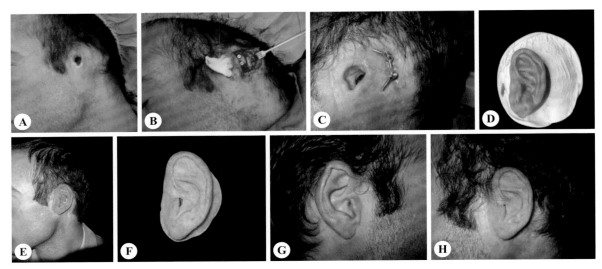

▲ 图 22-7 一位因烧伤失去左耳的 28 岁男性患者，植入 2 颗种植体支持耳部假体，完成的左侧义耳耳轮形态较右侧天然耳更协调

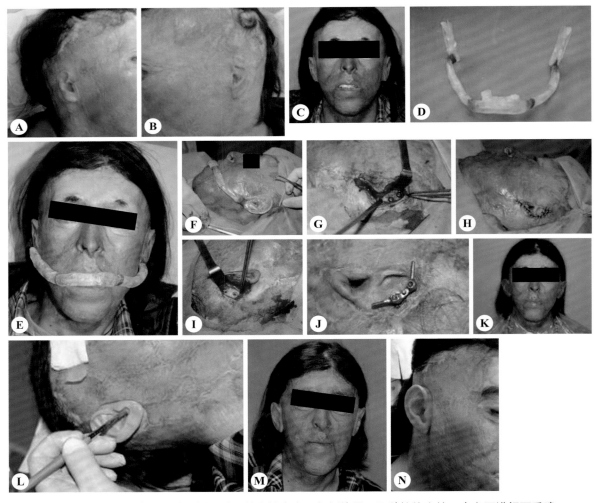

▲ 图 22-8 严重烧伤导致双侧耳畸形的女性患者，每侧使用 2 颗种植体支持 1 个义耳进行耳重建

畸形的患者，每侧植入 2 颗种植体进行双侧耳重建。

二、种植体固位的义鼻

需要利用修复方法进行复原的大面积鼻缺损，通常是由于肿瘤切除手术或外伤造成的。大面积鼻缺损的先天畸形极其罕见[9]。大多数情况下，经鼻底在前颌骨上植入 2 颗种植体即足以支持一个义鼻。

义鼻修复中，2 颗种植体应在双侧上颌侧切牙相对应的位置植入。眉间曾被建议作为备选的第 3 颗种植体植入位点，但由于此处可用骨致密、骨髓腔间隙小、血供差，种植成功率显著降低[10]。总的来说，不建议在眉间植入第 3 颗种植体。该处骨质条件差，并且前颌骨的 2 颗种植体能够为最终假体提供足够的支持及固位。植入第 3 颗种植体没有生物力学上的优势，并可能影响鼻底区假体的自然轮廓[11]。

在无牙颌患者中，前颌骨可用骨的厚度决定了可植入种植体的长度。在有牙患者的前颌骨中，因为有上颌前牙的牙根存在，不能植入长种植体。总的来说，此区域内可植入种植体的长度为 7～10mm，直径为 3.3～3.7mm。为了把种植体植入在理想的位置上同时避免损伤牙根，强烈建议在数字化设计和加工的外科导板引导下进行种植手术。

种植手术可以采取同期或分期的方案。不论哪种情况，至少需要 3 个月的愈合时间才能达到骨结合（图 22-9）。

对于放疗后的骨组织，愈合时间应延长至 6 个月。与此同时，患者可戴用一个粘接式义鼻。

三、种植体固位的眼眶假体

大面积眼面缺损主要由剜除手术或严重外伤造成。眼眶剜除术是一个严重损害容貌的手术操作。为了控制恶性肿瘤，术中需去除眼睑、眼球及其周围的眶内脂肪。剜除术后眼面缺损的美学重建几乎不可能用局部瓣或自体移植物这类传统的整形外科技术来实现。

大多数情况下，对于美学效果和患者满意度而言，由骨内种植体支持的眼眶假体是最好的治疗选择。应当注意的是，对于仅失去眼球但保留了眼睑和眉毛的患者，种植体支持的假体并不适用，单纯使用义眼即足以达到治疗效果（图 22-10）。

强烈建议进行虚拟的手术规划并制作手术导板，才能将足够数量的种植体植入在理想的位置且具有合适的角度。植入的种植体应当能够使基台方向略微朝向眶内侧。如种植体过度向外偏斜，则难以在最终的假体下遮盖外突的组件（图 22-11 和图 22-12）。

种植手术通常分两期完成。一期手术应在眼眶剜除术后至少 4 个月进行，确保眶内组织完全上皮化。二期手术中，显露种植体并安装基台。两期手术应至少间隔 3 个月。

种植手术中，在眶缘上方和外侧 2～3mm 处制作皮肤切口（图 22-13）。

进行骨膜下分离，显露颧额缝上下的眼眶部分。在水冷却下进行标准备洞，制备种植床。建议在颧额缝上方植入 2 颗种植体，下方植入 1 颗种植体。总的来说，眼眶的骨厚度不允许植入长于 4mm 的种植体。

致谢：感谢修复科（德黑兰医科大学牙科学院）的教职工及住院医师制作了本章所展示的修复体，尤其感谢 Simin Zarrati 医生和 Roozbeth Sadri Manesh 医生。

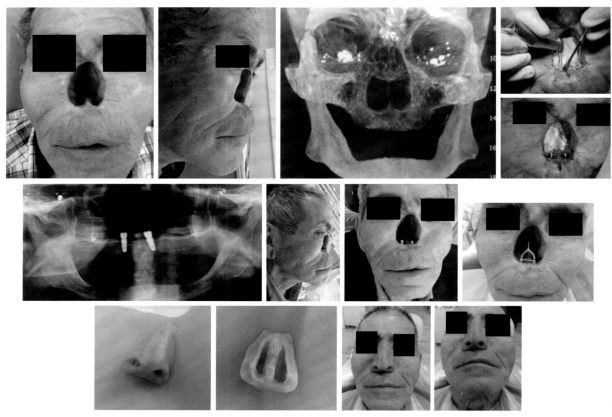

▲ 图 22-9　一位因鳞状细胞癌导致的完全性鼻缺损的患者，通过 2 颗种植体及其支持的假体进行重建

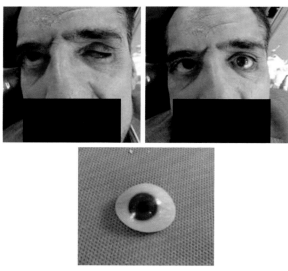

▲ 图 22-10　一位患者的义眼，该患者眼睑完整因此不需要骨内种植体来提供固位和支持

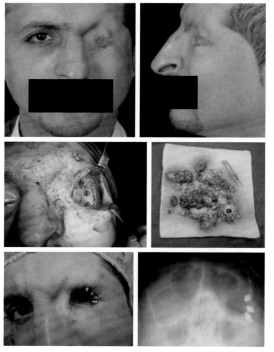

▲ 图 22-11　由于肿瘤切除造成的眼眶缺损患者，使用 3 颗口腔外种植体来支持眼眶假体

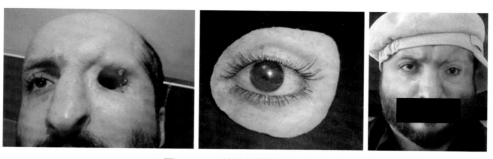

▲ 图 22-12　种植体固位的眼眶假体

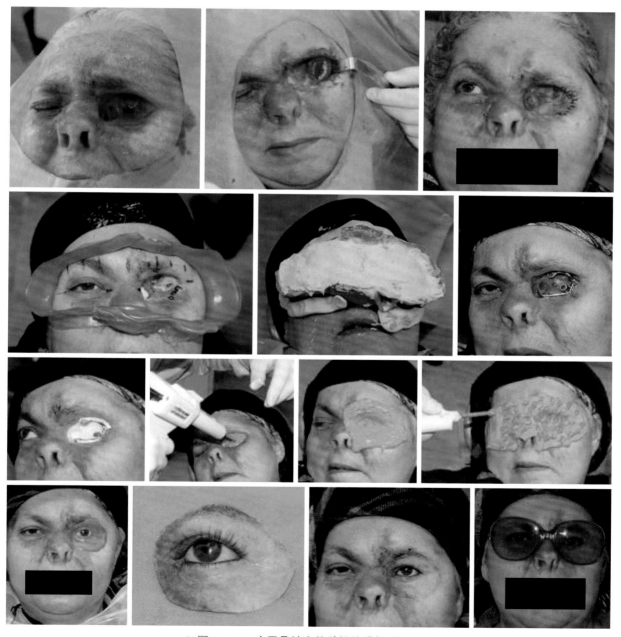

▲ 图 22-13　应用骨结合的种植体进行眼眶重建

参 考 文 献

[1] State Birth Defects Surveillance Program Directory. *Birth Defects Res. A Clin. Mol. Teratol.*, 2011; 91: 1028–1149.

[2] Ishimoto, S. et al. Hearing levels in patients with microtia: correlation with temporal bone malformation. *Laryngoscope*, 2007; 117: 461–465.

[3] Brent, B. Microtia repair with rib cartilage grafts: a review of personal experience with 1000 cases. *Clin. Plast. Surg.*, 2002; 29(2): 257–71.

[4] Rocke, D. J. et al. Osseointegrated implants for auricular defects: operative techniques and complication management. *Otol. Neurotol.*, 2014; 35: 1609–1614.

[5] Kim, Y. S. et al. Salvage of Ear Framework Exposure in Total Auricular Reconstruction. *Ann. Plast. Surg.*, 2017; 78(2): 178–183.

[6] Federspil, P. A. Auricular Prostheses in Microtia. *Facial Plast. Surg. Clin. N Am.*, 2018; 26: 97–104.

[7] Rocke, D. J. et al. Osseointegrated Implants for Auricular Defects: Operative Techniques and Complication Management. *Otol. Neurotol.*, 2014; 35: 1609 –1614.

[8] Watson, R. M. et al. Considerations in Treatment Planning for Implant–Supported Auricular Prostheses. *Int. J. Oral Maxillofac. Implants*, 1993; 8: 688–694.

[9] Olsen, Ø. E. et al. Congenital absence of the nose: a case report and literature review. *Pediatr. Radiol.*, 2001; 31: 225–232.

[10] Nishimura, R. D. et al. Nasal defects and osseointegrated implants: UCLA experience. *J. Prosthet. Dent.*, 1996; 76: 597–602.

[11] Sinn, D. P. et al. Craniofacial Implant Surgery. *Oral Maxillofacial Surg. Clin. N Am.*, 2011; 23: 321–335.

口 腔 种 植 的 新 理 论 与 技 术 要 点

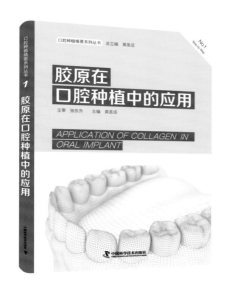

主审　张东升
主编　黄圣运
定价　98.00 元

本书在传统理论及分类的基础上，结合新成果、新理念，对胶原在口腔种植中的应用进行了归纳总结，以期为读者提供简明实用的指引。全书共 5 章，分别介绍了胶原在牙槽嵴保存、即刻种植、上颌窦提升以及在种植并发症和部分软组织增量中的应用，从多方面深入阐述了口腔种植的新理论与技术要点，辅以精美插图，帮助读者轻松理解相关理念与技术。本书内容实用，图文并茂，深入浅出，通俗易懂，有助于提高口腔科医师美学修复操作能力，亦可作为学习口腔种植修复技术的指导读物。

医 术 与 艺 术 的 完 美 结 合

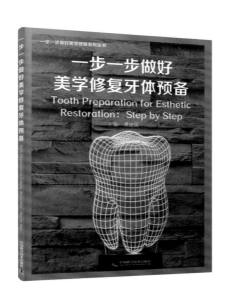

主编　谭建国
定价　78.00 元

牙体预备是美学修复的基本技术之一，是排龈、印模、试戴、粘接等治疗过程的基础，对实现美学目标至关重要。本书主编谭建国教授多年来一直专注于牙齿美学修复，在传统理论的基础上，结合新理念、新技术，对牙齿硬组织美学缺陷的修复体和材料类型、美学引导的牙体预备理念、不同类型修复体的牙体预备技术进行了归纳总结，充分体现了美学修复牙体预备过程中的相关理念和实用技术，以期为读者提供简明实用的指引。

从不同解剖分区角度出发，全面介绍骨增量术

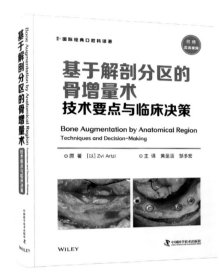

原著　[以] Zvi Artzi
主译　黄圣运　邹多宏
定价　458.00 元

　　本书引进自世界知名的 Wiley 出版集团，是一部从不同解剖分区角度出发，全面介绍骨增量术的经典指导用书。本书主题鲜明、内容丰富，共 25 章，对颌骨及其邻近组织相关解剖、创口愈合的生理学机制，以及对骨增量手术和软、硬组织外科管理中所涉及的常用生物材料的特性等，进行了详细阐述。书中所述是著者在大量实践与创新基础上的理论总结，编排合理、逻辑严谨、实用性强，并配有大量手术前后高清照片及 X 线片，对国内口腔种植医生、牙周病学及口腔外科医生都很有帮助。本书既可作为住院医生和刚入门的口腔科医生的指导书，又可作为中、高级种植医生或外科医生了解新技术的参考书。

全面介绍义齿修复的病例指南

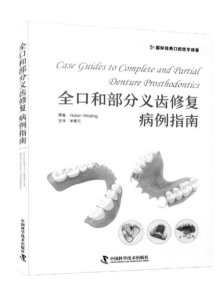

原著　Robin Wilding
主译　牟雁东
定价　220.00 元

　　本书引进自 Thieme 出版社，是一部全面介绍义齿修复的经典指导用书。本书以病例为基础，针对不同情况提出详细指导方案，以恢复缺失的牙齿。为满足实际临床需要，著者精选了多种类型的临床病例，通过高清图片生动描述了各项手术操作过程，同时阐明了重要概念及技巧，使得手术步骤简单易懂。因义齿修复需要更深入的理解和洞察，故本书重新审视了美学、咬合和义齿疼痛等主题，以提高国内从事口腔种植修复工作人员的审美和防治技术。本书内容实用、阐释简明、图片丰富，既可作为口腔科医生步入临床的指导书，又可作为中、高级口腔科医生学习新技术的参考书。

出版社官方微店